Dr. Manfred Köhnlechner
Dr. med. Peter Schleicher

Krebs ist kein Schicksal

Dr. Manfred Köhnlechner
Dr. med. Peter Schleicher

Krebs ist kein Schicksal

Früherkennung und die Möglichkeiten der Behandlung

Ludwig

Inhalt

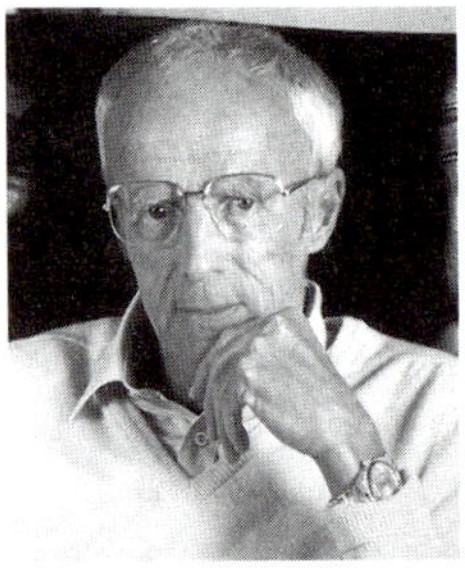

Dr. Manfred Köhnlechner, Wirtschaftsjurist und Finanzexperte eines großen Medienkonzerns, eröffnete vor 25 Jahren eine Naturheilpraxis in München. Seine erfolgreichen Behandlungsmethoden machten ihn zu einem der anerkanntesten Heilpraktiker.

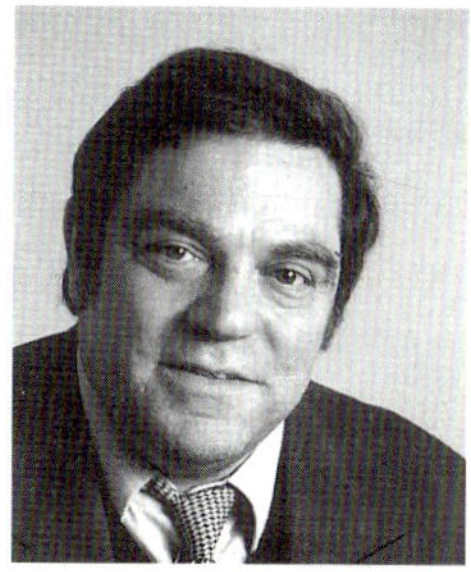

Dr. med. Peter Schleicher ist ein bekannter Immunologe und seit 1986 Mitglied der Akademie der Wissenschaften. Er ist Experte für Onkologie (Geschwulsterkrankungen) und Ganzheitsmedizin. Sein Spezialgebiet umfasst Therapien chronischer Krankheiten.

Über dieses Buch

Dieses Buch handelt vom Krebs, von den klassischen Methoden sowie den neuen und viel versprechenden Möglichkeiten, die Krankheit zu behandeln oder sich weitgehend vor ihr zu schützen.

Es ist für all diejenigen Leser geschrieben, die aus persönlichem Schicksal oder aus Sorge um Familienmitglieder und Freunde ernsthaft Ursache haben, sich für die wichtigsten Erkenntnisse über Krebs zu interessieren. Damit ist in unseren westlichen Industrienationen etwa jeder dritte erwachsene Mensch angesprochen.

Dieses Buch ist ein wichtiger Ratgeber für alle Betroffenen, deren Angehörige und Freunde sowie für alle, die sich vor dieser gefährlichen Krankheit schützen wollen.

Wie dieses Buch entstand

Jedes Buch hat seine Geschichte. Kommen Sie mit in den kleinen Garten des Arztes und Immunologen Dr. med. Peter Schleicher, irgendwo im Osten von München. Es ist ein lauer, stiller Sommerabend. Dr. Schleicher sitzt nach dem Abendessen mit zwei Gästen am Gartentisch: Dr. jur. Manfred Köhnlechner, Deutschlands bekanntem Heilpraktiker und früherem Rechtsanwalt, dem Finanzexperten und Generalbevollmächtigten eines Medienunternehmens, sowie Dieter Bochow, dem Journalist und Autor zahlreicher populärwissenschaftlicher Bücher.

Das Gespräch

Dr. jur. Manfred Köhnlechner: »Soll nun wirklich noch ein neues Buch über Krebs und Krebsbekämpfung geschrieben werden? Es gibt doch bereits eine kaum überschaubare Anzahl Bücher zu diesem Thema.«

Dr. med. Peter Schleicher: »Das ist doch genau der Grund, warum es geschrieben werden muss. Die zahlreichen Bücher, die es bis jetzt darüber gibt, beweisen es doch: Es erscheinen laufend neue Veröffentlichungen, weil die Erkenntnisse im Fluss sind und sich der Wissensstand ständig ändert. Offensichtlich ist das Bedürfnis der Millionen mit dem Thema ›Krebs‹ konfrontierten Menschen nach sicherer, hilfreicher und verständlicher Information nicht gedeckt.«

Dr. K.: »Da stimme ich zu. Und ich bin auch fest überzeugt, dass wir hierzu einen sinnvollen Beitrag liefern können, wenn es uns gelingt, streng medizinwissenschaftliche Zusammenhänge und die aus langjähriger Erfahrung gewonnenen naturheilkundlichen Erkenntnisse zu vereinen. Es darf nicht zu einem Konkurrenzkampf Schulmedizin gegen Naturheilkunde kommen.«

Dr. Sch.: »Sehen Sie diese Gefahr? Dass Ihre Leser nichts von einem Arzt lesen wollen und meine Leser nichts von einem Heilpraktiker?«

Das Wissen über die Krebserkrankungen wächst täglich – und doch sind noch längst nicht alle Probleme gelöst. Täglich kommen neue Hoffnungen, neue Irrtümer und Erkenntnisse hinzu.

Die klassische Medizin öffnet sich

Dr. K.: »Vor 25 Jahren mag diese Gefahr noch bestanden haben. Aber nun, glaube ich, verwischen sich die Grenzen immer mehr. Ich habe mich immer für eine Öffnung der Grenzen zwischen Naturheilkunde und klassischer Medizin ausgesprochen, für eine Brückenbildung, so dass ohne Berührungsängste ein Austausch zum Wohl des Patienten möglich ist.«

Dr. Sch.: »Sonst würden wir wohl auch nicht hier sitzen und diskutieren. Ich beziehe als Arzt auch jede Behandlungsmethode in das Therapiekonzept ein, das im jeweils vorliegenden individuellen Fall dem Patienten den größtmöglichen Nutzen unter der geringstmöglichen Belastung verspricht. Mein Ziel ist primär das Wohl des Patienten, auf welchem Weg auch immer es erreicht werden kann.«

»Richtige« kontra »falsche« Medizin

Dr. K.: »Wenn es überhaupt eine Unterscheidung in der Medizin gibt, dann wohl nur die Unterscheidung zwischen der sogenannten richtigen und der falschen Medizin: Richtig ist, was dem Patienten nutzt, Falsches schadet ihm. Da sind wir uns wohl einig. Aber wie sieht es aus mit dem Verzicht?«

Dr. Sch.: »Welchem Verzicht?«

Dr. K.: »Wir haben doch ein Buch konzipiert, in dem das Wesen der Krebserkrankung beschrieben werden soll, in dem die bislang genutzten und die neuen zusätzlichen Methoden der Krebsbehandlung dargestellt werden und in dem alles aufgeführt wird, was dazu beitragen kann, jeden Menschen deutlich vor dem Risiko einer Krebserkrankung zu bewahren.«

Dr. Sch.: »Sie meinen, das alles geht nicht?«

Dr. K.: »Es geht nicht mit dem Anspruch der Vollständigkeit.«

Nur selten ist eine Meinung ganz richtig und alle anderen ganz falsch. Das gilt auch für die gegensätzlichen Ansichten von Schulmedizin und Naturheilkunde. Die Wahrheit liegt oft in der Mitte.

Klare und verständliche Information – auch für Nichtmediziner

Dr. Sch.: »Klar. Ich verstehe, was Sie mit Verzicht meinen. Wenn wir tatsächlich alles bringen, was jemals über Krebs erforscht wurde, wenn wir selbst die seltenste Krebsform beschreiben, wenn wir jedes in der Botanik bekannte, das Immunsystem stärkende Heilkraut nennen, wenn wir die Techniken der Immundiagnostik oder der Herstellung monoklonaler Antikörper bis in das letzte Detail schildern, dann wird aus dem Buch ein kiloschwerer Wälzer, der die Leser verschreckt.

Das gesamte Buch sowie jedes Kapitel müssen auch für den medizinisch nicht ausgebildeten Leser verständlich, überschaubar, nachvollziehbar sein.«

Dr. K.: »Genau. Wir müssen deshalb auswählen. Wir müssen damit leben, dass manche Fachleute protestieren werden, weil ihnen etwas zu ungenau und unvollständig erscheint. Und andere Leser werden vielleicht Dinge vermissen, von denen sie irgendwann schon gehört haben.«

Dr. Sch.: »Goethe sagte: ›Es gibt Bücher, durch welche man alles erfährt und doch zuletzt von der Sache nichts begreift.‹ Das wäre das Schlimmste, was passieren könnte: Unverständlichkeit der wirklich wichtigen Informationen.«

Dr. K.: »Damit sprechen Sie einen Punkt an, den wir unbedingt berücksichtigen sollten. Sie als Arzt, Immunologe und Autor vieler fachmedizinischer Veröffentlichungen und ich als Autor, der eher in juristischen Formulierungen zu Hause ist, wir müssen zusammen das Buchmanuskript in eine einheitliche Form bringen, die dem Leser nicht durch allzu viele fachchinesische Ausdrücke die Lust am Lesen nimmt.«

Dr. Sch.: »Dieses Kunststück, aus dem von mir beigetragenen Manuskript und dem von Ihnen beigetragenen Manuskript einen möglichst homogen wirkenden und hoffentlich allgemein verständlichen Text zu machen, dazu haben Sie ja Herrn Bochow mitgebracht, der so etwas bei einigen Ihrer Bücher schon mit Erfolg geschafft hat.«

Je wichtiger ein Thema ist, desto verständlicher sollte es dargestellt werden. So kompliziert die Zusammenhänge beim Krebs auch sein mögen: Die Grundlagen kann jeder verstehen.

Was dieses Buch für Sie leistet

- Dieses Buch informiert über Krebs – beginnend mit der Diagnose über die drei wichtigsten Therapieformen (Operation, Bestrahlung und Chemotherapie) bis zur Bekämpfung des Krebses durch das Immunsystem.
- Die Immuntherapie bietet zahlreiche Möglichkeiten, den Krebs zu besiegen. Hier finden Sie alles Wichtige über diese neue Therapie, über Vorsorge und hilfreiche Nachsorge in klarer und verständlicher Form.

Was ist Krebs?

Wenn in einem lebenden Organismus eine ausreichende Anzahl entarteter Zellen die Abwehrkräfte des Organismus überwunden hat und sich nunmehr unkontrolliert im Organismus vermehrt, entsteht Krebs. Das gilt für jede Pflanze, jedes Tier, jeden Menschen.

Aber was ist eine entartete Zelle? Es ist eine vom Körper fehlerhaft gebildete Zelle, die nicht in die riesige Zellgemeinschaft eingebunden ist.

Niemand ist der Krebsgefahr schutzlos ausgeliefert. Wer mit sich im Reinen ist, wer sein seelisches Gleichgewicht gefunden hat, verfügt über ein intaktes Immunsystem und kann sich gegen Krankheitserreger viel besser wehren.

Wenn fehlgesteuerte Zellen sich absondern

Fehlerhafte Zellen entstehen täglich in unserem Körper. In jedem Menschen befinden sich ständig Zellen, die sich zu Krebszellen entwickeln können.

Das ist nicht verwunderlich, wenn man bedenkt, welch gewaltiger Umbau zeit unseres Lebens im Organismus vorgenommen wird. In jeder Minute sterben im Körper eines erwachsenen Menschen rund zehn Millionen Zellen. In jeder einzelnen Minute!

Die toten Zellen werden vom Immunsystem zerteilt, als Stoffwechselmüll abtransportiert und zugleich vom Organismus durch die Produktion von zehn Millionen neuen Zellen ersetzt.

Im Laufe eines einzigen Tages werden somit in jedem Menschen zwischen 15 und 20 Milliarden neue Zellen hergestellt. Es sind ganz unterschiedliche Zellen, denn sie müssen ganz spezielle Aufgaben erfüllen, z. B. als Haut- oder Nervenzelle, als Zelle eines Organs oder im Blut- und Lymphsystem.

Die neu heranwachsende Zelle ist ein kleines Wunderwerk: Mit dem entsprechenden Bauplan kann sie zu jeder möglichen Art von Zelle werden. Jede Zelle könnte eine Haarzelle werden, eine Muskelzelle, eine Leber- oder eine Sehnervenzelle. Sie ist voll gepackt mit einer Ausrüstung, die zur exakten Kopie des gesamten Menschen ausreichen würde, der diese Zelle im Körper gebildet hat.

Diese undifferenzierte Zelle erfährt durch Kommunikation mit anderen Zellen, die sie umgeben bzw. als Informanten zu ihr geschickt werden, was von ihr erwartet wird, was sie werden soll, welche Art von Zelle hier und jetzt benötigt wird. Dieses faszinierende Nachrichtensystem, diese interaktive Abstimmung über das, was am Ort der Zellbildung gerade zu geschehen hat, ist ein sehr wichtiges Instrument des Immunsystems.

Hat die undifferenzierte Zelle die benötigte Information erhalten, beginnt sie in ihrer Bauanleitung all das zu deaktivieren, was nicht benötigt wird. Schließlich bleibt nur noch die einfache Schaltung innerhalb der zuvor noch allumfassenden Bauanleitung – der berühmten DNS-Doppelhelix – übrig, die für die Herstellung des vom Organismus in Auftrag gegebenen Zelltyps benötigt wird. Aus der undifferenzierten Zelle ist eine differenzierte Zelle geworden.

Jede neu entstandene Zelle ist zunächst universal einsetzbar. Erst im Laufe der Zeit spezialisiert sie sich. Sie hat viele Freiheiten, also auch die, ihren eigenen Organismus innerhalb des gesamten Organismus zu bilden.

Störungen im Zellsystem

Natürlich können bei diesem Vorgang Fehler vorkommen. Beispielsweise sind Fehlinformationen an die zunächst universal einsetzbare Zelle möglich: Zu welchem Zelltyp soll sie sich entwickeln?

Auch sind minimale Fehler beim Vorgang der Differenzierung möglich, wenn z. B. nur ein einziger Buchstabe der gesamten Bauanleitung, die den Umfang einer riesigen Bibliothek aufweist, versehentlich gelöscht, geändert oder vertauscht wurde.

Was ist die Folge? Die neue Zelle mutiert. Sie trägt nun in sich eine fehlerhafte Genstruktur. Teilt sie sich, so bildet sie Tochterzellen, die mit diesem Erbfehler behaftet sind. Diese nicht optimal funktionierenden Zellen können bei ihrer Entwicklung weitere Fehler übertragen.

So treten von Zellteilung zu Zellteilung immer mehr und immer gravierendere Fehler auf, bis es zur völligen Entartung kommt. Schließlich bilden sich Zellen, die den Kontakt zum Informationssystem des umgebenden Organismus abgebrochen haben und ein eigenständiges Leben beginnen. Typisch für einen Schmarotzer, benutzen sie den Wirtsorganismus, ernähren sich von ihm und suchen über die Blut- und Lymphbahn nach einem Ort, wo sie sich festsetzen und ungestört zum Tumor vermehren können: Es sind Krebszellen.

Viele Menschen sind geprägt von starren Moralvorstellungen, Schuldgefühlen und Selbstvorwürfen. Akzeptieren Sie sich so, wie Sie sind. Versuchen Sie, mit sich selbst großzügiger umzugehen, schaffen Sie sich Freiräume, atmen Sie durch, und finden Sie Ihr Gleichgewicht.

Gutartig oder bösartig?

Noch ist aber nicht geklärt, ob aus den entarteten Zellen ein bösartiger oder ein gutartiger Tumor entsteht. Finden sich Krebszellen zu einem Verband zusammen, in dem die Fähigkeit zur Vermehrung und Ausbreitung nicht aktiv ist, spricht man von einem gutartigen Tumor.

Nicht alle zur Krebszelle entarteten Zellen gehen auf Wanderschaft. Es gibt Krebszellen, die sich irgendwo im Organismus einnisten und »schlafen«, bis sie durch einen gemeinsamen Krebs auslösenden Faktor geweckt werden und dann überraschend in großer Zahl auftauchen. Dann kann es zu einer kaum beherrschbaren, rasanten Entwicklung der Krebserkrankung kommen.

Jede Krebszelle, ob einzeln oder im Tumorverband, befindet sich im ständigen Kampf gegen die Abwehrkräfte des Organismus. Sie verfügt über zahlreiche Tricks, um sich gegen die Abwehrkräfte zu schützen, sich ihnen zu entziehen, sie in die Irre zu führen. So schaffen es bösartige Krebszellen immer wieder, auf ihrem Weg durch die Blut- oder Lymphbahn irgendwo anzudocken, sich zu tarnen und zu vermehren, die Gefäßwand zu durchbrechen und sich in einem Organ oder Gewebe auszubreiten. Der davon betroffene Mensch erkrankt an Krebs.

Karzinome, Sarkome, Lymphome

Es gibt nicht »den« Krebs. Es gibt unglaublich viele Krebsarten, die nach der Herkunft ihrer Zellen in drei Hauptgruppen unterteilt werden: die Karzinome, die Sarkome und die Lymphome.

* Karzinome entstehen aus Zellen des Epithels. Als Epithel bezeichnet man alle Arten von Gewebe der äußeren Hautschichten und der Umkleidung einiger Drüsen.
* Sarkome bilden sich im Bindegewebe und in den Blutgefäßen.
* Lymphome haben ihren Ursprung im Knochenmark und in den Lymphknoten.

In der Psyche ist alles gespeichert und aufbewahrt: alle Erlebnisse, Verletzungen und Prägungen. Ob Sie sich gegen Menschen, Situationen und Krankheitserreger wehren können, wird ganz wesentlich von Ihrer Psyche bestimmt.

Welches Organ ist betroffen?

Die einzelnen Krebsarten, ob es sich nun um ein Karzinom, ein Sarkom oder ein Lymphom handelt, werden nach dem vom Tumor betroffenen Organ benannt. Man unterscheidet mittlerweile mehr als 100 verschiedene Krebsarten, wobei die meisten von ihnen eine eher untergeordnete Bedeutung besitzen.

Die für uns Europäer wichtigsten und häufigsten Krebsarten bleiben auf ein Dutzend beschränkt. Es sind dies – ungefähr in der Reihenfolge der Häufigkeit – Krebs der Lunge, der Brustdrüse, des Dickdarms, der Prostata, des Magens, der Bauchspeicheldrüse, des lymphatischen Gewebes, der Niere, der Leber, der Eierstöcke, der Gebärmutter und des Mastdarms.

Am Ort der schwächsten Gegenwehr

Der Krebs sucht bei der Ansiedelung bevorzugt den Ort der schwächsten Gegenwehr. Er sucht sich genau das Organ oder Gewebe, das durch erworbene oder ererbte Faktoren vorgeschädigt ist. Von welchem Krebs man am wahrscheinlichsten bedroht ist, hängt deshalb zu einem großen Teil von dem Lebensalter und der Lebensweise jedes Einzelnen ab.

Nationale Besonderheiten

Ein älterer Japaner, der nur nach japanischer Tradition mit den dort üblichen besonderen Ernährungsgewohnheiten gelebt hat, läuft Gefahr, an Magenkrebs zu erkranken. Dagegen muss eine Frau, die schon in jungen Jahren mit dem Rauchen begonnen hat, nach einigen Jahren auf das Auftreten von Lungenkrebs gefasst sein, sofern sie nicht auf das Rauchen verzichtet.

Rat und Hilfe für alle, die an Krebs erkrankt sind oder fürchten, dass bei ihnen ein Krankheitsrisiko besteht, gibt es bei der Deutschen Krebshilfe e.V., Thomas-Mann-Straße 40, 53111 Bonn.

Krebszellen im Organismus sind normal

Wohl jeder Mensch hat sich schon einmal die Frage gestellt, ob er gefährdet ist, an Krebs zu erkranken. Wenn er nun erfährt, dass sich in seinem Körper ständig Krebszellen bilden, könnte das seine verständliche Furcht so verstärken, dass er sich resigniert in sein als unausweichlich empfundenes Schicksal fügt und nichts gegen diese Bedrohung unternimmt oder aber voller Panik nicht mehr zum rationalen Denken fähig ist.

Darum muss noch einmal ganz deutlich auf die Bedeutung dieser ständig im Körper anwesenden Krebszellen hingewiesen werden. Es ist völlig normal und ungefährlich, dass in jedem gesunden Organismus täglich neue Krebszellen entstehen. Die Gefahr der Krebserkrankung entsteht erst durch zusätzliche Krebs auslösende Belastungen.

Die Bedeutung der Statistik

Aber ob es nun acht oder 100 oder 1000 einzelne Krebszellen sind, die sich augenblicklich im Organismus eines als gesund geltenden Menschen befinden, es bedeutet noch nicht, dass man damit bereits an Krebs erkrankt ist oder erkranken wird.

Dies ist vielmehr ein normaler Zustand, solange die Anzahl der Krebszellen durch die Wachsamkeit des körpereigenen Abwehrsystems begrenzt bleibt.

Es gibt eine Faustregel, wonach ein intaktes Immunsystem in der Lage ist, bis zu 10 000 Krebszellen zu beherrschen. Erst wenn es den Krebszellen gelingt, sich darüber hinaus zu vermehren, beginnt die Krebserkrankung.

Statistiken sind für den einen ein Trost, dem anderen machen sie eher Angst. Was mit Zahlen ohnehin nicht erfasst wird, ist das ganz individuelle Leben, alle Gefühle, Hoffnungen und Befürchtungen, die sich mit einer solchen Krankheit verbinden.

Grenzen der Krebsdiagnostik

Der Arzt ist in diesem Augenblick allerdings noch nicht in der Lage, die Krebszellen zu erkennen. Die diagnostischen Methoden reichen heute noch nicht aus, um die immer noch relativ wenigen Krebszellen aufzuspüren. Erst ab etwa einer Million Krebszellen kann man bei einigen Krebsarten wie Hautkrebs oder durch eine Abstrichuntersuchung (Pap-Test) erste Hinweise auf das Vorhandensein der Krebsmasse erhalten.

Klinisch erkennbar wird der Krebs erst, wenn sich ein solider Tumor aus rund einer Milliarde Krebszellen gebildet hat, der dann etwa ein Gramm schwer ist und einen Durchmesser von einem Zentimeter besitzt. Das alles sind ungefähre Angaben, die lediglich einen Mittelwert darstellen. Ob sich dann im konkreten Einzelfall wirklich Krebs entwickelt, hängt von vielen Faktoren ab: vom Alter, von den Lebensgewohnheiten, vom Erbgut, von psychischen und physischen Belastungen des Menschen, von Umwelteinflüssen und anderen Bedingungen.

Die Stärke des Immunsystems entscheidet

Ob schon eine geringe Anzahl fehlgesteuerter Zellen dem Organismus schaden kann, darüber entscheidet das Immunsystem. Sie sollten deshalb alles tun, um Ihr Immunsystem zu stärken.

Es kann nicht stark genug betont werden: Selbst unter hoher Belastung durch krebsfördernde Faktoren kann man vor dem Ausbruch der Krebserkrankung geschützt bleiben, wenn das Immunsystem optimal funktioniert. Andererseits genügt bereits eine geringe Anzahl von Krebszellen zum Ausbruch der Krankheit, falls das Immunsystem geschwächt oder blockiert ist.

Ein interessanter Tierversuch

Der Zusammenhang zwischen Krebsanfälligkeit und Immunstatus wird an einer onkologischen Untersuchung der Robert-Janker-Klinik in Bonn deutlich.

* Nur die Hälfte aller Ratten, in denen 100 000 Krebszellen einer bestimmten Art gefunden werden, stirbt an diesem speziellen Krebs.
* Erhalten die Ratten jedoch eine Diät, die in ähnlichem Maß falsch ist wie unsere Ernährung – zu viel Fett und Zucker –, so führen bereits 50 000 Krebszellen bei jeder zweiten Ratte zur Bildung von Lungenmetastasen.
* Gibt man diesen fehlernährten Ratten zusätzlich Kortison, dann sinkt die zur Metastasenbildung führende kritische Zahl der Zellen auf 10 000.
* Wenn man diese fehlernährten und mit Kortison behandelten Ratten noch dazu einer Röntgenbestrahlung aussetzt, so genügen bereits wenige hundert Zellen, um bei jeder zweiten Ratte die Metastasenbildung hervorzurufen.

Das Immunsystem stärken

Lässt man bei den fehlernährten Ratten Kortison und Strahlen jedoch weg und gibt man ihnen stattdessen Heparin, das den Fettabbau und den Blutfluss fördert, so erhöht sich die kritische Zellzahl auf 300 000 bis 500 000. Diese Ratten sind dann sogar erheblich besser vor Krebs geschützt als die regulär ernährten Tiere. Verabreicht man noch zusätzlich Vitamin A, erhöht sich die kritische Zahl sogar auf eine Million Zellen.

Mit der Gabe eines Enzymgemischs (Wobe Mugos) kam man auf die kritische Zellzahl von 1,5 Millionen. Mit der Kombination von Heparin, Vitamin A, Enzymen und Gamma-Interferon waren über zehn Millionen Krebszellen erforderlich, um bei den Ratten eine Metastasierung auszulösen.

Die aus der Untersuchung an der Robert-Janker-Klinik gewonnenen Erkenntnisse unterstreichen klar, dass die Anzahl der in einem Organismus befindlichen Krebszellen allein noch nichts darüber aussagt, was das Krebsrisiko zu erhöhen oder zu senken vermag.

Enzyme und Vitamine, vor allem die Vitamine A, C und E, sind wichtige Substanzen zur Stabilisierung des Immunsystems. Ein Glas Karottensaft täglich, verrührt mit ein paar Tropfen Sahne oder Öl: Fertig ist Ihre Vitamin-A-Emulsion aus der Küche.

Die Abwehr stärken, das Risiko senken

Es stehen uns zwei Wege zur Verfügung, um uns vor Krebs zu schützen, ihn im Fall einer Erkrankung besser zu beherrschen und nach einer erfolgreichen Behandlung nicht erneut von ihm heimgesucht zu werden.

* Wir sollten mit allen Mitteln unser Immunsystem bei dem ständigen Kampf gegen Krebszellen stärken. Solchen Mitteln wird in diesem Buch deshalb ein breiter Raum gewidmet.
* Wir sollten alle Faktoren meiden oder ausschalten, die als krebszellfördernd oder Krebs auslösend gelten. Auf diese Senkung der Risiken wird ebenfalls eingehend hingewiesen.

Jeder sollte sich jedoch darüber im Klaren sein, dass man zwar Risiken senken, nicht aber alle Risiken völlig ausschließen kann. Wir sind nun einmal eingebunden in eine Lebensweise, in der wir für immer einem gewissen Ausmaß an Risiken ausgeliefert bleiben.

Wie Sie Ihr individuelles Krebsrisiko senken

Rund zwei Drittel Krebs fördernde Faktoren gelangen von außen in den Organismus. Dazu zählen:

* Nikotin, Fehlernährung, Belastungen durch chemische Substanzen, Umweltgifte und Strahlungen
* Psychische Faktoren, die nicht nur die körperliche Abwehrkraft gegenüber feindlichen Zellen schwächen, sondern den Organismus insgesamt beeinträchtigen
* Nicht verarbeiteter Stress, nicht verarbeitete Trauer, Liebesentzug, chronischer seelischer Druck durch Existenz-, Verlust- oder Versagensängste

Übermäßige Angepasstheit, mangelnde Bereitschaft, sich zu wehren, Konfliktscheu, Versagensängste und ein übergroßes Harmoniebedürfnis können schwächend auf das Immunsystem wirken.

Die Grippewelle testet auch Ihre Psyche

Bei jeder Grippewelle können Sie den Einfluss der Psyche auf Ihr körpereigenes Immunsystem einfach überprüfen: Stehen Sie unter Druck, sind Sie überlastet und unausgeglichen, so werden Sie viel schneller krank, als wenn Sie mit sich im Reinen sind.

Viren als Krebsursache

Es wird wohl nie gelingen, der Gefährdung durch Viren zu entgehen, die an der Entstehung von Krebszellen ursächlich beteiligt sind.

Man schätzt, dass immerhin bei etwa 15 Prozent aller Krebserkrankungen Viren eine Rolle spielen. Ein besonders grausamer Sonderfall ist das HIV-Virus, dem nach Ausbruch der AIDS-Symptomatik häufig eine Krebserkrankung folgt: das Kaposi-Sarkom.

Manche Krebsforscher meinen sogar, jeder Krebs werde durch Viren ausgelöst. Daher sucht man nach einem im Menschen befindlichen Krebsvirus, wie man es bei Hühnern oder Mäusen bereits entdeckt hat.

Genetische Defekte als Krebsursache

Einer weiteren Krebsgefährdung kann man durch keinerlei risikosenkende Maßnahmen entgehen: Etwa fünf Prozent aller Krebserkrankungen beruhen auf genetischen Defekten oder auf familiärer Veranlagung, sind also erblich bedingt.

Lösen Sie sich von Vergangenem, vertrauen Sie auf Ihre Fähigkeiten, versuchen Sie, Wut und Ärger aus sich herauszulassen. Sie werden spüren, wie es Ihnen bald besser geht.

Begrenzte Möglichkeiten, sich zu schützen

Wir können uns nur begrenzt vor schädigenden Umwelteinflüssen wie Strahlungen oder chemischen Substanzen in der Nahrung schützen. Auch manchen seelischen Belastungen und Stress sind wir oft hilflos ausgeliefert. Was kann man also tun? Was ist möglich, um dem Schicksal einer Krebserkrankung zu entgehen? Was soll man unternehmen, wenn man das Gefühl hat, besonders stark gefährdet zu sein? Der erste Weg führt immer zu einem Arzt, dem man vertraut.

Das Wichtigste über die Entstehung von Krebs

* In jedem gesunden Organismus werden täglich zwischen 15 und 20 Milliarden neue Zellen hergestellt.
* Durch Störungen bei der Zelldifferenzierung mutieren Zellen, werden fehlerhaft und entarten.
* Mutierte, entartete Krebszellen werden vom Immunsystem bekämpft. Deshalb schließen sie sich zu Verbänden zusammen. Man unterteilt sie in Karzinome, Sarkome und Lymphome.
* Die Krebszellen suchen sich die schwächste Stelle im Organismus und setzen sich an diesem Organ fest.
* Jeder Organismus enthält immer Krebszellen. Die entscheidende Frage ist: Kann das Immunsystem diese Zellen noch bekämpfen? Als Faustregel gilt: Bis zu 10 000 Krebszellen sind meist noch beherrschbar.

Sicher sein – die Diagnose

Die meisten Menschen möchten am liebsten das Wort »Krebs« aus Ihrem Bewusstsein streichen, möchten nichts damit zu tun haben. Sobald es darum geht, die Krebskrankheit und sein eigenes Leben in eine gemeinsame Beziehung zu setzen, verhindern schützende Mechanismen, sich näher damit zu befassen. Das Gefühl lähmt den Verstand.

Wie sonst wäre es möglich, dass jeder Raucher, der sich voll bewusst ist, dass Jahr für Jahr Hunderttausende von Rauchern an Lungenkrebs sterben, trotzdem weiterhin raucht? Wie sonst wäre es erklärbar, dass die vom Staat angebotenen kostenlosen Untersuchungen zur Krebsfrüherkennung nur von wenigen Menschen genutzt werden?

Aus Angst vor Aggression und Liebesentzug lassen manche Menschen ihre eigene Persönlichkeit verkümmern. Man sollte den Mut haben, Raum für sich in Anspruch zu nehmen, Ziele zu formulieren – und alles daran setzen, dass man sie erreicht.

Krebs ist kein Todesurteil

Viele Menschen haben – verständlicherweise – Angst vor der Antwort, vor dem unausweichlichen Urteil: »Du hast Krebs.« Ein Urteil, das immer noch fälschlicherweise einem Todesurteil gleichgesetzt wird.

Schuld am Tod durch Krebs ist in unzähligen Fällen der an Krebs erkrankte Mensch selbst. Er kennt seine Risiken und mindert sie nicht. Er verdrängt die Krankheitszeichen und missachtet ärztliche Ratschläge. Er nutzt die Möglichkeiten zur rechtzeitigen Entdeckung eines Krebsgeschehens nicht, verharmlost die Situation und vergibt damit seine beste Chance zur Gesundung. Er stirbt letztlich an seinem eigenen Zögern.

Die Früherkennung

Der Erfolg einer Krebsbehandlung ist weitgehend abhängig vom Zeitpunkt und der Präzision der Diagnose. Je früher und je genauer die Diagnose feststeht, umso bessere Aussicht hat der Patient auf eine mögliche Heilung. Bei der Beschreibung der einzelnen Krebserkrankungen wird auf die bei jeder Krebsart sinnvollen diagnostischen Möglichkeiten eingegangen.

Methoden der Krebsdiagnostik

* Der Abstrich (Pap-Test) zur Kontrolle des Gebärmutterhalses hat sich am besten bewährt.
* Sinnvoll ist neben dem Tastbefund der Brüste auch bei bestimmten Patientinnen die Mammografie.
* Bei Männern ist die Untersuchung der Prostata zu empfehlen.

Durch Yogaübungen oder autogenes Training können Sie lernen, lockerzulassen, sich von Problemen zu distanzieren und Belastendes aus einer wohltuenden Entfernung wahrzunehmen.

Nicht einmal, sondern regelmäßig

Bei allen unklaren Beschwerden, die über längere Zeit hinweg bestehen oder sich laufend verstärken, sollte man trotz der verständlichen Furcht vor einer schlechten Nachricht unbedingt einen Arzt aufsuchen und ihn vollständig über das eigene Befinden informieren.

Der Arzt muss dank umfangreicher und detaillierter Information in der Lage sein, bei einem bestehenden Verdacht das weitere Vorgehen bei der Diagnose vorzuschlagen.

Für den Arzt ist es entscheidend, wie hoch die durch das Alter, die Lebensgewohnheiten und den allgemeinen Gesundheitszustand des Patienten einzuschätzende Krebsgefährdung ist und wie deutlich die vorliegenden Krankheitszeichen bereits auf eine spezifische Krebserkrankung hinweisen. Danach richtet sich die weitere Diagnostik.

Diagnoseverfahren

Dem Arzt stehen zahlreiche Möglichkeiten zur Verfügung, durch relativ einfache Maßnahmen eine Fülle von Daten und Fakten zu gewinnen, die bereits wertvolle Informationen über das Vorhandensein eines bösartigen Krankheitsgeschehens liefern.

Das sind in der Regel zunächst die aus dem Blut des Patienten gewonnenen klassischen Laborwerte. Durch eine spezifische Krebs- und Immundiagnostik in Immundiagnostikzentren können weitere, detailliertere Blutwerte gewonnen werden.

Die tägliche aufmerksame und angstfreie Beobachtung des eigenen Körpers ist eines der einfachsten Diagnoseverfahren. Darüber hinaus unterstützt das positive Interesse am eigenen Körper auch den Heilungsprozess.

Nutzen der modernen Technik

Erhärtet sich der Verdacht auf eine bösartige Erkrankung, so bieten sich in der ärztlichen Praxis oder aber in einer Klinik weitere diagnostische Maßnahmen an.

* Punktion und Probeexzision: Man kann dem Organismus betroffene Zellen entnehmen, z. B. durch eine Biopsie. Die Zellentnahme erfolgt dabei entweder mittels einer feinen Nadel (Punktion) oder mit dem Skalpell (Probeexzision).
* Endoskopische Biopsie: Bei der endoskopischen Biopsie führt man dünne Schläuche in den Körper und an die betroffenen Organe heran.

  Am Kopf der Schläuche befinden sich winzige Kameras und Greifarme, mit denen der Arzt am verdächtigen Gewebe einige Zellen herausschneiden kann.
* Laparoskopie: Laparoskopie ist eine Bauchspiegelung. Dazu wird die Bauchdecke örtlich betäubt. Durch einen kleinen Schnitt in der Bauchdecke wird das Endoskop eingeführt. Mit Hilfe dieser Untersuchung kann man den Oberbauch oder die weiblichen Eierstöcke und Eileiter in Augenschein nehmen. Gleichzeitig werden Gewebeproben entnommen.

* Computer- und Kernspintomografie: Den breitesten Raum in der klassischen Krebsdiagnostik nehmen sicherlich die bildgebenden Verfahren ein. Hier erfolgt die Suche mit Hilfe von Röntgenstrahlen oder Ultraschallwellen. Zu diesen Verfahren zählen auch die Computer- und die Kernspintomografie.

Mit hohem technischen Aufwand ist es möglich, bestimmte Körperregionen oder sogar den gesamten Körper Millimeter für Millimeter nach Tumoren abzusuchen.

* Szintigrafie: Bei dieser Methode werden radioaktive Isotope eingenommen oder injiziert. Diese Isotopen lagern sich bevorzugt an Gewebsschäden an. Die Gamma-Strahlung der Isotope kann sichtbar gemacht werden, indem man den Körper mit einem Scanner abfährt.

Natürlich bringt jede Untersuchung mittels Strahlen eine geringe Strahlenbelastung mit sich. Doch sollte man hier Risiko und Nutzen abwägen. Der Nutzen durch eine genaue Diagnose ist in diesem Fall eindeutig wichtiger.

Die Bedeutung der Szintigrafie

Die Szintigrafie könnte in Zukunft eine größere Rolle bei der Aufgabe spielen, nicht nur eine Krebsgeschwulst, sondern auch einzeln verstreute Krebszellen, die gefürchteten Metastasen im Körper, aufzuspüren.

Die Zellen vieler Krebsarten produzieren charakteristische Erkennungszeichen, die Tumormarker. Manche Krebszellen sind jedoch so raffiniert, ihre verräterischen Kennzeichen abwerfen, um die Körperabwehr zu täuschen. Gegen diese Tumormarker stellt unser Organismus ebenso spezifische Antikörper her. Sie besetzen jeden passenden Tumormarker, dem sie begegnen, um Alarm zu schlagen und die Killertruppe zur Vernichtung der feindlichen Zelle anzulocken und zu aktivieren.

Auf der Suche nach dem Tumormarker

Onkologen (Tumorforscher), Immunologen, Nuklearmediziner, Nuklearchemiker und Physiker versuchen gemeinsam, solche spezifischen, nach Tumormarkern suchenden Antikörper zu isolieren, sie zu vermehren und mit den aus der Szintigrafie bekannten radioaktiven Isotopen zu impfen. Die präparierten Antikörper werden dann in den Organismus des Patienten injiziert. Durch ihre Gamma-Strahlung lassen sich nun die Antikörper bis zu den Tumormarkern verfolgen. Diese Diagnostik nennt man Immunszintigrafie. So wichtig auch die Entdeckung und die genaue Lokalisation eines Tumors sind, entscheidend ist letztlich die frühzeitige Entdeckung.

Wissenschaft bedeutet Systematik: Wenn bei der TNM-Klassifizierung ein genaues Raster angelegt wird, so heißt das nicht, dass auch der Patient klassifiziert wird. Die Individualität, Gedanken und Gefühle des Patienten sollten immer im Vordergrund stehen.

Was bedeutet Staging …

Jede Krebsdiagnostik dient dem Staging und Grading. Unter Staging versteht man die Festlegung des Tumorstadiums. Dafür wurde vor knapp 50 Jahren ein internationaler Kode eingeführt, die TNM-Klassifizierung.

- Das T bezeichnet Tumorgröße oder Tumorausdehnung. Man unterscheidet die Stadien von T0 (kein entdeckter Tumor) bis zu T4 (ein bereits weit in Organe oder Gewebe hinein ausgedehnter Tumor).
- Das N beschreibt den Lymphknotenbefall (von dem lateinischen Wort »nodulus« = Knoten). Hier unterscheidet man drei Stadien, von N0 (kein Lymphknotenbefall) bis zu N3 (ein bereits starker, sich ausdehnender Lymphknotenbefall, z. B. ein Armödem).
- Das M schließlich sagt aus, ob Fernmetastasen vorliegen oder nicht. Man unterscheidet zwischen M1 (bereits Metastasen vorhanden) und M0 (keine Metastasen).

… und was Grading?

Mit Grading legt man die Bösartigkeit (Malignität) eines Tumors fest. Der Malignitätsgrad besagt, wie bösartig der Tumor ist und wie schnell oder langsam er sich vermehrt.

Darauf stützen sich dann Prognosen, Vorhersagen über den weiteren Krankheitsverlauf. Das Grading ergibt sich aus der individuellen Situation des Patienten und der bei ihm festgestellten TNM-Klassifikation.

Onkologie ist die Lehre von den Geschwulstkrankheiten. Onkologen, also Tumorforscher, befassen sich z. B. mit der künstlichen Herstellung und Vermehrung von Gewebe, sie erproben neue Wirkstoffe, sie erforschen das Immunsystem, vor allem die sogenannten Tumorantigene.

Bessere und frühere Krebsdiagnostik als Ziel

Trotz aller Leistungen in der Krebsdiagnostik sind wir leider noch weit von dem angestrebten Ideal entfernt. Dieses Ziel lautet: Art, Sitz und Grad der Bösartigkeit jeder unsere Gesundheit bedrohenden Zelle bereits so frühzeitig und exakt festzustellen, dass eine gezielte Behandlungsmethode mit größter Aussicht auf Erfolg eingesetzt werden kann. Wie beruhigend ist erst eine Diagnose, die den Krebsverdacht *nicht* bestätigt!

Das Wichtigste über die Diagnose

* Krebs ist kein Todesurteil: Je früher und besser die Diagnose gestellt wird, umso höher sind die Heilungschancen!
* Die wichtigsten Diagnosemethoden sind:
  - Abstriche
  - Tastbefund und Mammografie
  - Prostatauntersuchung
  - Punktion und Probeexzision: Eine Gewebeprobe wird entnommen
  - Laparoskopie (Bauchspiegelung)
  - Szintigrafie: Durch radioaktive Isotope werden Geschwülste sichtbar gemacht
  - Computer- und Kernspintomografie: Mit Röntgenstrahlen oder Ultraschall werden Abbildungen der Geschwülste erzeugt
  - Staging (Definition des Tumorstadiums) und Grading (Grad der Bösartigkeit) bilden den Abschluss der Diagnose

Die drei Säulen – Stahl, Strahl, Chemo

Wir können nur darüber spekulieren, was wohl die ersten Menschen in Afrika oder die Höhlenmenschen getan haben, um eine bösartige Geschwulst zu behandeln. Eines ist sicher: Krebserkrankungen gibt es, seit es Leben gibt.

Krebserkrankungen gibt es, seit es Leben gibt. Darum versucht die Menschheit seit Urzeiten, dieser Bedrohung Herr zu werden.

Der im Eis der Ötztaler Alpen über Jahrtausende hinweg konservierte Mann starb vermutlich an Krebs. Ob die Kräuter, die man bei ihm fand, zu Heilversuchen dienten, muss dahingestellt bleiben.

Bei den Urvölkern gab und gibt es zahlreiche Kräuterbehandlungen gegen Krebs. In der Bibel findet sich die Heilung des krebskranken Königs Hiskia (zweites Buch der Könige). Dem Propheten Jesaja gelingt die (Wunder-) Heilung mit Feigenpflastern.

In der Geschichte der Krebsbehandlung von der magischen Beschwörung bis zur heroischen Operation ohne Narkose – Spuren gibt es schon in den ältesten chinesischen Medizinschriften – lassen sich Hinweise finden, wie man Krankheiten behandelt hat, die wir heute als Krebsleiden definieren würden. Oft versuchte man, das Böse herauszubrennen, herauszuschneiden, man experimentierte mit Tees, Salben und Akupunktur und konsultierte Orakelbücher wie das »I Ging«. Wenige Behandlungsmethoden führten zu einem guten Erfolg.

Die Suche nach einem Heilmittel gegen Krebs reicht von den Ägyptern über die Griechen und Römer bis zu den Medizinern des Mittelalters und der Aufklärung. Es gab jedoch nie eine genau definierte und etablierte Form der Krebsbehandlung. Viele Ärzte unternahmen alles und nichts.

Dass diese für den leidenden Patienten und den behandelnden Arzt so unbefriedigende Situation trotzdem nicht im Mittelpunkt der medizinischen Forschung stand, hat einen ganz einleuchtenden Grund: Krebs besaß bis vor gut 100 Jahren längst nicht die Bedeutung, die diese Krankheit nunmehr besitzt: Krebs ist die zweithäufigste Todesursache.

Eine Krebserkrankung kann bis zu 30 Jahre schlummern und erst dann scheinbar aus heiterem Himmel ausbrechen. Psychische Belastung, Stress, Verlust- oder Versagensängste schwächen das Immunsystem und machen uns anfällig für Krankheiten wie Krebs.

Krebs – Folge des medizinischen Fortschritts?

Krebs ist heute neben Herz- und Kreislauferkrankungen das dringendste Gesundheitsproblem. Dies verdanken wir den großartigen Fortschritten der Medizin. Durch die immer erfolgreichere Behandlung der Infektionskrankheiten, denen früher die meisten Menschen zum Opfer fielen, verschob sich nun das gesamte Spektrum.

Die Menschen sterben nicht mehr an Lungenentzündung, Cholera, Tuberkulose, Ruhr und anderen ansteckenden Erkrankungen. Dadurch steigt die Lebenserwartung der Menschen stark an. Krebs ist eine stark mit dem Altern verbundene Krankheit. Mit einer erhöhten Lebenserwartung steigt auch das Krebsrisiko.

Der verstärkte Konsum von Nikotin und anderen Drogen, mangelnde Stressbewältigung, Lebensangst und andere psychische Belastungen, langfristige Fehlernährung, Bewegungsarmut und Umweltschadstoffe bewirkten zusätzlich einen Anstieg der Krebserkrankungen im 20. Jahrhundert.

Im Mittelpunkt der Forschung

Mit dem Einsatz der Röntgenstrahlen und der Chemotherapeutika kamen zwei weitere wichtige Methoden hinzu. Nach der Operation versucht man, durch Bestrahlung und Chemotherapie das Wachstum neuer Krebszellen zu hemmen. Dies sind die drei Säulen der Krebsbehandlung: Stahl, Strahl und Chemotherapie.

Die Operation

Es ist noch nicht allzu lange her, da galt als oberster Lehrsatz: Krebs ist eine lokale Erkrankung von Organen oder Gewebe.

Von Anfang an war klar, dass diese selbst von führenden Köpfen der deutschen Medizinwissenschaft verkündete Meinung nicht stimmen konnte. Doch kostete es viel Geduld, Nachsicht und Überzeugungskraft, um diese Ansicht nach und nach zu relativieren. Ein wenig spukt sie auch heute noch in manchen Veröffentlichungen über den Krebs herum.

Besonders schwer trennten sich Chirurgen von der Vorstellung, mit der Entfernung eines krebsbefallenen Organs oder Gewebes den gesamten Krebs entfernen und damit besiegen zu können. Lange Zeit stellte man diagnostisch den Sitz eines Tumors fest – und hierbei spielt der Chirurg eine wichtige Rolle –, dann wurde der Tumor operativ entfernt und der Patient als geheilt nach Hause entlassen.

Jede Einwilligung zur Operation sollte wohl überlegt sein. Viele Patienten sind verunsichert und glauben, diese Entscheidung dem Fachmann, also dem Chirurgen, überlassen zu müssen. Das stimmt nur zum Teil.

Kam es bei den operierten Patienten nach einiger Zeit wiederum zum Krebs, dann wurden sie erneut operiert, falls man einen soliden und dem Skalpell zugänglichen Tumor gefunden hatte. Nun zeigte es sich jedoch, dass viele operierte Patienten nicht einen zweiten soliden Tumor entwickelten, sondern von einzelnen Krebszellnestern und Krebszellen, von Metastasen, befallen wurden. Diese konnten operativ nicht aus dem Körper entfernt werden.

Tödliche Metastasen

Die meisten Patienten starben an den Folgen dieser Metastasierung. Es war deutlich: Krebs war eben keine lokale Organ- oder Gewebserkrankung. Daraus folgerten manche Chirurgen: Wenn sich einzelne Krebszellen vom ursprünglichen Tumor in das umliegende Gebiet ausbreiten, muss rings um den Sitz des Tumors alles weiträumig entfernt werden.

Unsinnige Vorsorgeoperationen

Chirurgen verteidigten lange die Radikaloperation. Ihr Vorgehen lässt sich am besten beim Brustkrebs aufzeigen.

* Es gibt nur wenige Chirurgen, die lediglich den Tumor selbst oder einen Teil der befallenen Brustdrüse entfernen. Bei bestehenden Risiken schneiden viele auch die Lymphknoten in der Achselhöhle der gefährdeten Seite heraus, weil sich dort am ehesten Metastasen ansammeln. Radikal eingestellte Chirurgen nehmen der Patientin die vom Tumor betroffene Brust sowie den Brustmuskel, auf dem die Brustdrüse aufsitzt, vollständig ab. Oder sie entfernen gar noch den Rippenbogen. Die massivste Form war, die gesamte betroffene Brustseite wegzuoperieren, also den halben Brustkorb und den Arm (Hemithorakektomie).
* Andere Chirurgen entfernen »vorsorglich« auch die zweite, nicht vom Krebs befallene Brust. Dieser Gedanke findet bis heute noch Befürworter. Im Extrem lautet diese Forderung: Man entferne alles, was an Krebs erkranken könnte. Dann verringert sich das Krebsrisiko automatisch. Frauen, in deren Familie gehäuft Brustkrebs auftritt, sollten sich deshalb vorsorglich die Brüste abnehmen lassen. Schon hat der Brustkrebs keine Chance mehr. Frauen, die nicht mehr im gebärfähigen Alter sind oder keinen Kinderwunsch haben, sollten sich vorsorglich die Gebärmutter, den Gebärmutterhals und die Eierstöcke entfernen lassen. Schon wären sie absolut geschützt vor drei verbreiteten Krebserkrankungen. Millionenfach werden solche Operationen vorgenommen – nur garantieren sie keine Sicherheit. Keine dieser als Krebsvorsorge getarnten Operationen hat das Krebsrisiko tatsächlich gesenkt. Der Krebs hat sich einfach eine andere Stelle des durch den Eingriff geschwächten Organismus gesucht. Diese Operationen beweisen zwar den hohen Stand der operativen Technik, bringen dem Patienten aber keine bessere Lebensqualität.

Sie sind nicht Opfer des Schicksals oder der Umgebung. Sie können Ihr Leben sehr wohl selbst in die Hand nehmen und gestalten. Die überstandene Operation ist der beste Anlass für einen Neubeginn.

Die 5-Jahres-Überlebensquote

Wird ein solider Tumor, der nicht größer als zwei Zentimeter ist und noch keine Krebszellen in die Lymphdrüsen abgegeben hat, behutsam und unter Beachtung aller Vorsichtsmaßnahmen operativ entfernt, dann hat der Patient die besten Aussichten, in den folgenden fünf Jahren keine neuerlichen Krebssymptome zu zeigen.

Da allgemein nach fünf beschwerdefreien Jahren kaum mehr mit einem Rückfall zu rechnen ist, zählt man den Patienten zu den vermutlich lebenslang vom behandelten Krebs befreiten Menschen.

* Selbst beim problematischen Magenkarzinom führt eine frühzeitige Operation zu Überlebensraten von 60 bis 70 Prozent.
* Bei Nierenkrebs beträgt diese Rate bis zu 80 Prozent.
* Bei Hodenkrebs liegt die Überlebensrate bei 90 Prozent.
* Beim rechtzeitig operierten Dickdarmkrebs beträgt die 5-Jahres-Überlebensquote bis zu 99 Prozent.

Zur Behandlung nach einer Operation könnte auch eine Psychotherapie gehören, in der frühe Verletzungen und Demütigungen aufgearbeitet werden. Hilfreich für die verletzte Psyche ist auch eine Bach-Blütentherapie.

Unabhängig von der Größe des Tumors, dem Grad seiner Bösartigkeit und der Aussiedelung von Metastasen ist eine Operation in der Regel unverzichtbar. Sie befreit den kranken und geschwächten Organismus vom *tumor burden*, von der Tumorlast.

Die erfolgreiche Operation

Eine Operation muss die folgenden Bedingungen erfüllen, um erfolgreich zu sein.

* Bei der Entfernung des Tumors werden absolut keine der zu diesem Tumor gehörenden, möglicherweise in das umgebende Gewebe eingedrungenen Krebszellen im Körper des Patienten belassen.
* Der Eingriff in das umgebende gesunde Gewebe soll so schonend wie irgend vertretbar ausfallen. Die mit jeder

Operation verbundene Schwächung des Patienten, insbesondere die Schwächung seines Immunsystems, muss niedrig gehalten werden.

* Bei und nach der Tumorentfernung wird alles getan, um die Aussiedelung von Krebszellen in den Gesamtorganismus zu verhindern. Der Tumor ist in der Regel mit dem Blut- und Lymphsystem des Wirtsorganismus verbunden und holt sich von dort seine Energie. Alle zuführenden und abführenden Blut- und Lymphgefäße des Tumors sollten deshalb vor der Tumorentfernung abgebunden werden, damit keine bei dem operativen Schnitt aus dem Tumor gelösten Krebszellen auf diesem Weg in den Organismus wandern können. Jede Operation sollte mit einer Vorsicht vorgenommen werden, als ob man mit dem Tumor eine tickende, mit Zeitzünder versehene Bombe entfernen würde.

Die Chronobiologie ist ein Zweig der medizinischen Wissenschaft, der die »innere Uhr« jedes Organs in die Behandlung von Krankheiten mit einbezieht.

Neue Lösungen durch Außenseiter?

Die Technik der Krebsoperation verändert sich ständig. Neue Entwicklungen bahnen sich an, bei denen man nicht von vornherein beurteilen kann, welche Stellung sie einmal einnehmen werden. Manche Neuerungen muten auf den ersten Blick recht seltsam an.

So meldete 1989 beispielsweise Dr. William Hrushesky vom Stratton Medical Center in Albany, Georgia, er habe bei 41 brustkrebsoperierten Patientinnen in seiner und in anderen Kliniken festgestellt, dass diejenigen Patientinnen eine deutlich bessere Überlebensrate aufwiesen, die in der Mitte ihres Periodenzyklus operiert wurden. Dr. Hrusheskys Spezialgebiet war die Chronobiologie. Er tendierte dazu, jedes gesundheitliche Geschehen stets im Zusammenhang mit den zeitlichen Lebensrhythmen des menschlichen Organismus zu beurteilen. Deshalb nahmen viele Ärzte Hrusheskys Veröffentlichung mit einem nachsichtigen Lächeln hin.

Krebs hat auch mit Aggression zu tun: Körpereigene Zellen richten sich plötzlich gegen den Organismus und versuchen, ihn zu zerstören. Lernen Sie, Aggressionen aus sich herauszulassen.

Doch dann griffen andere Kollegen diesen Gedanken auf und kontrollierten, ob tatsächlich der Zeitpunkt einer Brustkrebsoperation einen Einfluss auf die Überlebensrate haben könnte. Bis jetzt liegen neun derartige Untersuchungen vor, in der die Langzeitergebnisse von 2300 Brustkrebsoperationen überprüft wurden. Sie bestätigten die Ergebnisse von Dr. Hrushesky in vollem Umfang. Eine in der Zyklusmitte vorgenommene Brustkrebsoperation führte zu einer um 30 Prozent erhöhten Überlebensrate.

Es ist erschreckend, wenn man hochrechnet, dass durch diese einfache Maßnahme allein in den USA Jahr für Jahr rund 15 000 an Brustkrebs erkrankte Frauen am Leben erhalten werden könnten. Auf Deutschland bezogen, ginge es um das Überleben von rund 5 000 Patientinnen.

Nun führen Chronobiologen in der Medizin leider noch ein Schattendasein. Sie bringen auf vielen Gebieten bemerkenswerte Hinweise, deren Berücksichtigung lohnenswert erscheint. Doch die Einbindung des Chronobiologen in die Krebschirurgie ist sicherlich nicht die dringendste Forderung. Andererseits gilt: Für das Schicksal jedes Krebspatienten ist von Anfang an wichtig, dass die Zusammenarbeit aller im individuellen Fall gesucht und genutzt wird.

Die operative Entfernung eines bösartigen Tumors bedeutet noch lange nicht das Ende einer Krebstherapie. Erst durch konsequente Nachsorge kann die Gesundheit des Patienten gewährleistet werden.

Die Zeitbombe tickt

Die Hoffnung, dass Krebs nur eine lokale Erkrankung sei, hat sich nicht erfüllt. Selbst die radikalste oder sorgsamste Ausräumung aller entdeckten Tumoren und Krebszellnester befreit den Patienten nicht von allen Krebszellen. Auch nach einer frühzeitigen Krebsoperation kann der Chirurg nur davon ausgehen, dass er 99,9 Prozent der Krebszellen entfernt hat. Die im Körper verbliebenen wenigen Krebszellen kämpfen weiter gegen den Organismus. Der Patient ist durch die Operation zu stark geschwächt, sein Abwehrsystem ist lahm gelegt.

Gefahren nach der Tumoroperation

Wird der Patient nach der Operation lediglich mit der Versicherung nach Hause entlassen, der Tumor sei entfernt, der Krebs besiegt und eine weitere Behandlung sei nun überflüssig, dann beginnt die Zeitbombe im Körper des Patienten zu ticken. Der Tumor stellt nicht die größte Gefahr bei einer Krebserkrankung dar. Die wenigsten Patienten sterben am Tumor selbst. Was Krebs so tückisch und die Behandlung so schwierig macht, ist nicht der Tumor, sondern die ausgestreuten Metastasen. Hier hat der Chirurg nur wenig Chancen, helfend einzugreifen. Somit ist enge Zusammenarbeit zwischen Chirurgen, Radiologen, Chemotherapeuten und Immunologen gefordert.

Es ist oft ein harter Kampf, die Krebserkrankung dauerhaft zu besiegen. Die Ursache ist die gefährliche Ausbreitung von Metastasen, die auch nach einer erfolgreichen Operation eine große Gefahr darstellen.

Das Wichtigste über die Operation

* Lange Zeit galt die Entfernung des krebskranken Organs als die einzige Methode, den Krebs zu besiegen.
* Dabei kann es zu unsinnigen, maßlos übertriebenen Operationen kommen, Organe wurden sogar »auf Vorrat« wegoperiert.
* Die Regel galt und gilt: Mit keiner Operation können alle Krebszellen aus dem Organismus entfernt werden. Ein paar wenige Krebszellen bleiben immer übrig.
* Aus den übrig gebliebenen Krebszellen kann sich ein neuer Tumor entwickeln.
* Heute versucht man mit schonenden Operationsmethoden, das umliegende Gewebe möglichst zu erhalten.
* Die Chronobiologie liefert Erkenntnisse, zu welchem Zeitpunkt die besten Operationsergebnisse zu erwarten sind.
* Nach jeder Tumoroperation bedarf der Patient einer genauen Nachsorge, da die tödliche Gefahr nicht vom Tumor selbst, sondern von den Metastasen ausgeht.

Die Strahlentherapie

Als der Physiker Wilhelm Conrad Röntgen im Jahr 1895 erstmals über seine Entdeckung der X-Strahlen berichtete, begann für die klinische Medizin ein neues Zeitalter. Die Mediziner waren begeistert von der neuen Möglichkeit, mit Hilfe ionisierender Strahlen ein Abbild des Körperinneren zu erhalten. Nun verfügte man über ein diagnostisches Instrument, von dem zuvor nur geträumt werden konnte. Seither sind die X-Strahlen nach Röntgen benannt.

Vor mehr als 100 Jahren entdeckte der Physiker Wilhelm Conrad Röntgen die nach ihm benannten X-Strahlen. Bis heute werden diese Strahlen in zahlreichen medizinischen Bereichen diagnostisch eingesetzt. Auch in der Krebstherapie spielen sie eine wichtige Rolle.

Unerwünschte Nebenwirkungen …

Sehr bald erkannte man jedoch, dass die ionisierenden Strahlen erhebliche Zellschäden verursachten, schwere Nebenwirkungen besaßen, ja zum Tod der Menschen führten, die häufig oder über längere Zeit ungeschützt diesen Strahlen ausgesetzt waren.

Röntgenstrahlen schädigen den Kern der bestrahlten Zellen. Diese Zellen verlieren dadurch ihre Teilungsfähigkeit. Wie stark eine Zelle geschädigt wird, hängt von der Art, Stärke und Dauer der Bestrahlung ab. Auch Vitalität und Teilungsrhythmus (Mitose) der Zelle spielen eine Rolle.

… als Mittel gegen Krebs

Es wurde schnell deutlich, dass man diese gefährliche Nebenwirkung der Röntgenstrahlen gezielt gegen Krebszellen einsetzen konnte, denn Krebszellen reagieren empfindlich auf Röntgenstrahlen. Schon vier Jahre nach der Veröffentlichung von Röntgen, die ihm Weltruhm und als erstem Physiker den Nobelpreis einbrachte, berichteten schwedische Mediziner über die erste Beseitigung von Wangen- und Nasenkrebstumoren durch direkte Röntgenbestrahlung.

Sichere Bestrahlung als Forschungsziel

Die Strahlentherapie entwickelte sich rasant. Als man die gewonnenen Erfahrungswerte näher prüfte und sich der Nebenwirkungen bewusst wurde, bremsten verantwortungsvolle Ärzte den Enthusiasmus der Bestrahlung schnell. Seit diesem Wendepunkt stehen zwei Forderungen im Mittelpunkt der Strahlentherapie.

* Strahlentherapie darf bei Krebs nur sehr selektiv und individuell eingesetzt werden.
* Vorrangiges Forschungsziel ist die Entwicklung anderer, besserer und sichererer Strahlenquellen.

Ebenso wie jeder Mensch einen individuellen Organismus besitzt, lassen sich auch die speziellen Behandlungsmethoden nicht austauschen. Diagnose und Therapie sollten daher ganz individuell abgestimmt werden.

Der individuelle Befund entscheidet

Jeder krebskranke Mensch hat seinen ureigenen, spezifischen Krebs, der in Diagnose, Behandlung und Verlauf mit keiner Krebserkrankung irgendeines anderen Menschen völlig gleichgesetzt werden kann. Die Individualisierung ist daher eine unerlässliche Voraussetzung vor dem Einsatz strahlentherapeutischer Maßnahmen. Bei jedem Patienten liegt ein spezifischer Befund vor. Kriterien des individuellen Befunds sind:

* Art und Sitz des Tumors
* Größe, Bösartigkeit und Begrenzung des Turmors
* Aussiedelung von Metastasen
* Zeitpunkt der Entdeckung
* Allgemeinzustand und Lebensweise des Patienten

Die Diagnose als Basis der Therapie

Eine umfassende Bestandsaufnahme aller diagnostischen Parameter unter Beachtung des individuellen Lebensmusters des Patienten steht vor jeder Bestrahlung. Von der Qualität dieser Diagnose hängt der Erfolg der Strahlentherapie ab.

Nun stehen zahlreiche Entscheidungen an.

* Sofortige Strahlentherapie oder Strahlentherapie erst nach anderen Methoden?
* Strahlentherapie vor oder nach der Operation?
* Wann, wie oft und mit welchen Strahlen soll bestrahlt werden?
* Sind Chemotherapie oder andere Begleitmaßnahmen sinnvoll?

Klassische Therapie mit Röntgenstrahlen

Röntgenstrahlen werden zur Behandlung von Tumoren nur noch in Ausnahmefällen eingesetzt. Bei den wenigen Anwendungen kommt man heute mit einer weitaus geringeren Strahlendosis aus. Durch verbesserte Schutzmaßnahmen für das umgebende Gewebe hat sich die Sicherheit der Behandlung mit Röntgenstrahlen deutlich erhöht.

Die modernen Behandlungsmethoden bei Krebserkrankungen können heute vielen Patienten eine Hilfe bieten, die noch vor wenigen Jahrzehnten kaum Überlebenschancen hatten. Eine wichtige Rolle spielt neben der Chemotherapie die Bestrahlung.

Moderne Bestrahlungsmethoden

Heute kommen in der modernen Krebsbehandlung Strahlenquellen und Geräte zum Einsatz, die den klassischen Röntgengeräten in allen Belangen weit überlegen sind.

* Telekobaltgeräte: Ihre Strahlen dringen etwa zwölf Zentimeter tief in den Organismus ein, um dort Tumoren erreichen zu können.
* Linearbeschleuniger: Ihre ultraharten Röntgenstrahlen dringen weniger als zwölf Zentimeter tief ein. Während »normale« Röntgenstrahlen über 200 bis 400 Kilovolt verfügen, besitzen die Strahlen der Linearbeschleuniger bis zu 35 Megavolt.
* Strahlentherapie mit Radionukliden: Hier werden eingekapselte radioaktive Isotope an den gewünschten Körperort gelegt, z. B. in die Gebärmutter, oder in den Tumor eingebracht. Hier können die Strahlen dann ganz gezielt wirken.

Nebenwirkungen der Bestrahlung

Bestrahlungen haben viele Nebenwirkungen. Wie stark die Nebenwirkungen sind, wann und wo sie auftreten, das richtet sich nach der Art, Stärke und Dauer der Behandlung. Man unterscheidet hier zwischen:

* Akuten Strahlenreaktionen
* Spätnebenwirkungen

Trotz der positiven Wirkung der Strahlentherapie leidet ihr Ruf unter den oft quälenden Nebenwirkungen, mit denen bei ihrer Anwendung in den meisten Fällen zu rechnen ist.

Akute Strahlenreaktionen

Die häufigste akute Reaktion ist der sogenannte Strahlenkater, der sich durch Kopfschmerzen, Übelkeit und allgemeines Schwächegefühl bemerkbar macht. Nicht selten kommt es auch zu Entzündungen im bestrahlten Bereich oder zu Haarausfall. Bei großräumiger Bestrahlung wird sich selbst das Blutbild verändern. So unangenehm oder belastend diese akuten Nebenwirkungen auch sein mögen, sie werden nach Beendigung der Bestrahlung wieder abklingen.

Nicht nur die direkten Nebenwirkungen nach der Strahlentherapie bedeuten für die Patienten eine zusätzliche Belastung. Auch Spätfolgen können unter Umständen noch Jahre nach der Behandlung auftreten.

Spätnebenwirkungen

Problematischer als akute Reaktionen sind die Spätnebenwirkungen. Nach einer Strahlenbehandlung mit hoher Strahlendosis kann das bestrahlte Körpergebiet in seiner Funktionsfähigkeit gestört werden. Ursache ist die unvermeidbare Schädigung des umgebenden gesunden Bindegewebes und der zuführenden Blutgefäße. Im Extremfall führen Spätnebenwirkungen nach Jahren zum Tod. In der Regel handelt es sich hier um Patienten, deren Krebserkrankung bereits derart fortgeschritten war, dass man sich zu einer risikoreichen massiven Bestrahlung entschließen musste. Patienten, die zwei oder drei Jahre nach der Bestrahlung an den schweren Spätnebenwirkungen sterben, wären ohne diese Bestrahlung noch viel früher gestorben.

Kurative oder palliative Therapie?

Die Wirksamkeit einer Strahlentherapie ist von Krebsart zu Krebsart verschieden. Hier gibt es keine Patentrezepte.

Radiologen leisten eine wichtige Aufgabe bei der Diagnostik der Krebserkrankung. Geht es jedoch nicht um die Diagnostik, sondern schon um die Therapie, dann steht die Behandlung des Tumors im Mittelpunkt. Man unterscheidet hier zwischen kurativer und palliativer Therapie.

* Mit kurativer Therapie will man durch Bestrahlung eine Besserung des Krankheitszustandes erreichen.
* Das Ziel der palliativen Therapie ist es, die Schmerzen des an fortgeschrittenem Krebs leidenden Patienten zu lindern und seine Lebensqualität länger zu erhalten. Die kurative Strahlentherapie wird sowohl allein als auch vor und/oder nach einer Krebsoperation durchgeführt.

Eine Strahlentherapie lässt sich nicht so einfach verordnen wie Aspirin bei Kopfschmerzen. Je nach Krebsart und Krankheitsverlauf entscheidet der zuständige Arzt die spezielle Behandlungsform.

Chancen und Risiken einer Strahlentherapie

Die Strahlentherapie wird selten als alleinige Behandlungsmethode eingesetzt. Trotzdem hat die Bestrahlung als Einzeltherapie durchaus ihre Berechtigung, wenn es sich beispielsweise um einen außerordentlich strahlenempfindlichen Tumor handelt und wenn eine Operation – bei gleicher Aussicht auf Heilung – das schlechtere kosmetische Ergebnis erbrächte. Mit Strahlentherapie bekämpft man auch nichtoperable Tumoren.

Eine individuell abgestimmte Strahlentherapie bringt auch vor einer Krebsoperation deutlichen Nutzen, beispielsweise bei Tumoren, die nicht klar vom umgebenden Bindegewebe abgegrenzt sind. Hier steht zu befürchten, dass einzelne Krebszellen bereits in die angrenzenden Lymphbahnen eingedrungen sind. Durch eine Bestrahlung des Tumors und des umgebenden Gebiets eröffnen sich die folgenden Heilungschancen.

* Die Strahlen zerstören die den Tumor umhüllenden Krebszellen, weil diese am Rand sauerstoffreicher sind als die Krebszellen im Inneren des Tumors. Je sauerstoffreicher eine Zelle ist, umso eher wird sie durch Strahlen zerstört. Durch die Zerstörung der Randzellen wird der Tumor nun besser vom umgebenden Bindegewebe abgrenzt, er wird isoliert und ist günstiger zu operieren.
* Die Strahlen treffen auch die Lymphbahnen in der Tumorumgebung und hemmen eine eventuelle Metastasierung.
* Die Strahlen schwächen sämtliche Zellen des Tumors. Dadurch wird das bei der Entfernung des Tumors bestehende Risiko der Aussiedelung bösartiger Zellen gesenkt. Der strahlengeschädigte Tumor hat nicht mehr die Kraft, Zellen auf die Reise zu schicken. Die einzelnen Zellen sind so schwach, dass sie vom Abwehrsystem leichter abgefangen und aufgelöst werden können.

Die fieberhafte Suche nach einem Mittel gegen Krebs ist noch lange nicht abgeschlossen. So stehen auch Behandlungsmethoden wie die Strahlentherapie noch immer in der Diskussion ...

Strahlentherapie in der Diskussion

Über Notwendigkeit und Methodik der Strahlentherapie nach einer Krebsoperation wird zurzeit heftig diskutiert: Die Meinungen reichen vom Mediziner, der jegliche zusätzliche Strahlenbelastung nach einer vorangegangenen Operation ablehnt, bis zum Arzt, der eine Strahlentherapie gleich nach der Krebsoperation für unabdingbar hält.

Die Variationsmöglichkeiten der Radiologen sind heute derart umfangreich, dass der Patient genau diejenige Strahlentherapie erhalten wird, die der behandelnde Radiologe für optimal hält. Das individuelle Krankheitsbild und die ständig weiterentwickelte Strahlentechnik schließen eine Standardisierung der Strahlentherapie aus.

Welche Stellung die Strahlentherapie innerhalb der Onkologie in Zukunft einnehmen wird, entscheiden der Forschungserfolg und die tägliche Praxis.

... doch eines ist sicher: Jede neu gewonnene wissenschaftliche Erkenntnis bedeutet einen weiteren (Fort-) Schritt im Kampf der Forscher gegen den Krebs.

Strahlensensibilisierung

Tag für Tag geben Wissenschaftler auf der ganzen Welt ihr Bestes, um die Krebstherapie weiter zu verbessern. Durch eine ausgefeiltere Strahlentherapie lässt sich die Überlebenschance vieler Krebspatienten erhöhen.

Zurzeit steht das Thema der Strahlensensibilisierung im Mittelpunkt der medizinischen Diskussion. Man sucht nach Möglichkeiten, die Krebszelle strahlenempfindlicher als das gesunde Gewebe zu machen. Auf diese Weise könnten die zur Zerstörung der Krebszelle erforderliche Strahlendosis und damit das Risiko der Nebenwirkungen deutlich gesenkt werden.

Eine erprobte Möglichkeit der Strahlensensibilisierung der Tumorzellen ist die Infusion chemotherapeutischer Mittel. Weil jedoch manche sauerstoffarme Tumoren nur schwach auf Strahlen reagieren, werden immer neue Substanzen vorgeschlagen und zum Teil schon praktisch eingesetzt, die die Krebszelle mit mehr Sauerstoff anreichern und so verstärkt dem Strahlentod aussetzen.

Auf der Suche nach einem intelligenten Verfolger

Vielleicht erfüllt sich ja in den nächsten zehn Jahren ein Wunschtraum der Wissenschaftler: Gesucht wird eine Substanz, die sich mittels immunologischer Träger an jede Krebszelle ankoppelt und die Zelle derart verändert, dass sie bereits extrem niedrig dosierten Bestrahlungen erliegt. Mit dieser Substanz würde nicht nur der Tumor getroffen und zerteilt, sondern man könnte einzelne, im ganzen Körper ausgesiedelte Krebszellen finden und vernichten. Zusätzlich vermeidet diese Therapie alle unerwünschten Nebenwirkungen.

Die zahlreichen Risiken, Nebenwirkungen und Belastungen der Strahlentherapie lassen sich mit dem Fortschritt der medizinischen Technologie verringern.

Vielleicht befinden sich die US-amerikanischen Wissenschaftler im Forschungszentrum für Lasertechnologie Irvine, Kalifornien, bereits auf dem Weg zu diesem Ziel: Unter der Leitung von Professor Michael W. Berns erforschen Kliniker, Biologen, Physiker und Ingenieure neue Möglichkeiten für die Krebstherapie.

Photodynamische Tumortherapie

Seit fast 100 Jahren ist bekannt, dass Krebszellen dazu neigen, sich mit Porphyrinen (Pigmenten des Blutfarbstoffs) anzureichern. Sonnenlicht wird von Porphyrin aufgenommen und an die Sauerstoffmoleküle der Krebszelle weitergegeben. Hierdurch wird der Sauerstoff zu einem Zellgift umgewandelt, das Zellmembran und Zellinneres so stark schädigt, dass die Zelle abstirbt. Dieses Verfahren wird photodynamische Tumortherapie genannt.

Ein Hoffnungsträger im Kampf gegen den Krebs ist der gezielte Einsatz von Lichtstrahlen. Mit Hilfe modernster Lasertechnik ist es möglich, die Art und den Zustand eines Krebsleidens exakt zu diagnostizieren.

Inzwischen wurden zwar Farbstoffe gefunden, die Porphyrinen überlegen sind. Doch die Aufnahme des Farbstoffs in die Krebszellen ist nicht ideal. Mit der lasergestützten photodynamischen Therapie wurde ein viel versprechender Weg beschritten, der es zurzeit schon erlaubt, bei einigen Krebsarten kleine Tumoren wirksam anzugreifen, beispielsweise bei Lungen- oder Speiseröhrenkrebs.

Das Wichtigste über die Strahlentherapie

* Die Entdeckung der X-Strahlen von Röntgen eröffnete ein neues Kapitel im Kampf gegen den Krebs.
* Röntgenstrahlen haben jedoch zahlreiche unerwünschte Nebenwirkungen. Also suchte man bessere Strahlentherapien.
  - *Telekobaltbestrahlung:* Hier dringen die Strahlen nur zwölf Zentimeter tief ein.
  - *Linearbeschleuniger:* Ultraharte Röntgenstrahlung – sie hat nur geringe Kraft.
  - *Bestrahlung mit Radionukliden:* Die Strahlenquellen werden gezielt zum Tumor gebracht.
* Die Strahlenreaktionen reichen vom simplen »Strahlenkater« bis zu tödlichen Spätnebenwirkungen. Deswegen ist der Einsatz der Strahlentherapie bis heute umstritten.

Neue, chancenreichere Strahlentherapien sind: Bestrahlung mit Laser und photodynamische Tumortherapie.

Die Chemotherapie

Die meisten chemischen Stoffe bergen sowohl gesundheitsfördernde wie -schädigende Eigenschaften. So ähnelt der Einsatz derartiger Substanzen in der Krebstherapie einer Gratwanderung ...

Vor rund 60 Jahren stellte man sich die Frage, ob die tödliche Wirkung der im Ersten Weltkrieg eingesetzten Giftgase nicht auch im Kampf gegen die Krebszellen genutzt werden könnte. Die hervorragenden Ergebnisse der Versuche riefen bei den Wissenschaftlern eine regelrechte Euphorie hervor.

Damit hatte man ein völlig neues Behandlungskonzept entdeckt: Dem Krebspatienten werden hochgiftige chemische Substanzen verabreicht, die im Organismus die Zellen mit besonders aktiver Zellteilung angreifen – genau die wuchernden Krebszellen. Es war zu erwarten, dass sich die chemischen Zellgifte bevorzugt auf die Krebszellen stürzen und nur die gesunden Körperzellen mit ähnlich aktiver Zellteilung schädigen würden, also die Haarzellen. Das erwies sich als falsch: Die Zellgifte schädigen auch in erheblichem Maß die Zellen der blutbildenden Organe, was die körpereigene Abwehrkraft erheblich schwächt.

Risiken der Chemotherapie

... denn die Stoffe greifen oft nicht nur die schädlichen Krebszellen an, sondern zerstören auch gesunde Körperzellen. Eine derartige Irritation bedeutet eine gravierende Beeinträchtigung des Immunsystems.

Über die Risiken dieser neuen Therapie, der man den Namen Chemotherapie gab, war man sich von Anfang an klar. Doch man hoffte, mit den Problemen der Chemotherapie durch weitere Forschung und Erfahrung bald zurechtzukommen. Die seitdem mit gigantischem Aufwand betriebene Forschung und die auf der Chemotherapie basierenden Erfahrungen haben wertvolle Fortschritte gebracht. Von einer Lösung der mit dem generellen Einsatz der Chemotherapie verbundenen grundsätzlichen Probleme ist man jedoch noch meilenweit entfernt.

Ein ungelöstes Problem: Ein Krebstumor besteht nicht aus einer einzigen Sorte von Zellen mit der gleichen Zellteilungsrate. Vielmehr sind im Tumor unterschiedliche Zellen mit verschiedenem Teilungsverhalten zu finden.

Kombination von Zellgiften

Weil jedes der in der Chemotherapie verwendeten Zellgifte immer nur auf je einen Zellteilungstyp anspricht, muss man also – je nach Tumorart – mehrere Zellgifte kombinieren, um alle oder zumindest genügend Krebszellen an der Teilung zu hindern und damit den Tumor abzutöten.

Seit Jahren befindet sich die Chemotherapie im Kreuzfeuer der wissenschaftlichen Diskussion. Ihr Einsatz bedeutet einen großen Fortschritt in der Krebsforschung, jedoch auch ein hohes Risiko für den Patienten.

Experimente mit Patienten

In dieser schwierigen Situation entwickelte sich ein regelrechter »Glaubenskrieg« zwischen den Chemotherapeuten, welche Kombination der Chemotherapeutika sich bei welcher Krebsform in welcher Dosis zu welchem Zeitpunkt und in welchen Zeitabständen am besten eignet. Diese Auseinandersetzung wird bereits jahrelang mit unverminderter Heftigkeit ausgetragen.

Selbst konservative Onkologen geben mittlerweile unumwunden zu, dass sich die Chemotherapie noch immer im experimentellen Stadium befindet. Vielfach lautet das Motto: »Ehe wir gar nichts tun, machen wir eben Chemotherapie. Irgendetwas wird sie schon bewirken.«

Leider hat eine solche Chemotherapie für den Patienten mehr Nachteile als Vorteile. Die ursprüngliche Euphorie über die zunächst so viel versprechende Behandlungsform weicht nur langsam einer nüchternen Betrachtungsweise.

»Prinzip Hoffnung« kontra Tatsachen

Noch immer wird vielen Krebspatienten eine Chemotherapie zugemutet, die de facto kaum oder keinen Nutzen bringt: Es gibt keine deutlich verlängerte Überlebenszeit, die eine solche Behandlung und die unvermeidlichen und erheblichen Nebenwirkungen gerechtfertigt erscheinen ließe.

Es ist zum Teil verständlich, dass manche Ärzte diese Tatsache nicht wahrhaben wollen. Auch stehen Ärzte ohne chemotherapeutische Möglichkeiten ziemlich hilflos dem Leiden ihrer krebskranken Patienten gegenüber. Vielleicht trösten sich Ärzte mit dem Glauben, dass eine in gewaltigem Umfang weltweit vorgenommene Behandlungsweise einfach nicht völlig sinnlos sein kann. Und sicherlich spielt beim Arzt und bei seinem Patienten das »Prinzip Hoffnung« eine derart große Rolle, dass sachliche Erkenntnisse beiseite geschoben werden. Diese Erkenntnisse liegen seit langem vor.

Die jeweilige Mischung der eingesetzten Substanzen ist bei der Chemotherapie entscheidend: Dieser individuell abgestimmte »Giftcocktail« birgt eine ungeheure Bandbreite von Wirkungen und Eigenschaften.

Chemotherapie – viele Nachteile, keine Vorteile

Überprüfungen von einigen tausend im Lauf der Jahre veröffentlichten Arbeiten, Untersuchungen und Statistiken haben ergeben: Der Einsatz der Chemotherapie ist nur bei einigen wenigen Krebsformen trotz der zu befürchtenden Nebenwirkungen absolut unverzichtbar, etwa bei Leukämie oder Hodenkrebs.

Tumorzerstörung ist keine Heilung

Bei den meisten Krebserkrankungen bringt die Chemotherapie dem Patienten nur Beschwerden oder Schäden, jedoch keinerlei Besserung. Zwar zeigt eine chemotherapeutische Behandlung bisweilen Wirkungen, die als positiv gewertet werden, etwa die Auflösung eines Tumors oder das Verschwinden der Krebssymptome. Doch sollte man dies nicht mit Heilung gleichsetzen, denn der Krebs ist trotz dieser günstigen Zeichen noch immer aktiv und kann sich im chemotherapeutisch geschwächten Organismus nach einiger Zeit umso vehementer ausbreiten. Die positive Wirkung bedeutet also keine Gesundung und keine Lebensverlängerung.

Überflüssige Chemotherapie

Die meisten Krebserkrankungen, an denen etwa 80 Prozent aller Patienten sterben, sind fortgeschrittene (epitheliale) Krebsformen. Hier bringt die Chemotherapie nur im Ausnahmefall Besserung. Bei der weit überwiegenden Anzahl der Krebserkrankungen ist eine Chemotherapie so gut wie überflüssig. Ja, sie ist im Gegenteil schädlich, denn durch die chemotherapeutisch bedingte Schwächung der Abwehrkräfte steigt das Risiko eines Zweittumors rapide.

Die Behandlung von Krebserkrankungen mit Hilfe von Chemotherapie ist häufig scharf kritisiert worden. Viele Studien belegen die schädigende Wirkung der Methode bei einer Reihe von Krebsleiden.

Was Sie im Ernstfall tun können

Die Entbehrlichkeit und Schädlichkeit der Chemotherapie bereiten jedem Krebspatienten Probleme, denn es stellt sich die Frage: Wie sollten und wie können Sie sich verhalten, wenn Ihnen vom behandelnden Arzt eine chemotherapeutische Behandlung angeraten wird?

* Bitten Sie zunächst den Arzt, Ihnen eine wissenschaftlich fundierte Studie vorzulegen, in der belegt wird, dass Chemotherapie bei dem vorliegenden Krebs nicht nur im Einzelfall einen die Belastung deutlich überwiegenden Vorteil bringen kann.
* Außerdem empfiehlt es sich, bei einem weiteren kompetenten Mediziner eine zweite Meinung einzuholen.

Bei manchen Krebsformen ist der Einsatz von Chemotherapie sicherlich sinnvoll. In vielen Fällen vergrößert diese Behandlungsmethode jedoch das Leiden der Patienten und schwächt ihr Immunsystem in gefährlichem Maß.

Informieren Sie sich über die Klinik

* Generell sollten Sie sich nur dort einer Chemotherapie unterziehen, wo nach der Erfahrung, der Ausstattung und Betreuung der Klinik zu erwarten ist, dass die Behandlung unter Berücksichtigung aller zur Schonung des Patienten erforderlichen Bedingungen vorgenommen wird. Dazu gehört die Einbeziehung sämtlicher der Medizin zur Verfügung stehenden therapeutischen Möglichkeiten.

* Die regionale Chemotherapie kann das Risiko senken: Bei einigen Krebsformen ist es sinnvoll, mit Hilfe des Chirurgen kleine Leitungen und Pumpen an einzelne Körperregionen oder Organe anlegen zu lassen, über die man die chemotherapeutischen Kombinationen direkt an das vom Tumor befallene Gebiet in genau gesteuerter Zeit und Menge abgibt. Diese regionale Chemotherapie senkt zumindest den Schweregrad der zu erwartenden Nebenwirkungen.
* Die Kombination der Sauerstofftherapie mit der Chemotherapie bringt oft entscheidende Vorteile. Hierbei wird versucht, die Sauerstoffsituation in der Krebszelle strahlentherapeutisch derart zu verändern, dass sie schneller und leichter zerstört werden kann.
* Nach einer massiven Bestrahlung hat der Einsatz der Chemotherapie generell keinen Sinn, denn es ergeben sich keinerlei positive Wirkungen mehr. Wenn überhaupt, sollten zuerst die Chemotherapie und danach eine Strahlentherapie vorgenommen werden.

Eine entscheidende Rolle bei allen Arten von Krebs spielt der Zustand des Immunsystems. Wenn die Abwehr geschwächt ist, dann reicht der Schutz des Organismus vor feindlichen Krebszellen nicht mehr aus.

Immunsystem – das perfekte Antikrebsmittel

Das hier genannten Regeln sind leider keine festen und allgemein gültigen Gesetze. Es gibt zahlreiche Ausnahmen und Sonderfälle. Es ist immer denkbar, dass der behandelnde Arzt im vorliegenden konkreten Fall der Krebserkrankung eine Chance erkennt, mit einer völlig anderen, unkonventionellen Kombination oder Variation mehrerer Methoden dem Fortschreiten des Leidens wirkungsvoll zu begegnen.

Welche Therapieform auch immer gewählt wird, so müssen sich doch alle Beteiligten darüber im Klaren sein, dass die berühmten drei Säulen der klassischen Krebstherapie – Stahl, Strahl und Chemotherapie – einen nur unvollkommenen Versuch darstellen, die im Körper befindlichen Krebszellen zu zerstören.

Stärkung der Immunabwehr

Keine der drei Maßnahmen – Operation, Bestrahlung und Chemotherapie – kann dem Krebs entscheidenden Einhalt gebieten. Keine Therapie kann das einzig wirklich wirksame Antikrebsmittel ersetzen – das menschliche Immunsystem.

Krebs kann nur entstehen, wenn das Immunsystem nicht stark genug ist, ihn an der Entwicklung zu hindern. Durch alle drei Krebstherapien – Stahl, Strahl und Chemotherapie – wird das Immunsystem zusätzlich geschwächt. Es ist immer weniger in der Lage, Krebszellen im gesamten Organismus aufzuspüren und zu töten.

Wenn die Medizin überhaupt in der Lage ist, eine wirksame Krebstherapie zu finden, dann sicher nicht durch die drei klassischen Behandlungsmethoden – und mögen sie noch so verfeinert sein. Eine Heilung kann nur auf einem anderen Weg erreicht werden – durch die Immuntherapie.

Die Stärkung des Immunsystems sollte in der Krebstherapie eine größere Rolle spielen. In traditionellen Behandlungsformen wird dieser Gesichtspunkt bis heute viel zu selten berücksichtigt.

Das Wichtigste über die Chemotherapie

* Der Einsatz chemischer Zellgifte gegen Krebs war, ist und bleibt umstritten. Zu groß sind die Risiken und Nebenwirkungen.
* Bis heute befindet sich die Chemotherapie noch im experimentellen Stadium: Vieles bleibt dem Therapeuten überlassen.
* Bei vielen Krebsarten und bei vielen Patienten überwiegen die Nachteile der Chemotherapie bei weitem den Nutzen der Tumorzerstörung.
* Im Ernstfall bitten Sie Ihren Arzt, Ihnen wissenschaftliche Studien vorzulegen, dass die Chemotherapie bei Ihrem Krebs erfolgreich angewendet wurde.
* Das beste Antikrebsmittel ist Ihr Immunsystem: Tun Sie alles zu seiner Stärkung.

Das Immunsystem

Die Natur ist nicht friedlich. Die Natur ist nicht idyllisch. Denken Sie an einen ruhigen Park, in dem sich glückliche Menschen zum Picknick auf der sonnenbestrahlten Wiese niedergelassen haben. Dieses Frühstück im Grünen wirkt harmonisch und friedlich. Aber auch hier ist die Natur in Wirklichkeit ein reiner Kriegsschauplatz: Die Bäume kämpfen gegen Larven unter der Rinde, gegen Schädlinge und Pilze auf den Blättern, die Wiese ist voller konkurrierender Pflanzen und Tiere, die sich gegenseitig bekämpfen. Die Menschen nehmen mit jedem Atemzug, jedem Schluck Wein, jedem Bissen Brot Feinde in sich auf, die ihnen zu schaden versuchen.

Tag für Tag ist der menschliche Organismus einer Reihe von schädlichen Einflüssen ausgesetzt. Es ist unmöglich, sich vor diesen Risiken zu schützen, die selbst in der Atemluft und der Nahrung lauern.

Wo immer sich Leben findet, ist auch Kampf. Jeder gegen jeden. Fressen oder gefressen werden. Stärker sein, den anderen überlisten, den eigenen Vorteil durchsetzen, auf Kosten von Lebensraum und Lebenskraft der anderen.

Immunsystem zur Verteidigung

Es geht immer um Angriff und Verteidigung: Jeder Organismus, der sich nicht gegen die Welt voller Feinde verteidigen kann, hat verloren und verschwindet von der Erde. Je komplizierter ein Organismus ist, umso anfälliger ist er gegenüber seinen allgegenwärtigen Feinden. Der Mensch besitzt den kompliziertesten Organismus aller Lebewesen. Deswegen benötigt er ein hoch qualifiziertes und schlagfertiges Verteidigungsinstrument. Die großartigste Abwehrkraft bekamen die Menschen von der Natur – das Immunsystem. Das menschliche Immunsystem ist ein Wunderwerk, dessen fantastische Leistungsfähigkeit erst langsam zutage tritt.

Abwehr zum Überleben

Harmonisches Immungleichgewicht

Noch vor einem halben Jahrhundert gehörte die körpereigene Abwehrkraft des Menschen zu einem vernachlässigten Randgebiet der Medizin. Man konnte sich nur schwer von der Vorstellung trennen, der Arzt und das Medikament allein ließen den Kranken gesunden. Heilen kann sich der Mensch jedoch letztlich nur selbst – mit Hilfe seines intakten, im harmonischen Gleichgewicht befindlichen Immunsystems.

Diese Erkenntnis setzte sich in der Medizin nur langsam durch. Erst allmählich verbreitete sich die Erkenntnis, dass der Arzt und das Medikament erst dann gute Erfolgschancen haben, wenn beide immuntherapeutisch zur Stärkung und Harmonisierung dieses Immunsystems beitragen. Gelingt diese Harmonisierung, dann können chronische Krankheiten besiegt werden. Auch die Bedrohung durch Krebs verliert damit ihren Schrecken.

Vorbeugen ist besser als heilen. Wer über ein intaktes Immunsystem verfügt, besitzt die stärkste Waffe gegen die meisten Gesundheitsbedrohungen. Bei der Behandlung von Krankheiten ist es wichtig, dem Körper Hilfe zur Selbsthilfe zu geben.

Heute befindet sich die Immuntherapie auf dem besten Weg, das wertvollste und universellste Instrument der Medizin zu werden. Der Weg der Entwicklung und Erforschung ist allerdings mühsam und führt bisweilen durch ein verwirrendes Labyrinth.

Notwendige Koordination und Zusammenarbeit

Menschen besitzen nicht nur ein einziges Immunsystem, sondern im menschlichen Organismus sind fast alle Abwehrmaßnahmen, die sich die Natur im Lauf der Jahrmilliarden ausgedacht hat, zu finden. Damit stellt sich das Problem der Koordination: Die Abwehrkräfte sind – fein aufeinander abgestimmt wie ein Orchester – zu enormen Abwehrleistungen fähig. Die hohe Komplexität und Vielfäl-

Der menschliche Organismus ist mit einem komplizierten Abwehrsystem ausgestattet. Dieser natürliche Schutz lässt sich durch keinerlei medizinische Therapie ersetzen ...

tigkeit der einzelnen Immunteile machen das Immunsystem jedoch auch fehleranfällig. Der Verlust des Gleichgewichtes zwischen gebremster und aktivierter Immunreaktion wirkt sich fatal aus: Die Abwehrkraft lässt rapide nach.

Gestaffelte Abwehrbarrieren

Seit dem Urbeginn des Lebens hängt die Überlebensfähigkeit einer Lebensform von ihrem Schutz vor feindlichen Bedrohungen ab.

Pflanzen schützen sich vor äußeren Feinden durch:

* Harte Rinde
* Stacheln und Dornen
* Tarnfarben
* Abschreckende Ausdünstung und tausend andere Tricks

Tiere wappnen sich gegen äußere Feinde mit:

* Fester Haut
* Panzern
* Hörnern
* Stacheln
* Tarnfarben
* Giften und anderen Abwehrmaßnahmen

... daher ist es von großer Bedeutung, das Immunsystem nicht durch zusätzliche Belastungen zu beeinträchtigen. Die Stärkung der Abwehr steht an oberster Stelle, um sich vor Krankheiten zu schützen und sie zu kurieren.

Die zweite Abwehrfront

Die erste Schutzhülle des Menschen ist – wie bei Pflanzen und Tieren – die fast alles umschließende Haut, die schon zahlreiche bedrohliche Einflüsse verhindert. Doch nicht alle Lebensfeinde lassen sich durch diese erste äußere Verteidigungsbarriere aufhalten. Manche Körperfeinde schaffen es, in das Innere des Organismus zu gelangen: Mikroorganismen, Bakterien, Viren und Pilze sind hierbei besonders erfolgreich. Gegen diese Feinde muss nun eine weitere Verteidigungsbarriere aufgebaut werden – das Immunsystem.

Die Abwehrkräfte bei Pflanzen

Bei den Pflanzen funktioniert das Immunsystem wie eine biochemische Waffe: Dringen Schädlinge über die Blätter oder durch die Rinde in das Innere der Pflanze, meldet ein Alarmdienst die Gefahr, und die Pflanze produziert biochemische Abwehrstoffe, mit denen die Schädlinge abgewehrt werden und der Schaden begrenzt wird. Zu den wirkungsvollsten biochemischen Kampfstoffen zählen die Lektine, die aus pflanzlichem Eiweiß (Proteinen) gebildet werden. Lektine heften sich an fremde und damit feindliche Zellen an und legen diese lahm. Die in der Krebstherapie häufig eingesetzte Mistel enthält besonders viele solcher Lektine.

Je komplexer der Aufbau eines Organismus ist, desto raffinierter reagiert dessen Immunsystem. Die menschliche Abwehr ist durch eine faszinierende Vielfalt von Abwehrbarrieren geprägt.

Die Entwicklung der Fresszellen

Die Tierwelt bietet mit ihren hoch komplizierten und somit störungsanfälligen Organismen eine derart große Angriffsfläche gegenüber aggressiven Feinden, dass alle Tierarten – je höher sie sich entwickelten – stets neue Strategien und Methoden zur Verteidigung entwickeln mussten, um nicht auszusterben.

* Primitive Einzeller verfügen nur über eine einfache Waffe, ähnlich den pflanzlichen Lektinen.
* Erst die Mehrzeller sind in der Lage, spezialisierte Zellen zu bauen, die fremde Zellen erkennen und fressen können. Diese Fresszellen nennt man Phagozyten.
* Im Lauf der Evolution entwickelte sich das Abwehrsystem immer weiter und bildete ein unglaublich kompliziertes Organ. Manche Wissenschaftler bezeichnen das Immunsystem heute tatsächlich als eine Art Sinnesorgan, das eigenständig Informationen aufnimmt, verarbeitet und auf Außenreize reagiert. Die Reaktionen des Immunsystems sind dabei eng mit dem Hormon- und dem Nervensystem verknüpft.

Wie das Immunsystem funktioniert

Die Körperabwehr wird erforscht

Nach und nach entlockt die Wissenschaft dem körpereigenen Abwehrsystem seine Geheimnisse. Doch in seiner Komplexität konnte der genaue Aufbau bis heute nicht vollständig enträtselt werden.

Im Jahr 1883 erkannte der russische Biologe Ilja Metschnikoff, dass in den Körper eingedrungene Bakterien von den weißen Blutkörperchen festgehalten, umschlungen und »gefressen« werden können. Für diese Entdeckung der Phagozytose erhielt Metschnikoff 1908 den Nobelpreis.

Dann kam der deutsche Biologe Robert Koch mit einer noch sensationelleren Entdeckung an die Öffentlichkeit: Koch entdeckte, dass der menschliche Organismus in der Lage ist, gegen fremde, feindliche Eindringlinge (Antigene) spezifische Abwehrgebilde (Antikörper) herzustellen. Der Begriff »Antigen« ist nicht sehr glücklich, denkt man doch bei bei dem Wort »Antikörper« häufig an einen Feind des Körpers. Dabei sind Antikörper im Abwehrsystem unersetzlich wichtige Spezialisten, die Feinde angreifen können. Robert Koch bekam auch den Nobelpreis für seine Entdeckung.

Evolutionär gesehen sind die Fresszellen viel älter als die Antikörper. Die Fähigkeit von Zellen, fremde Substanzen im Organismus zu erkennen und zu töten, ist viel älter als die Fähigkeit, gegen spezifische Feinde ebenso spezifische Antikörper herzustellen und damit eine Kette von Abwehrreaktionen einzuleiten. Man hat errechnet, dass die tüchtigsten Fresszellen, die sogenannten Makrophagen (»Riesenfresser«), erstmals vor rund 800 Millionen Jahren in tierischen Organismen tätig wurden.

Der menschliche Organismus kann feindliche Eindringlinge nicht nur aufspüren, sondern er kann auch speziell ausgerüstete Abwehrzellen – die Antikörper – produzieren.

Nach Metschnikoff und Koch drangen andere Wissenschaftler wie Paul Ehrlich und Emil von Behring immer tiefer in die Geheimnisse des körpereigenen Abwehrsystems ein. Doch erst seit etwa 20 Jahren besitzen die Wissenschaftler eine einigermaßen klare Vorstellung über das gesamte und in all seinen Mechanismen innig miteinander verbundene, kybernetisch vernetzte menschliche Immunsystem.

Die Waffen des Immunsystems

Im menschlichen Körper wacht ständig ein gewaltiges Heer von Zellen, die kämpfen, töten, den Zellmüll wegräumen und sich erneuern. Etwa 20 Prozent aller Zellen im Körper dienen allein der Abwehr. Die Abwehrzellen unterscheiden sich hinsichtlich Struktur, Fähigkeiten und Funktionen. Doch alle Abwehrzellen entstehen aus den gleichen Stammzellen im Knochenmark, der Wiege aller Abwehrkräfte.

* Leukozyten: Aus den Stammzellen im Knochenmark werden weiße Blutkörperchen (Leukozyten) gebildet, die feindliche Zellen erkennen, angreifen und vernichten.
* Granulozyten sind eine einfachere Art von Fresszellen. Tierformen kamen früher allein mit Granulozyten aus.
* Makrophagen sind die Hauptakteure der zellulären Abwehr. Sie leisten mehr als Granulozyten.

Im Inneren des Körpers spielt sich permanent ein lautloser und unerbittlicher Krieg ab. Ohne diesen Kampf des Immunsystems wäre der menschliche Organismus überhaupt nicht überlebensfähig.

Makrophagen fressen Feindzellen …

Makrophagen sind relativ große Zellen, die im Blut- und im Lymphkreislauf schwimmen und jede Zelle, die ihnen begegnet, auf deren Erkennungszeichen hin abtasten. Auf der Oberfläche jeder Zelle befinden sich ganz spezifische Moleküle (Adhäsionsmoleküle). Mittels dieser Adhäsionsmoleküle kann die Zelle mit benachbarten Zellen Informationen austauschen, sich an andere Zellen anheften und sich dank der wie Kettenraupen funktionierenden Adhäsionsmoleküle auch auf Wanderschaft begeben.

Die Makrophagen benutzen ihre Adhäsionsmoleküle zur »Passkontrolle« bei anderen Zellen: »Trägt diese Zelle körpereigene Oberflächenmoleküle, oder ist sie fremd?« Ist sie fremd, bilden Makrophagen Fangarme aus, umschließen und umfließen den Feind – sei es ein fremder Mikroorganismus, ein Bakterium, ein Pilz oder ein Virus – und aktivieren schließlich ihr enzymatisches Zellgift, das den Feind auflöst.

Die wichtigsten Abwehrzellen werden im Knochenmark produziert. Hier entstehen die Soldaten der körpereigenen Abwehr: die Leukozyten, Granulozyten und Makrophagen.

… und leuchten und alarmieren dabei

Makrophagen strahlen und leuchten tatsächlich unentwegt. In der Ruhephase geben sie allerdings ein nur schwaches Licht ab: etwa vier Photonen (Lichtquanten) pro Sekunde. Wenn Makrophagen jedoch so richtig in Fahrt kommen und Feinde vernichten, dann erhöht sich jedoch die Leuchtkraft auf bis zu 200 Photonen pro Sekunde. Dieses Licht macht nicht nur andere Makrophagen auf die Eindringlinge aufmerksam, sondern es wird bis zum Knochenmark weitergeleitet und löst dort die Herstellung weiterer Makrophagen aus. Je mehr Makrophagen auf Feinde treffen, umso stärker wird ihre Leuchtkraft und umso stärker der Alarm. Makrophagen bewerkstelligen den Alarm über eine Aktivierung von Sauerstoffmolekülen.

Neben den Abwehrzellen spielen die Botenstoffe eine entscheidende Rolle im menschlichen Immunsystem. Sie übermitteln die genauen Informationen über die Art des feindlichen Eindringlings.

Licht zur Informationsübermittlung

Das Licht ist ein uralter Trick der Natur: Im menschlichen Organismus leuchten nicht nur Makrophagen, sondern auch die anderen Zellen senden Licht unterschiedlicher Stärke aus. Licht ist der primitivste Nachrichtendienst im Körper. Diese extrem schnellen Alarmsignale übermitteln jedoch nur ungenaue und undifferenzierte Information.

Die Aufgabe von Botenstoffen

Der komplizierte Organismus des Menschen benötigt ein auf jede Zelle wirkendes, präzises Informationssystem. Dies leisten einerseits die Adhäsionsmoleküle, die ihre Information zur Nachbarzelle weitergeben. Andererseits werden Botenstoffe ausgesandt, sogenannte Zytokine wie Interferon oder Interleukine. Diese Informationsträger lösen bei anderen, weit entfernten Zellen die richtigen Reaktionen aus. Ohne Botenstoffe würde so gut wie nichts klappen.

Die zweite Verteidigungsreihe

Die Phagozytose ist ein scheinbar perfekter Schutz. Doch dieses jedem Menschen angeborene Abwehrsystem genügt nicht, um den Menschen vor den immer raffinierteren Feinden zu schützen. Deshalb entwickelten Tiere und Menschen im Lauf der Evolution ein zweites Abwehrsystem, das sich auf eine spezielle Bedrohung hin anpasst oder adaptiert. Dieses zweite Abwehrsystem ist nicht angeboren. Ein neugeborenes Baby verfügt nur über das erste Abwehrsystem (angeborenes Abwehrsystem). Erst nach einigen Lebensmonaten kommt das zweite, adaptive Abwehrsystem hinzu, das den Kampf gegen einzelne spezielle Feinde aufnimmt. Die zweite Verteidigungsreihe bedient sich nicht allein der im Knochenmark gebildeten weißen Blutkörperchen (Leukozyten), sondern auch der aus Stammzellen im Knochenmark gebildeten Lymphozyten.

Je komplexer die eingedrungenen Fremdzellen sind, desto ausgefeilter gestaltet sich auch die Reaktion der Abwehrzellen. So bilden B- und T-Lymphozyten gemeinsam ein raffiniertes Einsatzkommando gegen feindliche Zellen aller Art.

B- und T-Lymphozyten

Es gibt zwei Klassen von Lymphozyten.

* Zuerst entwickelten sich in der Evolution die Lymphozyten.
* Später kamen noch die B- und die T-Lymphozyten hinzu. Beide ähneln sich wie Zwillinge. Erst im weiteren Verlauf der Entwicklung erhalten sie völlig verschiedene Formen und unterschiedliche Aufgaben.

B- und T-Lymphozyten schwimmen trillionenfach im Blut- und Lymphkreislauf umher. Die wichtigsten Aufenthaltsorte der Lymphozyten sind das Knochenmark, die Thymusdrüse, die Lymphdrüsen, die Milz, die Rachen- und Gaumenmandeln sowie der Blinddarm. B- und T-Lymphozyten werden im Organismus zu ganz unterschiedlichen Fähigkeiten ausgebildet, sie werden zu Spezialisten im Abwehrkampf ausgebildet.

Die Aufgaben der T-Zellen

Für die zelluläre Abwehr sind zuallererst die T-Zellen zuständig. Diese stabförmig konstruierten T-Zellen gelangen auf ihrem Weg durch Blut- und Lymphkreislauf zur Thymusdrüse – daher ihr Name T(hymus)-Zellen. In der Thymusdrüse werden die Zellen mit spezifischen Rezeptoren versehen. Das geschieht rein nach dem Zufallsprinzip. Kennt der Organismus diesen zufällig gebildeten Rezeptor bereits, dann löst sich diese T-Zelle sofort wieder in ihre Bestandteile auf. Rund 98 Prozent aller nativen T-Zellen in der Thymusdrüse werden auf diese Weise aussortiert. Nur diejenigen T-Zellen, die zufällig gänzlich neue Rezeptoren bilden und damit nicht an körpereigenen Zellen andocken können, dürfen die Thymusdrüse verlassen. Nun kreisen sie durch den Blut- und Lymphkreislauf.

Die körpereigene Polizei ist rund um die Uhr im Einsatz: Speziell ausgerüstete T-Zellen spüren schädliche Fremdzellen zielsicher im Organismus auf.

Der Feind wird erkannt und bekämpft

Diese T-Zellen docken mit Hilfe ihrer Adhäsionsmoleküle an Immunzellen an, die in allen Lymphknoten als Fänger von Krankheitserregern auf Wache sind. Die T-Zellen docken aber nur an solchen Zellen (dendritischen Zellen) an, die ein für sie genau passendes feindliches Antigen eingefangen haben. Die Immunzelle zeigt der T-Zelle ihren Fang und wartet auf die Antwort der T-Zelle. Das ist wie bei der Passkontrolle. Das Immunsystem erhält bei diesem Informationsaustausch so viel Informationen, dass weitere T-Zellen losgeschickt werden können, um den erkannten Feind im Körper zu suchen und zu bekämpfen.

Alle T-Zellen, denen in den Lymphknoten kein zu ihren Rezeptoren passendes Antigen präsentiert wird, wandern weiter durch Lymph- und Blutbahn und prüfen andere Immunzellen (Makrophagen und B-Zellen), ob vielleicht hier ein zu ihnen passendes spezifisches Antigen vorliegt.

Die drei Möglichkeiten einer T-Zelle

Wann immer die T-Zelle ein zu ihr passendes Antigen erkannt hat, produziert sie zahlreiche weitere T-Zellen des benötigten Typs. Hierbei gibt es drei Möglichkeiten.

* Es werden Zellkiller produziert: Zellkiller greifen virusinfizierte Zellen direkt an und zerstören sie.
* Es entstehen Helferzellen für die Makrophagen: Das können T-Zellen sein, die den Makrophagen zu Hilfe kommen, die bereits Bakterien eingefangen haben. Diese T-Zellen aktivieren die Makrophagen und ermöglichen damit die Zerstörung der von Makrophagen eingefangenen Bakterien.
* Es können aber auch Helferzellen sein, die ihre Information über das gefundene spezifische Antigen durch Botenstoffe – speziell Zytokine – an die nächste native B-Zelle übertragen und sie damit anregen, tätig zu werden.

T-Zellen funktionieren nicht mechanisch wie ein programmierter Roboter. Je nach Art der feindlichen Zelle reagieren sie auf unterschiedliche Weise, um den Eindringling dingfest zu machen.

Die B-Zellen eilen zu Hilfe

B-Zellen werden im Knochenmark gebildet. Bei Vögeln fand man die Ausbildungsstätte der B-Zellen in einer »Bursa« genannten Darmtasche. Nach dieser Bursa erhielten die B(ursa)-Zellen ihren Namen. Die kugelförmigen B-Zellen tragen auf der Oberfläche zahlreiche Rezeptoren zum Informationsaustausch mit anderen Zellen. Zudem finden sich auf der Zelloberfläche Y-förmige Antikörper (Immunglobuline), deren Form nur an körperfremde Zellen passt. Trifft eine umherwandernde B-Zelle auf eine Zelle, bei der sie ihre Antikörpergreifarme andocken kann, dann muss es sich um eine körperfremde Zelle handeln. Damit ist sie automatisch ein Feind, mit körperfremden Antigenen.

Die nativen B-Zellen verfügen nur über eine Grundausstattung an Antikörpern auf der Zelloberfläche. Dieses Basisprogramm sichert allein die Entdeckung typischer, häufig vorkommender Krankheiten.

Durch ihre besondere Ausrüstung sind die körpereigenen B-Zellen in der Lage, schädliche Eindringlinge blitzschnell zu erkennen. Diese Art der Identifikation ist allerdings nicht bei allen Arten von Fremdzellen möglich.

Für jeden Feind eine spezielle Waffe

Die Hauptaufgabe der B-Zelle ist die Produktion von passenden Antikörpern: Dringen neue Feinde in den Körper ein, dann erstellt die B-Zelle einen Plan dieser fremden Antikörper und startet die Herstellung von Antikörpern. Den Bauplan erhält die B-Zelle von den T-Helferzellen per Zytokin (Botenstoff) übermittelt.

Nachdem die B-Zelle von der Helferzelle über den neuen Feind unterrichtet wurde, begibt sie sich in ein Zentrum des lymphatischen Systems. Hier warten schon die T-Zellen. Die kleine B-Zelle wächst hier zu einer großen Plasmazelle heran und produziert viele neue B-Zellen. Im Unterschied zur Ursprungszelle können die Tochterzellen jedoch sofort eine Vielzahl von spezifischen Antikörpern herstellen. Diese Tochterzellen machen sich sofort auf die Reise.

Im Gegensatz zu einem Soldatenheer kann das menschliche Abwehrsystem immer neue Abwehrzellen produzieren. Diese Antikörper ziehen dann in gewaltiger Menge an die Front, um gegen die feindlichen Zellen zu kämpfen.

Krankheit – nun werden Antikörper produziert

Es dauert einige Tage, manchmal sogar bis zu zwei Wochen, bis die massenhafte Produktion präzise geformter Antikörper in Gang kommt. Während dieser Zeit verbraucht der Organismus riesige Energiemengen für die Antikörperproduktion – der Mensch ist krank. Die lange Zeit zum Aufbau der Abwehr ist ein typischer Nachteil der adaptiven Abwehr. Diese kann nicht sofort eingreifen wie die angeborene Abwehr. Dafür schützen die adaptiv erworbenen Kenntnisse umso dauerhafter – vielleicht sogar für immer. Der Mensch ist dann gegen diesen einen Erreger immun.

Wie die Information gespeichert wird

T-Zellen und B-Zellen speichern Informationen über diesen Feind. Sollte dieser Erreger noch einmal erscheinen, dann erinnern sich die T-Gedächtniszellen.

Die Immunkomplexe

Bei der Produktion der Antikörper geben die B-Zellen unentwegt aus ihrer Zelloberfläche herauswachsende Y-förmige Antikörper – man spricht von Immunglobulinen – in die Lymph- und Blutbahn ab. Findet der spezifische Antikörper unterwegs das passende feindliche Gegenstück (Antigen), dann heftet er sich daran fest und verbindet sich mit dem Feind. Antigen und Antikörper zusammen werden als Immunkomplex bezeichnet.

Wie bei einem Ringkampf umklammert der Antikörper das feindliche Antigen. Das so gebildete Knäuel – der sogenannte Immunkomplex – löst schließlich einen Großalarm bei den körpereigenen Killerzellen aus.

Immunkomplexe spielen eine entscheidende Rolle beim Kampf zwischen Gesundheit und Krankheit: Heftet sich ein Y-förmiger Antikörper mit einem oder beiden Greifarmen an ein Antigen, bilden beide gemeinsam einen Antigen-Antikörper-(Immun-)Komplex.

Der Immunkomplex sendet ein Signal aus, das die Killerzellen alarmiert. Bekommen Makrophagen so ein Alarmsignal, dann schnappen sie sich den gesamten Immunkomplex, umfließen Feind und Freund und lösen alles enzymatisch auf.

Gefahr der Zerstörung körpereigenen Gewebes

Manche Immunkomplexe werden von Makrophagen vernachlässigt. Die Antigen-Antikörper-Paare schwimmen unbeachtet in der Lymph- und Blutbahn und heften sich irgendwo an eine Gefäßwand an. Nun ist zu hoffen, dass der mittelgroße Immunkomplex durch angelockte Phagozyten zerstört wird, ohne dabei körpereigenes Gewebe zu verletzen, an das der Immunkomplex sich angeheftet hat. Wenn zur Zerstörung des Immunkomplexes ein kompliziertes Killerkommando des adaptiven Immunsystems erscheint, dann ist eine Verletzung des körpereigenen Gewebes sehr wahrscheinlich, denn dieses Killerkommando macht rücksichtslos alles platt.

Je mehr Antikörper einen feindlichen Eindringling dingfest gemacht haben, desto mehr Verstärkung rückt für die Abwehr an. Kleinere Alarmsignale verhallen dagegen oft ungehört.

Gestaffelte Abwehrreihen

Wenn der Körper zum Feind wird

Das stufenweise aktivierte enzymatische Komplementsystem besteht aus 40 Enzymen (Komplementen). Erst als allerletztes Komplement wird der Killer aktiviert. Kommt es zu einer übermäßigen Aktivierung des Komplementsystems oder der Phagozyten durch Immunkomplexe, kann die Kampfkraft der Killerkommandos außer Kontrolle geraten: Nun wird auch körpereigenes Gewebe rücksichtslos angegriffen. Autoimmunkrankheiten sind die Folge, z. B. rheumatische Erkrankungen oder multiple Sklerose.

Es ist denkbar schwierig, ein kompliziertes System wie die menschliche Abwehr im perfekten Gleichgewicht zu halten. Die gewaltige Menge an übermittelten und verarbeiteten Informationen erhöht das Risiko, dass das System gestört wird.

Natürliche Killerzellen und Suppressorzellen

Das menschliche Immunsystem besitzt zur Vernichtung seiner Feinde nicht nur das Komplementsystem und die weißen Blutkörperchen, sondern es stehen noch weitere Killer zur Verfügung: Lymphozyten, die weder T- noch B-Zellen sind. Diese »natürlichen Killerzellen« können ohne vorherige Schulung in der Thymusdrüse infizierte Zellen erkennen und auflösen. Damit sind sie die ideale »schnelle Eingreiftruppe« und sollen den Zeitraum bis zur Herstellung der passenden T- und B-Zellen überbrücken.

Die natürlichen Killerzellen sind leicht mit den T-Zellen zu verwechseln, die als Zellkiller ebenfalls angreifen und töten. Die Zellkiller bekämpfen sogar die körpereigenen Helferzellen, falls diese zu stark aktiviert sind, außer Kontrolle zu geraten drohen. Diese Zellkiller müssen die Immunantwort des Körpers auf eine Invasion von Feinden nach Vernichtung der Feinde wieder beenden. Dazu müssen sie die zuvor aktivierten Helferzellen wieder unterdrücken. Mediziner sprechen hier von Suppression. Deshalb nennt man die Zellkiller Suppressorzellen.

Suppressorzellen bremsen, Helferzellen aktivieren das adaptive Immunsystem. Dieses ständige Wechselspiel von Aktivierung und Suppression ist das grundlegende Prinzip zur Sicherung der körpereigenen Abwehr. Ziel ist das ideale biologische Gleichgewicht des Immunsystems, die Homöostase. Jeder unkontrollierte Ausschlag in eine Richtung – d. h. zu passive oder zu aktive Abwehrreaktion – stört die Gesundheit.

Für Arzt und Patienten ist es gleichermaßen wichtig, das Immunsystem im Gleichgewicht zu halten und zu unterstützen. Denn trotz der fortschreitenden Technologie im Bereich der Medizin bietet die körpereigene Abwehr immer noch den besten Schutz vor Krankheiten.

Komplexes kybernetisches System

Das menschliche Immunsystem ist nicht fehlerfrei oder perfekt. Durch seine komplizierte Vernetzung sich gegenseitig regulierender, aktivierender und bremsender Mechanismen ist es sehr störanfällig. Kein Computerprogramm und keine Maschine ist in der Lage, die kybernetische Komplexität des menschlichen Organismus zu beherrschen.

Das Wichtigste über das Immunsystem

Die zwei zentralen Aufgaben des Immunsystems sind:

* Von außen in den Organismus eingedrungene Feinde (Viren, Bakterien, Pilze oder Mikroorganismen) zu finden, zu identifizieren, zu fesseln und zu zerlegen
* Gelingt es der Körperabwehr, den ständig auftauchenden Feind zu finden, zu identifizieren, zu fesseln und zu zerlegen? Kann das Immunsystem der ständigen Bedrohung der entarteten Körperzellen standhalten?

Das menschliche Immunsystem befindet sich in jeder Sekunde des Lebens in einem Zweikampf. Mag der Mensch noch so gesund erscheinen, unbelastet von Feinden aus der Luft, dem Wasser, dem Essen und der Umwelt – diesen Kampf muss der Organismus unentwegt führen: Immunsystem gegen Krebs.

Das Duell Immunsystem – Krebs

Krebs bedeutet für das menschliche Immunsystem eine gewaltige Herausforderung. Je mehr feindliche Zellen sich im Organismus befinden, desto schwieriger wird es für die Abwehr, diese schädlichen Eindringlinge in Schach zu halten.

Das Duell findet heute statt, jetzt – in Ihrem Körper. Es begann schon in der ersten Minute Ihres Lebens, und es wird bis zum letzten Atemzug andauern.

Die Waffen des Immunsystems kennen Sie schon. Sie wissen, wie das Immunsystem nach verräterischen Kennzeichen der feindlichen Zellen sucht, wie es Alarm schlägt, die Killerzellen aktiviert, zum Töten der feindlichen Zellen ausschickt und die Kampfphase wieder beendet.

Doch die Pause währt nur bis zum nächsten Angriff, zum nächsten Duell. Der Organismus muss sich ständig dem Kampf mit fremden Feinden stellen, aber auch den im eigenen Körper entarteten Zellen. Der lebensbedrohliche Fabrikationsfehler heißt Krebs.

Menschliche Immunüberwachung

Die menschliche Immunüberwachung – Immunsurveillance – sorgt dafür, dass sowohl von außen eingedrungene Feinde als auch innerhalb des Organismus gebildete Krebszellen erkannt und vernichtet werden.

Ist das Immunsystem in Ordnung und die Krebszellenherstellung nicht zu groß, dann reicht die Immunsurveillance auch aus, um diese Bedrohung in Schach zu halten. Das Duell wird jedoch härter. Das Risiko, dass die Krebszellen die kontrollierende Barriere der Immunüberwachung durchbrechen und sich im Organismus ausbreiten, steigt.

Wie sich Krebszellen verändern

Wenn die Waffen des Immunsystems stumpfer werden, dann steigen die Chancen der Krebszellen:

* Dem Immunsystem zu entgehen
* Sich im Organismus zu etablieren
* Zu wuchern
* Den Wirtsorganismus zu vernichten

Die Krebszellen verfolgen raffinierte Strategien und kennen viele Tricks, um sich im Wirtsorganismus zu halten. Überlebt eine Krebszelle die Kontrolle der Immunüberwachung, teilt sie sich sofort. Dabei verändert sie sich wiederum genetisch.

* Die Krebszellen der neuen Generation haben viele ihrer ursprünglichen Eigenschaften, die das Immunsystem irritieren könnten, abgelegt.
* Die Liste der Möglichkeiten, mit denen neu entstandene Krebszellen das Immunsystem täuschen können, ist lang und vielfältig.

Krebszellen verfügen über raffinierte und ausgefeilte Techniken, um das Abwehrsystem zu überlisten. Da ihr Aufbau sich zudem häufig verändert, ist es für Abwehrzellen sehr schwer, gegen sie vorzugehen.

Escape-Mechanismen – wie Krebszellen tricksen

Täuschung durch Gewöhnung

Die nach verräterischen Antigenen der Krebszellen suchenden Abwehrzellen beginnen, die Antigene der Krebszellen zu tolerieren. Sie gewöhnen sich sozusagen an die Anwesenheit der Krebsantigene.

Wenn extrem viele Krebsantigene vorhanden sind und wenn bei ihnen die Fremdartigkeit nicht allzu stark ausgeprägt ist, dann kann die Täuschung gelingen: Die Abwehrzellen glauben, die Krebszellen seien körpereigene Zellen.

Ein uralter Trick, der immer noch funktioniert: Die feindlichen Krebszellen tarnen sich als körpereigene Zellen und täuschen auf diese Weise die Antikörper. So nisten sich Krebszellen schließlich unbehelligt im Organismus ein.

Imitation der Embryonalzellen

Manche Krebszellen imitieren Embryonalzellen. Diese einfachen, zu jeder Veränderung fähigen Zellen des Embryos tragen schließlich auch die fremden Antigenmoleküle des Vaters.

Hier muss das Abwehrsystem zwischen den üblichen fremden und damit feindlichen Zellen und den ebenfalls fremden, in diesem Ausnahmefall aber nicht feindlichen Zellen des wachsenden Embryos unterscheiden. Während der Zeit der Schwangerschaft erhalten die T-Zellen im Mutterleib wahrscheinlich über eine Hormonregulation den Befehl, die vom Vater stammenden fremden Antigenanteile zu tolerieren. Nach der Schwangerschaft wird diese Toleranz wieder beendet.

Wie ein Salamander, der bei einem Angriff seinen Schwanz abwirft und dadurch sein Leben rettet, opfern die Krebszellen einen Teil ihrer Antigene. Diese werden von den Antikörpern angegriffen, während die wahren Feinde im Organismus verbleiben.

Diese Ausnahme von der Regel »fremdes Antigen = feindliches Antigen« nutzen manche Krebszellen, indem sie Embryonalzellen nachahmen und den Organismus veranlassen, bei den T-Zellen diesen Mechanismus der Toleranz auszulösen.

Der Trick mit der Maskierung

Krebszellen schaffen es unter günstigen Umständen, ihre verräterischen Antigene zu maskieren. Sie überziehen ihre Zelloberfläche, aus der die Antigene herausragen, mit dem Eiweißstoff Fibrin.

Der klebrige Eiweißstoff Fibrin entsteht bei der Blutgerinnung und dient zum Verschließen von Wunden. Ohne Fibrin könnte der Mensch auch an kleinen Wunden verbluten.

Unter dem Fibrin sind die Antigene für patrouillierende Suchtrupps der Immunüberwachung nicht mehr erkennbar. Die Krebszelle mit ihrem Tarnmantel kann sich ungestört an eine Gefäßwand ankleben, vermehren und zum Tumor anwachsen.

Der Trick des Salamanders

Manche Krebszellen haben erkannt, dass ihr Überleben von ihren Antigenen abhängt. Diese Krebszellen bringen Antigene in großer Zahl auf der Zelloberfläche hervor, werfen sie sodann ab und lassen sie in der Lymph- und Blutbahn schwimmen.

Die Immunzellen stürzen sich pflichtgemäß auf die Antigene, halten sie fest, aktivieren das gesamte Immunsystem und tun alles, um diese festgehaltenen Antigene zu zerstören. Das funktioniert problemlos – nur mit dem Ergebnis, dass zwar die abgeworfenen Antigene getötet sind, die nunmehr nur noch mit wenigen Antigenen ausgestattete und schlechter zu entdeckende Krebszelle jedoch weiterlebt und sich vermehrt. Zusätzlich ist das Immunsystem durch die massenhaft mit den abgeworfenen Antigenen entstandenen Immunkomplexe in seiner gesamten Aktivität gehemmt und wird überfordert.

Eine erfolgreich durchgeführte Chemotherapie bedeutet oft nicht den endgültigen Sieg über eine Krebserkrankung. Es genügen wenige überlebende Krebszellen, die nach der Behandlung gegen das chemische Gift resistent sind, um die Krankheit erneut ausbrechen zu lassen.

Die letzten Überlebenden

Bei der Chemotherapie können bis zu 99,9 Prozent aller Krebszellen abgetötet werden. Dieses Ergebnis weckt die Hoffnung, der Krebs sei besiegt.

Aber das Duell mit dem Krebs muss deswegen noch lange nicht gewonnen sein. Einige wenige Krebszellen können überlebt haben. Sie haben zufällig überlebt, weil sie durch vielfache Zellteilung genetisch gegen die Zellgifte der Chemotherapie resistent geworden sind.

Diese wenigen resistenten Krebszellen werden sich erneut vermehren: Es kommt zum erneuten Ausbruch der Krebserkrankung. Die beim ersten Mal so erfolgreiche Chemotherapie wird nun wenig ausrichten. Denn dieser Krebs ist gegen die bekannten Zellgifte resistent, und das Immunsystem ist vorgeschädigt.

Vielfältige Adhäsionsmoleküle

Krebszellen produzieren gewaltige Mengen von Adhäsionsmolekülen auf ihrer Zelloberfläche, um sich an einer Schwachstelle im Organismus anzuheften, sich hier zu vermehren und in das Gewebe einzudringen. Es gibt eine verwirrend große Anzahl verschiedener Adhäsionsmoleküle. Mit Hilfe solcher Moleküle kann sich die Krebszelle:

* An Gefäßwänden festsetzen
* Durch die Gefäßwand ins Gewebe eindringen
* Sich sogar wie auf einem Teppich von Adhäsionsmolekülen langsam fortbewegen

Ohne Adhäsionsmoleküle könnten Krebszellen keine Metastasen bilden. Ohne Adhäsionsmoleküle wäre das Krebsproblem gelöst.

Eine wichtige Rolle im Kampf gegen den Krebs spielt die Immundiagnose. Die Beobachtung des Abwehrsystems und seiner momentanen Verfassung bietet wichtige Informationen über die Art der Erkrankung.

Die Immunstärke entscheidet

All diese Tricks der Krebszellen, das Immunsystem zu täuschen und das Duell zu gewinnen, bezeichnet man als Escape-Mechanismen. Diese Liste ist bei weitem nicht vollständig. Es soll hier nur eine Idee vermittelt werden, welch vielfältige Aufgaben das menschliche Immunsystem ständig zu bewältigen hat und welche Probleme zu lösen sind.

Es ist für jeden Menschen lebensentscheidend, sein Immunsystem zu unterstützen.

* Alles, was Ihrem Immunsystem schadet, sollte möglichst gemieden werden.
* Alles, was Ihr Immunsystem stärkt, sollte intensiv genutzt werden.

Bei einer erfolgreichen Krebstherapie sollte alles getan werden, um das Immunsystem bei seinem Kampf gegen die feindlichen Zellen zu unterstützen. Immer mehr etabliert sich dieser Denkansatz inzwischen auch in der Schulmedizin.

Aussagestarke Immundiagnostik

Heute stehen Ihnen zahlreiche Hilfen zur Immunstärkung zur Verfügung. Aufgrund der rasanten Entwicklung der Immunologie konnten zahlreiche ermutigende Ergebnisse inzwischen in die Praxis umgesetzt werden.

Durch die hohe Komplexität des menschlichen Immunsystems ist es schwierig, seinen Zustand zu diagnostizieren. Besonders wichtig ist hierbei die genaue Beobachtung der Antikörper im Organismus.

Immuntherapie – wichtiger denn je

Die Immuntherapie gewinnt von Tag zu Tag einen höheren Stellenwert bei der Bekämpfung von Krebs. Aber auch hier gilt: Vor einer erfolgreichen Therapie steht die genaue Diagnose. Es sollte daher stets geklärt werden, wie das Duell zwischen Immunsystem und Krebs zurzeit steht. Wie stark ist der Krebs? Wie stark ist das rettende Immunsystem?

Das Wichtigste über Immunsystem und Krebs

* Die menschliche Immunüberwachung (Immunsurveillance) sucht ständig nach Feinden im Organismus, um sie sodann zu bekämpfen.

* Um den Angriffen des Immunsystems zu entgehen, entwickeln die Krebszellen raffinierte Täuschungsstrategien (Escape-Mechanismen, sogenannte Fluchtmechanismen):

  – *Täuschung durch Gewöhnung:* Manche Krebszellen verhalten sich wie körpereigene Zellen.

  – *Imitation der Embryonalzellen:* Embryonalzellen enthalten fremde Antigene vom Vater und werden im Organismus trotzdem geduldet. Diese Toleranz erstreben auch Krebszellen durch Anpassung.

* *Maskierung:* Mit dem Klebstoff Fibrin maskieren Krebszellen ihre wahre Form.

* Durch massenweisen Abwurf von Antigenen versuchen manche Krebszellen, der Zerstörung zu entgehen.

Kontrolle der Kraft – Immundiagnostik

Vor jeder Krebsbehandlung steht die Diagnose des Immunsystems. Nur eine exakte Immundiagnose gibt Auskunft über das Stadium und die Art der Erkrankung. Zahlreiche Fragen hängen direkt vom Zustand des Immunsystems und seiner Leistungs- und Reaktionsfähigkeit ab. Die wichtigsten Fragen lauten:

* Erkrankt diese Person an Krebs oder nicht?
* Ist in diesem Fall eine Krebsbehandlung sinnvoll?
* Besteht die Gefahr eines erneuten Krebswachstums nach einer Tumorentfernung weiterhin?

Mit Hilfe modernster Technologie ist es heute möglich, die Antikörper im Blut des Patienten zu zählen. Die so gewonnenen Ergebnisse bedeuten für den Arzt oft eine wichtige Waffe im Kampf gegen den Krebs.

Jeder Arzt sollte bemüht sein, bei seinen Patienten festzustellen, in welchem Zustand sich das Immunsystem befindet. Aus den diagnostischen Daten können zahlreiche Rückschlüsse auf Krankheiten gezogen werden. So lässt sich feststellen, ob ein Entzündungsherd vorliegt, eine Infektion, eine Allergie oder eine degenerative Erkrankung.

Die Aussagekraft der Immundiagnose

Die Immundiagnostik erfolgt durch die Bestimmung der weißen Blutkörperchen (Leukozyten) im Blut des Patienten. Dabei wird der Anteil der Monozyten, Makrophagen, Granulozyten sowie der Lymphozyten (T- und B-Lymphozyten) festgestellt. Diese Immununtersuchung durch Blutanalyse gibt schon wichtige Hinweise auf den Zustand. Deswegen wird diese Diagnoseform wohl ihren Stellenwert in der täglichen Praxis noch lange behalten.

Wenn einfache Tests nicht mehr ausreichen

Liegen bei dem Patienten jedoch Symptome einer schweren Krankheit vor, dann genügen diese doch recht allgemeinen Informationen über den Zustand des Immunsystems nicht mehr.

Denn die Auskunft über die Anzahl der Leukozyten und Lymphozyten ist nur begrenzt aussagekräftig: Die Aussage über die Anzahl von Blutkörperchen ermöglicht noch keine Schlüsse auf deren Leistungsfähigkeit. Hierzu bedarf es besserer diagnostischer Mittel.

Verfügt der Patient über auffallend wenige Killerzellen, dann liegt der Verdacht nahe, dass er an Krebs erkrankt ist. Die Immundiagnostik ist dadurch ein bedeutendes Instrument für die Krebsdiagnose, die Menge der T-Zellen exakt festzustellen.

Neue Testmethoden liefern Präzision

Um genauer erkennen zu können, in welchem Verhältnis die Kräfte des Immunsystems zueinander verteilt stehen, wurden immer raffiniertere Testmethoden gesucht und gefunden.

Seit Mitte der achtziger Jahre ist die Medizin in der Lage, erstaunlich präzise Informationen über fast alle Einzelwaffen der körpereigenen Abwehr zu erhalten. Dieses Kunststück gelang mit Hilfe markierter spezifischer monoklonaler Antikörper. Für die erstmalige Herstellung solcher spezifischen monoklonalen Antikörper erhielten Köhler und Milstein 1984 den Nobelpreis für Medizin.

Hilfe durch Antikörper

Antikörper sind kleine Gebilde, deren Ankerplätze (Rezeptoren) exakt zu einem speziellen feindlichen Antigen passen. Die Antikörper sind in der Lage, selbst allerkleinste Unterschiede in der Struktur der Antigene zu unterscheiden: Aus über 100 Millionen ähnlichen Molekülen können Antikörper genau das eine Molekül selektieren, für das sie zuständig sind.

Medizinern, Biochemikern, Gentechnikern, Mikrobiologen und Physikern ist es inzwischen gelungen, viele Antikörper aus Blut und Lymphe von Menschen und Tieren zu isolieren und gentechnisch zu klonen. Heute können Labors bereits zahlreiche verschiedene Antikörper vervielfältigen. Damit ist nun die Möglichkeit gegeben, monoklonale – also exakt gleich strukturierte – Antikörper in beliebiger Menge herzustellen und sie im Labor auf Zellkulturen loszulassen, in denen sie sich an das spezifisch passende Erkennungszeichen einer Zelle binden.

Neben der Messung der körpereigenen Abwehrzellen ist es auch möglich, detaillierte Auskunft über den Zustand des Immunsystems zu geben. Die Leistungsfähigkeit der Abwehr entscheidet über Fortschritt und Art der Erkrankung.

Maßgefertigte Detektive

Mittels der Antikörper ergeben sich nun exakte Testergebnisse: Will man beispielsweise wissen, wie viele Helferzellen im Testmaterial vorhanden sind, dann fügt man dem Testmaterial mit den Helferzellen spezifisch passende monoklonale Antikörper (mAk) zu. Die mAk und die Oberflächenstrukturen (Antigene) der Helferzellen verbinden sich, und es entstehen immunkompetente Zellen.

Um diese immunkompetenten Zellen zu finden, bedarf es eines weiteren Tricks: Man macht die mAk durch Zusätze erkennbar, beispielsweise durch Markierung mit fluoreszierendem Farbstoff. Dann leuchten die mAk grün, gelb, rot oder grün. Die Herstellung der markierten spezifischen monoklonalen Antikörper bildete die entscheidende Voraussetzung für den Einsatz der modernen Immundiagnostik.

Die Zellzählung ermöglicht brillante Ergebnisse

Das wertvollste und aussagekräftigste Instrument der Immundiagnostik ist die Zellzählung mit der Durchflusszytometrie. Etwas Blut des Patienten wird im Labor zentrifugiert und ausgewaschen, bis die Untergruppen der Lymphozyten isoliert sind. Diesen isolierten Lymphozyten fügt man spezifisch geformte und mit Leuchtstoff markierte Antikörper zu. Die Antikörper lagern sich sodann an ihre jeweiligen »Partner« an und bilden diese immunkompetenten Zellen.

Die Zellflüssigkeit wird durch Ultravibration in winzige Tropfen zerteilt, so dass in jedem Tropfen nur eine immunkompetente Zelle enthalten ist. Dieser Tropfen wird gescannt. Dabei misst ein Laserstrahl die immunkompetente Zelle. Das gesamte Ergebnis wird über kontrollierende Rechner erfasst.

Diese Diagnosetechnik ist heute ausgereift: Die Messungen besitzen eine Fehlerbreite von nur ein bis drei Prozent. Mittels der Durchflusszytometrie kann exakt bestimmt werden, wie viele T-Zellen, B-Zellen oder Antikörper produzierende Plasmazellen sich im Organismus des Patienten befinden. Es kann auch festgestellt werden, wie viele natürliche Killerzellen vorhanden sind und in welchem Verhältnis Helfer- und Suppressorzellen zueinander stehen.

Immer mehr Medizinern wird bewusst, wie wichtig die Immunologie bei der Behandlung von Krebserkrankungen ist. Denn der wirksamste Schutz der Gesundheit ist eine intakte körpereigene Abwehr.

Normalwerte des gesunden Menschen

Bei gesunden Menschen gilt als Normalwert – Ausnahmen bestätigen die Regel –, dass etwa 70 bis 80 Prozent der Lymphozyten T-Lymphozyten sind. Das Verhältnis zwischen Helfer- und Suppressorzellen etwa 1,50 betragen, also etwa eineinhalbmal so viele Helfer wie Suppressor.

Dieses Verhältnis zwischen Helfer- und Suppressorzellen ist ein wichtiger Indikator bei Krebspatienten. Ein Verdacht auf Krebs besteht immer dann, wenn die Gesamtzahl der T-Zellen, der natürlichen Killerzellen, weit unter dem Normalwert liegt und wenn zusätzlich das Verhältnis zwischen Helfer- und Suppressorzellen zu Gunsten der Suppressorzellen verschoben ist. In diesem Fall sind zu wenige Helferzellen aktiv, die zusätzlich noch von zu vielen Suppressorzellen gestoppt werden.

Wie leistungsfähig das Immunsystem ist

Mit der Durchflusszytometrie kann man jedoch nicht nur Zustand und Funktionsfähigkeit der Lymphozyten testen, sondern auch Rückschlüsse auf Zahl und Aktivität der Makrophagen und bestimmter Granulozyten ziehen. Zusätzlich erhält man noch Informationen über die im Blut des Patienten zirkulierenden Immunkomplexe.

Durch diese Diagnosetechnik ergibt sich ein ziemlich klares Bild über den augenblicklichen Zustand und die momentane Funktionsfähigkeit des Immunsystems eines Menschen. Erfahrene Immundiagnostiker können anhand des hier gewonnenen Immunprofils verborgene Gesundheitsstörungen erkennen und ziemlich genau deuten.

Das Immunsystem arbeitet so raffiniert, dass es tatsächlich Schutz vor Erkrankungen aller Art bieten könnte. Da es jedoch nicht immer perfekt funktioniert, ist die Menschheit bis heute nicht vor Krankheiten gefeit.

Nachweis über Entwicklung und Wirkung

Wird die Durchflusszytometrie in regelmäßigen Abständen vorgenommen, dann lassen sich die Krankheitsentwicklung und zugleich die Reaktion auf die medizinischen Maßnahmen zur Behandlung der Krankheit präzise darstellen und erkennen. Damit steht dem Mediziner eine immens wichtige Kontrolle zur Verfügung, die ihm bei der weiteren Behandlung des Patienten behilflich ist.

Ziel ist das harmonische Gleichgewicht

Es ist heute mit der Immundiagnostik möglich – wenn es sein muss, tagtäglich –, die Kraft des menschlichen Abwehrsystems zu kontrollieren. Mittels dieser Techniken findet man die Stärken und Schwächen des Immunsystems. Zusätzlich kann man nachweisen, ob Maßnahmen zur Stärkung des Immunsystems wirklich etwas gebracht haben. Ziel jeder Behandlung sollte auch hier das harmonische Gleichgewicht sein.

Hilfe zur Selbsthilfe des Körpers

Mit der Durchflusszytometrie und anderen immundiagnostischen Techniken eröffnet sich die ständige Wirkungskontrolle aller immunstärkenden Maßnahmen. Immunstärkende Maßnahmen kämpfen nicht direkt gegen den Krebs, sondern sie stärken das menschliche Abwehrsystem, um aus dem Kampf gegen den Krebs siegreich hervorzugehen. Es ist Hilfe zur Selbsthilfe des Körpers. Diese Modulation des Immunsystems, um dadurch indirekt gegen den Krebs und alle anderen Erkrankungen vorzugehen, ist die Immuntherapie.

Durch eine Stärkung Ihres Immunsystems mit gesunder Ernährung schaffen Sie sich selbst auf ganz natürliche Weise einen bedeutenden Schutz vor jeglicher Erkrankung – auch vor Krebs.

Das Wichtigste über die Immundiagnostik

Wesentliche Immunparameter zur Bewertung der körpereigenen Abwehrkraft:

- B-Lymphozyten
- Granulozyten (Fresszellen)
- Helferzellen
- Komplementfaktoren
- Makrophagen (Fresszellen)
- Natürliche Killerzellen
- Ratio-Helfer
- Suppressorzellen
- T-Lymphozyten
- Zirkulierende Immunkomplexe

Die entscheidende Leistung der Immundiagnose ist es, das gestörte Gleichgewicht zwischen diesen Elementen des Immunsystems frühzeitig aufzuspüren. Die Abweichungen von den Normalwerten geben dem Arzt bereits wichtige Informationen über mögliche Krebserkrankungen.

Die Immuntherapie

Der alte Wunsch der Menschheit, Mittel und Wege zu finden, um unseren Körper vor möglichst allen Krankheiten zu schützen, blieb bisher unerfüllt. Allerdings stellte die Entdeckung des Immunsystems einen Meilenstein auf diesem Weg dar, ist doch dieses Abwehrsystem für den Selbstschutz unseres Körpers verantwortlich. Das Immunsystem könnte theoretisch absolute Gesundheit bis zum letzten Lebenstag garantieren, wenn es sich in jedem Augenblick im Idealzustand befände. Zahl, Verteilung und Aktivität aller Zellen und Moleküle müssten optimal auf äußere und innere Feinde reagieren.

Ein perfektes Immunsystem wäre der ideale Schutz vor allen Krankheiten. Mit Hilfe sogenannter Immunmodulatoren ist es inzwischen möglich, die Abwehrkräfte entscheidend zu stärken.

Immunmodulatoren

Das Immunsystem reagiert ständig auf zahlreiche Einflüsse von außen: Die Körperabwehr reagiert als kybernetisches System flexibel, sie vermehrt Zellen und reguliert die aus dem Gleichgewicht geratenen Kräfte wieder auf ihren Normalwert.

Um bestimmte spezifische Reaktionen des Immunsystems hervorzurufen, benutzt man sogenannte Immunmodulatoren.

Die wichtigsten Methoden und Mittel der Immuntherapie sind:

- Impfung
- Monoklonale Antikörper
- Zytokine
- Enzyme
- Hyperthermie
- Hormontherapie

Impfungen

Kranke sind gesünder. So widersinnig sich dieser Satz auch anhören mag, es steckt doch etwas Wahres darin: Immer wieder begegnet man Menschen, die viele Krankheiten durchgemacht haben und dennoch ein hohes Alter erreichen. Vielleicht nicht »dennoch«, sondern »deswegen«.

Der menschliche Organismus ist lernfähig. Hat das Immunsystem einen Krankheitserreger einmal identifiziert, ist es in der Lage, beim nächsten Mal blitzschnell gegen ihn vorzugehen. Nach diesem Prinzip arbeitet seit Jahrhunderten die Impfung.

Krankheiten trainieren das Immunsystem

Wer hin und wieder erkrankt und diese Krankheit überwindet, der trainiert damit sein Immunsystem. Es wird zur Aktivität angeregt, bildet Gedächtniszellen, die sofort massenhaft Antikörper gegen den Krankheitserreger bei einem weiteren Auftreten dieses Feindes herstellen und ihn damit in Schach halten.

Wer so gut wie nie ernsthaft erkrankt, ist eher in Gefahr, bei einer plötzlichen Bedrohung durch feindliche Antigene ohne genügend aktivierte und darauf vorbereitete Abwehrkräfte den Feinden zunächst wehrlos ausgeliefert zu sein.

Die Kernidee der Impfung

Vor etwa 2000 Jahren kam man im Orient auf die Idee, einen Menschen ein wenig krank zu machen, um ihn dadurch vor bestimmten Krankheiten besser zu schützen.

* In China entnahm man Pockenkranken, die an einer milden Form von Pocken erkrankt waren, etwas vom Inhalt der Pockenpusteln. Diese Substanz rieb man in die Nasenschleimhaut von gesunden Menschen. Durch diese Behandlung blieben die meisten Menschen tatsächlich lebenslang von den Pocken verschont.
* In der Türkei des Mittelalters strich man zerriebene Pockenborken in die angeritzte Oberarmhaut gesunder Menschen.

✱ Diese türkische Behandlungsmethode brachten der schottische Arzt Maitland und Lady Mary Wortley Montagu Mitte des 18. Jahrhunderts nach England mit. Die englischen Ärzte waren begeistert, konnten doch die meisten Menschen vor Pocken geschützt werden.

Ein Landarzt hat eine geniale Idee

Im 18. Jahrhundert gewann der englische Arzt Edward Jenner bahnbrechende Erkenntnisse mit Hilfe der Kuhpocken – und erfand durch die Übertragung der tierischen Krankheitserreger auf den Menschen die Impfung. Sie stellt bis heute einen wirksamen Schutz vor Krankheiten dar.

Der Arzt Edward Jenner war von dieser frühen Methode der Impfung fasziniert. Als Landarzt behandelte er täglich die Farmer der Umgebung und kümmerte sich bisweilen auch um deren Vieh. Manche Kühe litten an Kuhpocken – in der medizinischen Fachsprache Vaccinia genannt (italienisch »vacca«, Kuh). Jenner überlegte, ob eine Übertragung von Pockenmaterial der Kuh auf den Menschen vielleicht ungefährlicher sein könnte als die Übertragung von Pockenmaterial des Menschen.

Im Jahr 1798 wurde in England ein Bericht veröffentlicht, dass es Edward Jenner gelungen sei, durch das Einbringen von Pustelninhalt einer an Vaccinia erkrankten Kuh in die Haut eines Gesunden diesen Menschen gegen Pocken zu immunisieren. Man nannte die Methode daraufhin Vakzination, was wörtlich verstanden »Verkuhung« bedeutet. Die Impfung war damit erfunden.

Die Schutzimpfungen von Louis Pasteur

Jenners erfolgreiche Idee war der Beginn der Vakzination. Besonders Louis Pasteur ist es zu danken, dass nach dem Prinzip von Jenner nicht nur Impfmethoden zum Schutz vor Pocken und anderen Viruserkrankungen entwickelt wurden, sondern auch gegen zahlreiche bakterielle Krankheitserreger. Pasteur gab diesem Prinzip der schützenden Impfung keinen eigenen Namen, sondern blieb bei dem jennerschen Begriff der Vakzination.

Der Siegeszug der Impfungen

Damals hatte man eine nur ungefähre Ahnung, warum das Prinzip der Impfung mit abgeschwächten, veränderten oder abgetöteten Krankheitserregern so gut funktionierte. Bis heute ist es gelungen, die meisten Infektionskrankheiten weltweit mit Impfungen in den Griff zu bekommen. 1977 erklärte die Weltgesundheitsbehörde der UN (WHO = World Health Organization) die Pocken weltweit als ausgerottet. Das war allerdings etwas zu optimistisch.

Bereit sein ist alles: Hat das Immunsystem an einem Krankheitserreger seine Vorgehensweise einmal trainiert, so ist es in der Lage, bei einem erneuten Eindringen rasch zu reagieren und den Feind auszuschalten.

Gezielte Schutzimpfungen

Heute ist präzise erforscht, wie und warum Impfungen funktionieren: Kommt das menschliche Immunsystem mit abgeschwächten, veränderten oder abgetöteten Partikeln von Krankheitserregern – seien es Viren, Bakterien, Bazillen, Pilze, Gifte oder andere Feinde – in Kontakt, dann reagiert es wie auf eine tatsächliche Bedrohung. Die Körperabwehr erkennt ja die Feinde nicht direkt, sondern immer nur mittels der Anwesenheit fremdartiger Zelloberflächenstrukturen, der Antigene.

Das Immunsystem antwortet erwartungsgemäß, wird aktiv, zieht alle Register zur Bekämpfung der entdeckten Antigene und bildet zugleich Gedächtniszellen, die bei einem erneuten Angriff diesen Angreifer vernichten können.

Durch die Impfung verfügte man in der Medizin nun plötzlich über die Möglichkeit, das Immunsystem vorsorglich auf fast jede Bedrohung vorzubereiten. Die Forschung stürzte sich auf diese Möglichkeit. Man erforschte, dass sich das durch die Schutzimpfung aktivierte Immunsystem nicht allein gegen den spezifischen Erreger richtet, sondern vielfach auch einen unspezifischen Schutz bietet. Eine generelle Verbesserung der körperlichen Abwehrkraft war nun möglich – die Paraimmunisierung.

Impfungen in der Immuntherapie

Diesen positiven Schutzeffekt vor anderen Erkrankungen als denjenigen, denen ein Mensch entweder durch Impfung oder durch Infektion ausgesetzt wurde, suchte man in der Immuntherapie immer gezielter zu nutzen. Es gelang, durch bestimmte Erreger einzelne Reaktionen des Immunsystems auszulösen: Man konnte je nach Wunsch die Gesamtzahl der T-Lymphozyten erhöhen oder das Verhältnis zwischen Helferzellen und Suppressorzellen regulieren oder Makrophagen und Killerzellen anregen.

Ein Sieg über den Krebs durch die gezielte Modulation des Immunsystems schien in Reichweite gerückt zu sein. Man setzte auf die Kraft sogenannter Biological Response Modifiers (BRM). Diese Methoden steigern die Abwehr- und Zerstörungskraft gegen Krebs.

Eine Impfung gegen Krebs ist bis auf den heutigen Tag nicht möglich. Doch durch die Zufuhr bestimmter Erreger gelang es bereits im 19. Jahrhundert, den Krankheitsverlauf bei Krebs positiv zu beeinflussen.

Die Erfolge von William Cooley

Bereits Ende des 19. Jahrhunderts experimentierte der US-amerikanische Arzt William Cooley mit BRM. Er entdeckte, dass sich bei Krebspatienten mit bakteriellen Infektionen bisweilen der Tumor deutlich zurückbildete; auch traten Metastasen seltener auf. Daraufhin impfte Cooley seine Krebspatienten mit abgeschwächten Bakterien. Cooleys Erfolge wurden von der Ärzteschaft jahrelang nicht zur Kenntnis genommen; jeder Misserfolg Cooleys wurde dagegen als Beweis seiner Scharlatanerie hart verurteilt.

Erst Cooleys Tochter, die am Sloan-Kettering-Krebsinstitut in New York arbeitete, konnte ihrem angefeindeten Vater posthum Gerechtigkeit widerfahren lassen: In einer Dokumentation von über 800 Krankheitsgeschichten konnte sie die Wirksamkeit der Cooley-Toxine-Methode bei Krebs belegen. Hierbei fand sie auch eine Erklärung für die positiven Wirkungen der Impfung mit Bakterien.

Zwiespältige Ergebnisse mit BCG-Impfungen

Mitte der sechziger Jahre wurde vom Sloan-Kettering-Krebsinstitut bestätigt, dass man mit bakteriellen Impfungen dem Krebs wirksam begegnen kann: Nach Impfung mit Mikroorganismen und mikrobiellen Produkten bildeten sich tatsächlich manche Tumoren bei Mäusen zurück, zum Teil verschwanden sie sogar völlig und für immer. Es konnte eine völlige Krebsheilung erzielt werden.

Als besonders effektiv erwies sich der Tuberkuloseimpfstoff BCG (Bacillus Calmette-Guérin). Die positiven Ergebnisse ermutigten einige Onkologen zu Beginn der siebziger Jahre, BCG-Impfungen bei der Behandlung von Krebspatienten einzusetzen. Erfreuliche Erfolge wurden gemeldet, jedoch auch völlige Misserfolge oder sogar Verschlechterungen des Zustandes.

Der jahrtausendelange Kampf der Medizin gegen den Krebs ist von zahlreichen Rückschlägen gekennzeichnet. Auch der Einsatz von BCG-Impfungen lieferte nicht die erhoffte Waffe gegen diese tückische Krankheit. Dennoch kann der Einsatz bestimmter Impfstoffe in der Krebstherapie von Nutzen sein. In Verbindung mit zusätzlichen Behandlungsmethoden beeinflusst die BCG-Impfung das Immunsystem positiv.

Schwierige Forschungslage

Leider war es unmöglich, sämtliche Berichte aller Kliniken weltweit zu vergleichen, um gesicherte Ergebnisse zu gewinnen, denn die Ansätze der klinischen Studien unterschieden sich zu stark: Mal wurde allein BCG verabreicht, mal in Verbindung mit Chemotherapie oder anderen Therapiemaßnahmen. Art, Stärke und Häufigkeit der Impfinjektionen unterschieden sich auch noch. Weder war der Krankheitszustand der Krebspatienten einheitlich noch deren Alter und zahlreiche andere Parameter. Wirklich relevante Aussagen über den Wert dieser Methode stehen noch aus.

Man schätzt die Wirkung von BCG als Immunmodulator heute etwas nüchterner als zu Beginn ein. Es wäre jedoch verfehlt, völlig auf BCG zu verzichten. Bei bestimmten Krebsformen und manchen Patienten können eine zusätzliche Immunmodulation und Krebszellmodulation mit BCG-Impfungen durchaus sinnvoll und unverzichtbar sein.

Ein japanisches Präparat gibt neue Hoffnung

Beeindruckende Ergebnisse lieferte ein japanischer Forscher bei der Anwendung eines bakteriellen Präparats. Bis heute konnte sich diese Art der Behandlung in den meisten europäischen Kliniken jedoch leider nicht durchsetzen.

Das bakterielle Impfpräparat des japanischen Immunologen Okamoto hat sich bis jetzt am besten bewährt. Die Bakterien zählen zu den Streptokokken (Streptococcus pyogenes), die Infektionen der oberen Atemwege hervorrufen und zu Halsentzündung, Mittelohrentzündung oder Scharlach führen. Okamoto veränderte die Bakterien so, dass sie ihre Infektionskraft weitgehend verloren und nun als immunmodulierendes Impfpräparat genutzt werden können. Das von Okamoto mit OK-432 bezeichnete Präparat ist unter dem Namen Picipanil im Handel.

Zunächst blieb die Anwendung von Picipanil auf japanische Kliniken beschränkt, wobei besonders Magenkrebspatienten diese immunstimulierende Impfung erhielten. In Europa wurde Picipanil erst 1976 getestet und auf seine Fähigkeit zur Immunmodulation hin untersucht. Die aufwendigsten Tests wurden unter Leitung von Professor Micksche am Institut für Angewandte und Experimentelle Onkologie der Universität Wien durchgeführt. Es konnte nachgewiesen werden, dass durch intravenöse oder subkutane (unter die Haut) Injektionen des Impfpräparats die Aktivität der natürlichen Killerzellen signifikant gesteigert und die zelltötende Kraft der Lymphozyten erhöht wurde. Zusätzlich wurde die überschießende Bildung von hemmenden Suppressorzellen gebremst. Auch wurde die Bildung von Botenstoffen (Zytokinen) einschließlich des von Makrophagen hergestellten Tumor-Nekrose-Faktors TNF gefördert.

In Japan gehört der Einsatz von Picipanil mittlerweile bei vielen Krebsformen zum Standard. In der europäischen Medizin wird diese Methode der Abwehranregung erst in wenigen Kliniken und Praxen genutzt, meist bei Patienten mit fortgeschrittenem Krebs, wenn alle anderen Methoden nicht den erhofften Erfolg zeigen.

Erfolgreiche Impfungen gegen den Hospitalkeim

Manche Onkologen zögern, mittels abgetöteter Bakterien, Viren und Krankheitskeime das Alarm- und Informationssystem der körpereigenen Abwehr auszulösen und in das Gleichgewicht der Abwehrkräfte verändernd einzugreifen. Andererseits ist erwiesen, dass eine Impfung mit solchen Aktivatoren unter Beachtung aller Vorsichtsmaßnahmen durchaus hilfreich sein kann.

Durch den gezielten Einsatz bakterieller Impfstoffe wäre es möglich, die Patienten vor dem gefährlichen Erregergemisch des Krankenhauses zu schützen.

Zu den in der Praxis bewährten Medikamenten zählt beispielsweise das Ribomunyl. Es wird aus den immunologisch wirksamen Teilen der Antigene eines Erregers von Atemwegsinfekten hergestellt. Mit Anningzochin steht den Therapeuten ein weiteres Mittel zur Verfügung, das nicht nur Antigenfraktionen eines Erregers (Mykobakterium) enthält, sondern den gesamten, allerdings inaktiven, sterilisierten Erreger. Er richtet sich gegen alle im Körper auftauchenden Problemkeime. Um beispielsweise den in fast jedem Krankenhaus vorhandenen Hospitalkeim zu beherrschen – ein Kunststück, das jährlich Zehntausende von Patienten vor Krankheit und Tod bewahren würde –, sollte man den Patienten rechtzeitig eine geringe Menge des Keims zuführen und dann Anningzochin injizieren.

Schutzimpfung gegen Darmkrebs

Die Impfung mit Colibiogen, einem biotechnologisch gewonnenen Extrakt aus Kolibakterien (Escherichia coli), setzte man zunächst hauptsächlich bei Darmstörungen ein, die gegen andere Behandlungen resistent waren. Kolibakterien erfüllen im menschlichen Darm – in der richtigen Menge und im richtigen Zustand – eine wichtige Aufgabe. Andererseits können sie auch Ursache schwerer Darmstörungen bis hin zur Zellentartung sein. Eine Impfung mit Colibiogen ist beispielsweise bei Morbus Crohn angezeigt.

Bakterien stellen für den menschlichen Organismus nicht immer eine Bedrohung dar, sondern können unter Umständen auch die Gesundheit schützen. So erfüllen z. B. die Kolibakterien im Darm wichtige Aufgaben.

Aber auch als begleitende Maßnahme in Verbindung mit einer chemotherapeutischen Behandlung bei Darm- und Mastdarmkrebs und als verstärkender Schutz gegen metastasierenden Brustkrebs scheint die Colibiogenimpfung einen hohen Wert zu besitzen.

Eingriffe ins menschliche Immunsystem sind eine mächtige Waffe gegen Erkrankungen aller Art. Doch diese Therapie ist sehr riskant und kann unter Umständen mehr schaden als helfen.

Risiken und Chancen der Immunmodulation

Die Vorsicht, mit der viele Ärzte generell einer Impfung mit Krankheitserregern zur Stimulierung des Immunsystems gegenüberstehen, ist durchaus verständlich. Vor der Impfung stehen eine ganze Reihe wichtiger Entscheidungen für den behandelnden Arzt an.

* Setzt man völlig abgetötete Viren, Bakterien, Bazillen, Pilzgifte oder andere Erreger ein?
* Setzt man abgeschwächte Erreger ein?
* Wählt man nur bestimmte Partikeln dieser Erreger?
* Wie viel Impfstoff verwendet man?
* Wie oft und auf welche Weise führt man den Impfstoff dem Organismus des Patienten zu?
* Bei welchen Patienten wendet man diese Impfung an?
* In welchem Zustand befindet sich das Immunsystem?

Eine Modulation des Immunsystems birgt immer die Gefahr, Abwehrwaffen anzukurbeln, deren Aktivität gerade in dieser Situation nicht benötigt wird. Das kann eine unerwünschte Verschiebung des immunologischen Gleichgewichtes zur Folge haben.

Dennoch ist die unspezifische Immunstimulation mit Hilfe zahlreicher Modulatoren oder BRM (Biological Response Modifiers) eine außerordentlich viel versprechende Methode zur Bekämpfung fast aller Krebsleiden. Zwar ist diese Methode noch nicht ausreichend getestet, aber niemand kann es sich mehr leisten, tatenlos abzuwarten.

Heilungschancen durch Impfungen

Die medizinische Forschung arbeitet zurzeit nicht nur an der Möglichkeit, mittels Immunmodulatoren das gesamte Immunsystem zu beeinflussen, sondern man versucht auch, Einzelkomponenten des Immunsystems zu aktivieren und zu regulieren. Ziel der Forschung an Immunmodulatoren ist ein jahrelanger Traum der Mediziner und Patienten – die Schutzimpfung gegen Krebs.

Eine echte Schutzimpfung gegen alle Krebsformen wird es wohl nie geben. Im Bereich des Möglichen liegt jedoch eine Impfung, welche die Immunogenität spezifischer Krebszellen erhöht. Immunogenität bezeichnet den Grad des ausgelösten Reizes, auf den das Immunsystem anspricht.

Jede Behandlungsmethode, die am Immunsystem ansetzt, bedeutet einen weiteren Fortschritt in der Krebstherapie.

Geringe Immunogenität der Krebszellen …

Krebszellen besitzen die unangenehme Eigenschaft, dass sie nicht so auffällig fremdartig sind wie beispielsweise von außen in den Organismus eingedrungene Viren oder Bakterien – schließlich wurden die Krebszellen ja vom Körper selbst gebildet.

… täuscht das Immunsystem

Bei Feinden mit Antigenen, die sich in den Zelloberflächenstrukturen stark von den körpereigenen Zellen unterscheiden, sind die Makrophagen, Helferzellen und andere Abwehrzellen sofort alarmiert. Die Immunzellen haben keinerlei Zweifel über deren Gefährlichkeit und werden sofort aktiv. Die Antigene vieler Krebszellen können jedoch so unauffällig sein, dass die Immunzellen keinen Verdacht schöpfen und folglich keinen Alarm auslösen: Die Krebszellen besitzen nur eine geringe Immunogenität.

Aktiv-spezifische Immuntherapie

Die Antikörper scharfmachen: Seit einiger Zeit bemüht sich die Wissenschaft darum, die körpereigene Abwehr anzukurbeln, indem künstlich Krebszellenalarm im Organismus ausgelöst wird.

Die Immunologie – ein junger Zweig der medizinischen Wissenschaft – hat sich in den vergangenen Jahrzehnten intensiv mit der Frage auseinander gesetzt, durch welche Veränderung die Immunogenität der Krebszellen erhöht werden kann. Damit können die Immunzellen auf sie aufmerksam und verstärkt gegen sie tätig werden.

Auf dem Gebiet der aktiv-spezifischen Immuntherapie mit Impfstoffen wird weltweit gearbeitet, nicht zuletzt in der Abteilung für Zelluläre Immunologie am Deutschen Krebsforschungszentrum Heidelberg unter der Leitung von Professor Dr. Volker Schirrmacher.

Konzept der spezifischen Immuntherapie

Professor Schirrmacher folgte dem Konzept der spezifischen Immuntherapie: Das Immunsystem ist am besten und erfolgreichsten, Krebszellen in Form der Tumoren zu erkennen und anzugreifen, also die größeren Zusammenballungen von Krebszellen.

Nun ist der Tumor selten der lebensentscheidende Faktor; die weitaus größere Gefahr geht von den Metastasen aus. Dabei handelt es sich um Absiedelungen einzelner Krebszellen, die sich im gesamten Organismus verstreuen und operativ nicht mehr entfernt werden können. Solche einzelnen Krebszellen setzen sich als »Metastasennester« im Knochenmark, in Organen und im Gewebe fest. Sie weisen eine niedrige Immunogenität auf.

Könnte man dem Immunsystem auf eine neue Weise helfen, die Metastasen besser zu erkennen, dann wäre die Medizin einen bedeutenden Schritt in der Krebsbekämpfung vorangekommen. Dem Ziel eines künstlichen Krebszellenalarms haben sich bereits viele Wissenschaftler gewidmet.

Viruserkrankungen weisen einen neuen Weg

Nun wurde mehrfach beobachtet, dass bei manchen Krebspatienten der Tumor durch Virusinfektionen oder Impfungen mit Viren zerstört wurde. Bei Krebspatienten, die z. B. an Mumps oder Masern erkrankten, bildete sich bisweilen der Tumor zurück oder verschwand sogar völlig. Es gab Leukämiepatienten, deren Zustand sich deutlich besserte, als sie zugleich vom Hepatitis-B-Virus infiziert wurden.

Glück im Unglück – manche Krebspatienten genesen völlig, wenn sie zusätzlich an einer Krankheit wie Masern oder Mumps erkranken. Diese Erscheinung stellte die Medizin vor eine Reihe von ungelösten Rätseln.

Zunächst hielt man dies für Zufall. Aber die Berichte über positive Entwicklungen von vireninfizierten Krebspatienten häuften sich derart, dass ein bloßer Zufall ausgeschlossen werden musste. Die Vermutung drängt sich auf, dass sich die Viren oder Virenpartikeln an die Krebszellen anlagern. Wenn sich nun das Immunsystem auf die immunogenen Fremdlinge stürzt und sie zerstört, dann werden auch automatisch die Krebszellen aufgelöst, an die sich die Fremdlinge klammerten.

Daraufhin infizierte man Krebspatienten mit einer seltenen Virenart, dem bei afrikanischen Kindern auftretenden West-Nil-Virus. Dieser Versuch scheiterte: Die West-Nil-Viren hefteten sich zwar an die Krebszellen an, aber sie lagerten sich auch an gesunde Zellen des Zentralnervensystems an und lösten eine Nervenerkrankung aus. Daraufhin versuchte man es mit einer Impfung mit Krebszelltrümmern, die nur noch Reste des Virus enthielten. Auch wechselte man die Virusart. Doch immer neue Schwierigkeiten stellten sich in den Weg.

Versuche mit inaktivierten Krebszellen

Im Verlauf von mehreren Jahren wurden die verschiedensten Wege geprüft, um durch Impfung die Immunogenität der Krebszellen zu erhöhen. Man konzentrierte sich darauf, Tumorzellen von Krebspatienten zu gewinnen – etwa aus dem operativ entfernten Tumor oder aus der Flüssigkeit in der Bauchhöhle (Aszites) des Patienten. Man versuchte diese Tumorzellen nach Lagerung in flüssigem Sauerstoff durch Bestrahlung zu inaktivieren. Dadurch standen für diesen Patienten ungefährliche Krebszellen zur Verfügung, die jedoch noch ihre typischen Antigene auf der Zelloberfläche trugen.

Die inaktivierten Tumorzellen wurden mit einem Aktivator gekoppelt, einer Substanz, die vom Immunsystem sofort als fremd erkannt und angegriffen wird. Das kann ein Impfstoff sein wie der bereits erwähnte BCG-Tuberkulose-Impfstoff oder ein für den Menschen eher harmloses Virus wie das Newcastle-Disease-Virus. Dieses Virus löst beim Geflügel die atypische Hühnerpest aus, beim Menschen entsteht jedoch höchstens eine Bindehautentzündung.

Die sogenannten Newcastle-Disease-Viren verursachen beim Menschen zwar Bindehautentzündung, sie aktivieren jedoch auch das Abwehrsystem. Sind die Viren an Krebszellen gekoppelt, werden diese als feindlich erkannt und sofort bekämpft.

Der aus inaktivierten spezifischen Krebszellen und dem angekoppelten Verstärker der Immunogenität bestehende Impfstoff wird in die Haut des Patienten injiziert, wo sich im Lauf weniger Tage eine entzündliche Reaktion zeigt. Nicht bei allen Patienten reagiert das Immunsystem positiv auf den gesetzten Reiz. Die Immunologen suchen noch nach einer sicheren Methode, mittels deren jeder Patient bei jeder Krebsform und jedem Krankheitszustand auf eine solche Art der Impfung anspricht.

Impfung verlängert die Überlebenszeit

Bei der Rötung rings um das Gebiet der Impfinjektion handelt es sich um die Folgen einer deutlichen Immunaktivierung. Besonders die Helferzellen sind hier aktiv, Informationen von den fremden Krebszellen aufzunehmen und die erforderlichen Schritte bis zur Bildung spezifischer Antikörper und zur Auslösung zelltötender Vorgänge einzuleiten. So kommt es häufig zu einer Verringerung der bremsenden Suppressorzellen.

Im gesamten Blut- und Lymphsystem kreisen nun aktive Wächter und Killer, die den Feind – die Antigene des spezifischen Krebses – exakt kennen und an verborgenen Plätzen, wo sich Krebszellen gern verstecken, danach suchen.

Es besteht die Hoffnung, dass mit dieser Methode in Zukunft eine wirksame Metastasenprophylaxe zur Verfügung steht. Klinische Studien in den USA, in Finnland und Deutschland zeigen, dass diese Impfmethode bei bestimmten Krebsformen nach der Operation die Überlebenszeit deutlich verlängern kann.

Die goldene Mitte: Verschiedene Medikamente sind heutzutage in der Lage, das Immunsystem positiv zu beeinflussen und ein Übergewicht sowohl an aktiven als auch an passiven Antikörpern zu vermeiden.

Ermutigende Testergebnisse

Aus Hühner- und Schafpockenviren hat man inzwischen einen Impfstoff gewonnen und zu einem Medikament (Conpind) verarbeitet, das in der Krebsbehandlung Anwendung finden könnte. Erste Erfahrungen belegen, dass dieses Medikament bei fast fehlenden Nebenwirkungen das Immunsystem des Krebspatienten zur Norm hin regelt. Überschießende Immunreaktionen werden gebremst und zu schwache Immunreaktionen angekurbelt. Ein im Gleichgewicht (Homöostase) befindliches Immunsystem wird dagegen nicht verändert.

Bei einer Testreihe mit 37 Krebspatienten bewirkten diese Impfungen durchwegs Verbesserungen des Zustandes. Bei Brustkrebspatientinnen kam es zu keiner Tumorneubildung oder Metastase, bei anderen Patienten verkleinerten sich zum Teil Tumoren. Das Allgemeinbefinden verbesserte sich generell. Bestätigen sich die Vorteile der Impfung mit solchen Viren, würde das eine wertvolle Bereicherung der begleitenden Maßnahmen in der Krebsbehandlung sein. Je sicherer eine solche Impfung vermeidet, das Immunsystem überschießend zu aktivieren oder zu hemmen, umso eher darf man diese mögliche Hilfe im geeigneten Fall mit Aussicht auf Erfolg in Anspruch nehmen.

Monoklonale Antikörper

Eine theoretische Möglichkeit ...

Heute ist es möglich, spezifische Antikörper, die exakt gegen ein feindliches Antigen auf einer Krebszelle gerichtet sind, massenhaft gentechnisch herzustellen. Das klingt eigentlich recht einfach: Dazu müssen nur die von einem körpereigenen Antikörper besetzten Krebszellen im Organismus des Krebskranken gefunden werden, dann können die Antikörper im Labor gentechnisch massenhaft dupliziert (geklont) werden. Schließlich werden diese Antikörper dem Patienten zugeführt. Die nun reichlich vorhandenen Antikörper räumen nun im gesamten Organismus mit dem bösartigen Feind auf. Der Krebs wäre besiegt.

Durch unnötige Quälereien in der Kosmetikforschung wurden Tierversuche schon vor Jahren für viele Menschen zum roten Tuch. In der Krebsforschung sind Studien an tierischen Organismen jedoch unverzichtbar.

... ist schwer zu realisieren

So hatten sich die Wissenschaftler den Sieg über den Krebs in etwa vorgestellt und erhofft. Sie begannen mit der Verwirklichung des Wunschtraumes und schwankten dabei zwischen Euphorie und Verzweiflung. Immer wieder zeigen sich neue Lösungen des Krebsproblems, die in der Theorie alles versprechen und in der Praxis wenig halten – oder sogar neue Probleme erzeugen.

Chancen durch Gentechnik

Die Forschungen begannen mit den großartigen Arbeiten von Georges Köhler und César Milstein. Diese Forscher fusionierten Milzzellen einer immunisierten Maus mit Myelomzellen einer Maus; die gentechnische Vereinigung glückte. Die Myelomzellen sterben nicht wie Plasmazellen nach etwa vier Tagen, sondern können als Krebszellen theoretisch unbegrenzt lange leben.

Mit der Vereinigung von Immunzellen aus der Mausmilz und den Myelomzellen einer Maus erhält man sogenannte Hybridome, die ganz nach Wunsch monoklonale Antikörper gegen jeweils eines der Antigene produzieren, gegen die man die erste Maus immunisiert hatte.

Damit steht ein großartiges Mittel zur Verfügung, um im Labor und in der Diagnostik erstaunliche Erkenntnisse sammeln zu können. Die Nutzung der mAk (monoklonalen Antikörper) auf diesem Gebiet macht weiterhin ständig Fortschritte und hat die Immundiagnostik revolutioniert.

Im Kampf gegen den Krebs ergeben sich mit jedem hoffnungsvollen Schritt wieder eine Reihe von neuen Schwierigkeiten. Besonders tückisch wird diese Krankheit durch den komplizierten Aufbau der Krebszellen.

Probleme beim Andocken der mAk

Es stellt sich nun die Frage, ob der Krebs beherrscht oder besiegt ist, indem Krebspatienten nun viele gegen die Krebsantigene gerichtete monoklonale Antikörper (mAk) zugeführt werden. Sicherlich nicht – oder etwas hoffnungsvoller: noch nicht.

Jeder mAk ist der geklonte Antikörper eines einzigen spezifischen Typs. Auf der Oberfläche einer Krebszelle befindet sich aber nicht nur ein Typ von Antigenen. Deshalb dockt ein gentechnisch produzierter mAk nur mit Glück an eines der vielen Antigene der Krebszelle an. Damit werden die körpereigenen Immunzellen nur schwach angelockt. Man hat es erneut mit einer zu geringen Immunogenität der Krebszelle zu tun, die zu einer unzureichenden Alarmierung der Abwehrkräfte führt. Die Krebszelle wird vielleicht gestört, aber nicht zerstört. Nach einer Weile können sich alle Krebszellen weiter teilen und bleiben mit ihren anderen Antigenen von dem Antikörper verschont. Die Krebszelle ist auch deshalb ein so furchtbarer Gegner, weil sie von Zellteilung zu Zellteilung die Struktur ihrer Antigene verändert. Nach einigen Zellteilungszyklen finden die mAk möglicherweise keinen passenden Partner mehr, an den sie andocken können.

Wenn der Körper die Helfer bekämpft

Der Einsatz von geklonten Antikörpern ist nach wie vor sehr problematisch. Die von Mäusen gewonnenen Zellen lösen im menschlichen Körper oft schwere Irritationen aus.

Monoklonale Antikörper (mAk) haben große Schwierigkeiten, in solide Krebstumoren einzudringen. Sie werden deshalb mehr zur Suche nach vereinzelten Krebszellen oder Metastasennestern eingesetzt. Auch wenn mAk Krebszellen gefunden und sich an das passende Antigen angeheftet haben, dann ist die Zerstörung der Krebszelle noch nicht gesichert. Oft gibt es Komplikationen mit dem zur Aktivierung der Immunreaktion erforderlichen Kofaktor.

Manchmal reagiert das Immunsystem auf die gentechnisch hergestellten Antikörper wie auf Feinde, bildet dann Autoantikörper gegen die mAk und legt sie lahm. Zwar sind die mAk weitgehend gereinigt, doch lässt sich ihre Herkunft aus Mäusezellen nicht ganz verleugnen. Auch enthalten mAk Fremdeiweiß, das im Ausnahmefall einen anaphylaktischen Schock auslösen kann.

Je weiter die Medizin fortschreitet, desto mehr Erkenntnisse werden auch über den Einsatz von geklonten Antikörpern gewonnen. Immer ausgefeiltere Techniken machen diese Behandlungsmethode zum neuen Hoffnungsträger.

Antikörper mit kleinen Giftpaketen

Erste Lösungsansätze dieser Probleme sind bereits gefunden.

* Immer mehr spezifische Antikörper können geklont und vermehrt und somit immer mehr Antigene abgedeckt werden. Zurzeit legt man beim Klonen einzelner Antikörperfragmente ein Archiv von Merkmalen an, mit dessen Hilfe jeder Antikörpertyp maßgeschneidert zusammengesetzt werden kann.
* Monoklonale Antikörper können mit verschiedenen Toxinen – pflanzlichen oder bakteriellen Giftstoffen – gekoppelt werden. Beim Andocken an ein Krebsantigen werden die Toxine aktiv und zerstören die Krebszelle.
* Die monoklonalen Antikörper können Chemotherapeutika gezielt an die Krebszelle transportieren. Die Antikörper werden mit Jod 131 oder Jod 125 gekoppelt, um so ganz gezielt die Krebszelle durch Strahlung zu vernichten.

Gute Ergebnisse bei Magen-Darm-Krebs

Die besten Ergebnisse erbrachte die Antikörpertherapie mit mAk bei Tumoren des Magen-Darm-Traktes: Etwa 90 Prozent aller Darmkrebszellen tragen auf ihrer Oberfläche ein Antigen mit der Bezeichnung 17-1A. Einer dieser 17-1A-Antikörper wurde mit Myelomzellen geklont und zur ständigen Vermehrung angeregt. Heute stehen die monoklonalen 17-1A-Antikörper in Form eines Präparates (Panorex) dem Arzt zur Verfügung.

Mit Panorex kann eine Tumor-Target-Therapie (Krebsgeschwulst-Ziel-Behandlung) durchgeführt werden. Gibt man einem Patienten mit Dickdarmkrebs im Stadium C nach der operativen Entfernung des Tumors intravenös 500 Milligramm mAk und wiederholt man die Behandlung im Abstand von jeweils einem Monat viermal mit einer Dosis von je 100 Milligramm, dann kann der Patient mit einer deutlich besseren Überlebenszeit rechnen. Es ergeben sich auch weitaus geringere Nebenwirkungen als bei der üblichen Chemotherapie.

Krebserkrankungen im Magen-Darm-Bereich bedeuten für die Patienten oft unglaubliche Qualen. Hier erbrachte der gezielte Einsatz von Antikörpern jedoch ermutigende Ergebnisse.

Wirkungsweise der Tumor-Target-Therapie

Die 17-1A-Antikörper suchen die nach der Operation im Organismus verbliebenen einzelnen Krebszellen, heften sich an sie und lösen damit – wenn der Reiz stark genug ist – die Aktivität der T-Zellen, der natürlichen Killerzellen und den Start der enzymatischen Komplementkaskade aus, an deren Ende das krebszelltötende Komplement steht.

Die Tumor-Target-Therapie mit diesem Präparat hat bei Darmkrebspatienten die Sterblichkeit um über 30 Prozent gesenkt und eine Lebensqualität geschenkt, die den meisten mit Chemotherapie versorgten Patienten nicht vergönnt ist. Die Behandlung gilt als Schutzmaßnahme zur Verhinderung von Metastasierung nach operativer Tumorentfernung.

Weil das Antigen 17-1A nicht nur bei Magen-Darm-Krebszellen Standard ist, sondern auch bei anderen Krebsarten häufig vorkommt, bestehen berechtigte Aussichten, dass das Präparat auch hier wirkungsvoll eingesetzt werden kann. Man zählt dazu Brustkrebs und Prostatakrebs.

Nicht zuletzt die guten Ergebnisse der Tumor-Target-Therapie geben Anlass für neue Hoffnung in der Krebstherapie. Diese Behandlungsmethode unterstützt die moderne Antikörpertherapie.

Die begleitende Tumor-Target-Therapie setzt sich auch bei der Behandlung von Leukämie immer mehr durch. Diese Therapie wird in Italien an der Universität Cesena unter Leitung von Professor Pietro Riva praktiziert. Hier wurden Antikörper an strahlendes Jod 131 gebunden und bei Patienten mit Hirntumor (Glioblastom) langsam per Katheter ins Hirn verbracht, wo zuvor der Hirntumor operativ entfernt wurde. Die Antikörper treffen hier auf die verbliebenen Krebszellen und vernichten sie. Die Erfolgsquote an der Universität Cesena liegt bei etwa 70 Prozent.

Die neue Therapieform verspricht viel Erfolg

All das sind ermutigende Anfänge einer neuen Therapieform, die sicherlich auch noch manche Rückschläge erleiden wird. Doch kann man zuversichtlich damit rechnen, dass die Tumor-Target-Therapie in absehbarer Zukunft eine der wichtigeren Waffen der Immuntherapie sein wird.

Vielleicht gewinnt man in Zukunft die monoklonalen Antikörper nicht mehr aus Mäusen, sondern mittels einer über den Patienten selbst gewonnenen polyklonalen toxinkonjugierten Antikörpertherapie. Je mehr vom Organismus des Patienten selbst stammende Antikörpertypen gezielt auf die vielen verschiedenen Antigene der Krebszelle angesetzt werden und je stärker die direkte zelltötende Kraft durch angekoppelte Gifte ist, umso sicherer und wirkungsvoller wird die Behandlung dann bei allen Krebsformen sein. Es versteht sich von selbst, dass die Antikörpertherapie durch die gezielte Modulation des Immunsystems auch gegen andere Krankheiten effektiv eingesetzt werden kann.

Zytokine

Der Nachrichtendienst im Organismus funktioniert: Ohne die Verständigung von Zelle zu Zelle über die augenblicklich bestehende Situation und über alles, was nun zu tun ist, was benötigt wird, was angekurbelt und was gebremst werden sollte, wäre der menschliche Organismus nur ein Schauplatz ungeordneter, chaotischer Zellaktivitäten. Jegliches organisierte Leben wäre unmöglich.

Der ständige Austausch von Informationen, die Aussendung bestimmter Befehle und zahlreicher Informationen geschehen im direkten Kontakt von Zelle zu Zelle durch die Adhäsionsmoleküle. Bis jetzt wurden schon über 800 verschiedene Typen der Adhäsionsmoleküle gefunden.

Der Organismus verfügt über zahlreiche Botenstoffe für den Informationsaustausch zwischen den Zellen: Für größere Entfernungen sind die Hormone zuständig, kleinere Distanzen bewältigen die Zytokine, die inzwischen auch künstlich hergestellt werden. Es ist jedoch noch ein weiter Weg bis zu dem Wunschziel der Forscher, Zytokine gegen alle Arten von Krankheitserregern und gegen Krebs einzusetzen.

Botenstoffe mit Information unterwegs

Um beim Informationsaustausch auch weite Strecken innerhalb des Organismus zu überwinden, werden Hormone auf die Reise geschickt. Über kürzere Distanzen senden Zellen jedoch sogenannte Botenstoffe aus. Das sind die Zytokine, die bei der körpereigenen Abwehr eine zentrale Rolle spielen. (»Zyto« bedeutet »Zelle«, »kine« weist auf Bewegung hin.) Zytokine bewegen andere Zellen dazu, die erforderlichen Reaktionen zu zeigen.

Die Erforschung der Zytokine

Die Wissenschaftler vermuteten die Existenz solcher Botenstoffe schon lange. Die britischen Forscher Isaacs und Lindemann vom National Institute for Medical Research in London entdeckten 1957 die sich bei der Virusinfektion einmischenden Botenstoffe. »Einmischen« heißt auf Englisch »interfering«. Deswegen benannte man diese aus Eiweiß (Aminosäuren) bestehenden Botenstoffe Interferone.

Von nun an wuchs das Wissen über neue Interferone und ihre breite Wirkungsvielfalt rasant. Es wurde schwer, bei all diesen neuen Entdeckungen den Überblick zu behalten und eine international gültige Benennung aller Zytokine zu finden.

Gruppen von Zytokinen

Spezielle Arten von Zytokinen konnten bereits in reiner Form gezüchtet werden. Dieser medizinische Erfolg gab vielen Forschern wieder neue Hoffnung, mit den Botenstoffen eine Waffe gegen Krebs zu finden.

Immunzellen sind an der Bildung, Aussendung und dem Empfang von Zytokinen in maßgeblicher Weise beteiligt. Zytokine werden in folgende Gruppen unterteilt:

* Interferone (INF)
* Interleukine (IL)
* Tumor-Nekrose-Faktor (TNF)
* Zellkoloniestimulierende Faktoren (CSF)

Mittlerweile sind fast ein Dutzend weitere Wachstums- und Regulationsfaktoren hinzugekommen.

Gezielte Zelleninformation

Die Wissenschaftler waren begeistert von den Zytokinen, denn theoretisch ergibt sich eine (fast) unbegrenzte Möglichkeit, alle gewünschten Reaktionen des Immunsystems auszulösen, diese zu verstärken und zu lenken.

Dazu muss jeweils das benötigte Zytokin gentechnisch in reiner Form hergestellt werden, von dem man exakt weiß, welche Information es an welche Zellen leitet. Dann kann man mit der gelenkten Immunstimulierung gezielt gegen Viren, Bakterien, Pilze, Gifte und auch gegen Krebszellen vorgehen.

Den Mikrobiologen ist mittlerweile das Kunststück gelungen, die bekanntesten Zytokine im Labor mit Bakterien zu verbinden, so dass es zu einer starken Vermehrung der Zytokine kommt. Dann werden die Bakterien abgetötet, und der einzelne Zytokintyp ist isoliert gewonnen.

Problematische Zellenvielfalt

Für einige Interferone, Interleukine, den Tumor-Nekrose-Faktor und andere Zytokine stehen heute in den meisten Ländern der Welt zugelassene Präparate zur Verfügung. Für den Arzt stellt sich dann jedoch das Problem, welche Zytokine auf welche Art und in welcher Dosis bei welcher Krankheit eingesetzt werden sollen. Denn die von unserem Immunsystem zum Teil in den Helferzellen, den Suppressorzellen, den B-Zellen, den Makrophagen, den Granulozyten, den natürlichen Killerzellen gebildeten Zytokine haben alle unterschiedliche Zielzellen, an die sie zur Informationsübertragung andocken. Sie wirken mal ganz allein, häufiger jedoch erst in Gemeinschaft mit anderen Zytokinen. Sie steigern die Aktivität einzelner Waffen des Immunsystems und unterdrücken gleichzeitig andere Waffen. Die Informationen oder Anweisungen zur Reaktion und Produktion bestimmter Zellen können nur eingebettet in das gesamte kommunikative Netzwerk und nur bei ganz spezifisch bestehenden Verhältnissen positive Wirkungen auslösen. Kommt es zur Aktivierung falscher Zytokine oder zur überschießenden Reaktion der erforderlichen Zytokine, dann kann die positive Wirkung der Zytokine umschlagen und erhebliche Gesundheitsschädigungen nach sich ziehen.

Der gezielte Einsatz, die genaue Dosierung und die richtige Kombination von Zytokinen sind ein weites Feld für die forschenden Ärzte. Zudem besitzt die Anwendung derartiger Präparate bis heute ein gehöriges Risiko.

Die Entdeckung von TNF …

Der medizinische Direktor des Sloan-Kettering-Instituts für Krebsforschung in New York , Professor Lloyd J. Old, und seine Kollegen untersuchten die Wirkung von gezähmten Toxinen aus dem Inneren von gramnegativen Bakterien (LPS) und dem von den französischen Bakteriologen Calmette und Guérin entwickelten Impfstoff gegen Tuberkulose, dem BCG. Beide Toxine besaßen eine Antitumorwirkung. Doch war das nicht den Toxinen zu verdanken, sondern den Makrophagen, die einen Botenstoff produzierten und abschickten, um gegen feindliche Antigene von LPS und BCG vorzugehen. Dieser Botenstoff dockte an passende Rezeptoren anderer Zellen an, nicht nur an Bakterien, sondern an alle Zellen, einschließlich der Krebszellen.

Der Hoffnungsschimmer am Horizont, den die Wissenschaftler durch das neu entdeckte TNF sahen, erwies sich als trügerisch. Dieses Zytokin geht zwar aggressiv gegen die feindlichen Krebszellen vor, doch es ergaben sich eine Reihe von Schwierigkeiten beim Einsatz dieser Behandlungsmethode. Unter Umständen werden sogar körpereigene Zellen angegriffen.

Trifft dieser Stoff auf eine Krebszelle und verfügt die Krebszelle über einen passenden Ankerplatz, dann wird ein Mechanismus ausgelöst, der die Krebszelle zersetzt (nekrotisiert). Deswegen nannte Professor Old den Stoff Tumor-Nekrose-Faktor, kurz TNF.

TNF ist eine neue Klasse der Zytokine, die von den Immunzellen hergestellt und losgeschickt werden – bepackt mit Informationen, Aufträgen und Reaktionsauslösern. TNF schlägt in der Umgebung der Immunzelle Alarm, kurbelt Abwehrmaßnahmen an und vermittelt Reize zum Wachstum und zur Vermehrung.

… bringt erst einmal mehr Probleme

Mit TNF war eine Zytokin gefunden, das nachweislich bei Krebszellen andockte und deren Zelltod verursachte. Wieder wurden Hoffnungen auf eine neue gentechnische Antikrebswaffe geweckt – und wieder erwies sich diese Theorie nur als leuchtender Regenbogen, der keine feste Brücke zum Ziel bot.

Je länger sich die Immunologen und Mikrobiologen am Sloan-Kettering-Institut mit dem viel versprechenden TNF beschäftigten, umso größer wurden die Probleme. Brauchbare Lösungen rückten in weite Ferne. Man fand heraus, dass TNF nicht nur von Makrophagen, sondern auch von natürlichen Killerzellen, T-Zellen, B-Zellen, sogar von Knochenmarkstammzellen gebildet werden kann. TNF wird hauptsächlich ausgeschüttet, um bei Entzündungen und Infektionen die Aktivierung und Koordination aller erforderlichen Gegenmaßnahmen des Immunsystems zu fördern.

Kooperation ist nötig

Bei Verletzungen und chronischen Erkrankungen ist das Immunsystem (speziell die zellfressenden Granulozyten und die T-Zellen) auf die koordinierenden Informationen durch den TNF angewiesen. Die koordinative Aufgabe kann TNF allein nicht lösen, sondern er benötigt die Unterstützung anderer Zytokine, etwa von Interleukin-1 und dem zellstimulierenden Faktor CSF.

Das Zytokin TNF agiert im menschlichen Organismus mit Hilfe anderer Stoffe. Gemeinsam unterstützen sie das Immunsystem und wirken bei allen Arten von Entzündungen und Infektionen.

Gefahren durch TNF

Es klingt verlockend, durch gentechnisch hergestellten TNF im Blut eines Krebskranken die Krebszellen zu töten und zu zersetzen.

Erste Versuche haben jedoch ergeben, dass der Tumor-Nekrose-Faktor zwar eine wirksame, aber auch eine gefährliche Waffe sein kann.

- Da TNF nicht nur an Krebszellen, sondern an fast allen Zellen des Organismus andockt, kann überall eine Reaktion ausgelöst werden.
- TNF überbringt Informationen, die bei gesunden Zellen möglicherweise völlig falsch verstanden werden und ein Chaos hervorrufen.
- Massenhaft im Organismus anwesender TNF kann chronische Entzündungen fördern.
- Das durch TNF überschießend aktivierte Immunsystem kann gegen körpereigenes Gewebe tätig werden und dadurch eine Reihe von zum Teil starken Folgen, wie beispielsweise rheumatische Leiden, verursachen.
- Ein zu hoher Anstieg von TNF beim Krebskranken kann den Patienten entkräften und eine außerordentliche Abmagerung (Kachexie) bewirken. Kachexie kann im Extremfall zum Tod des Patienten führen.

Labiles homöostatisches Gleichgewicht

Um eine überhöhte Bildung von aktivierenden Zytokinen zu unterbinden, verfügt das Immunsystem über kontrollierende Zytokine, die bremsen und hemmen. Diese ausgleichende Kraft muss in jedem gesunden organischen System vorhanden sein. Kein anregender Faktor darf ohne Kontrolle tätig werden. Es muss immer gewährleistet sein, dass ein hemmender Faktor die Aktivierung in Grenzen hält, nach erledigter Aufgabe stoppt und das homöostatische Gleichgewicht als Grundlage der Gesundheit wiederherstellt.

Bei der Anwendung von TNF zur Behandlung von Krebskranken muss die Dosierung sehr genau beachtet werden. Auch sollte TNF möglichst nicht allein eingesetzt werden, sondern zusammen mit anderen Zytokinen, die TNF in der tumorzerstörenden Wirkung unterstützen.

Besonders wichtig ist es, das homöostatische Gleichgewicht des Immunsystems bei einem therapeutischen Eingriff nicht zu stören. Dieses Risiko macht auch den Einsatz gentechnisch hergestellter Zytokine problematisch.

Durch eine Kombination von TNF und Interferon wurden innerhalb einer Woche 95 Prozent aller Brustkrebszellen vernichtet. Eine ähnliche Kombination verringerte die Zellen eines Melanoms, des gefährlichsten Hautkrebses. Interferon allein wird immer häufiger bei Leukämie, aber auch bei schubartig verlaufender multipler Sklerose oder bei Hepatitis C mit gutem Erfolg angewendet.

Eine neue Hoffnung mit Interleukin-2

Eine neue Hoffnung, Zytokine in der Krebsbehandlung wirkungsvoll einsetzen zu können, wecken einige Medikamente mit Interleukin-2 (IL-2). Dieses Protein wurde als T-Zell-Wachstumsfaktor bezeichnet. T-Zellen stellen selbst IL-2 her, wenn sie durch Fremdreize aktiviert wurden. Die IL-2-Zufuhr von außen erhöht das Angebot dieses zur Regulation der Immunmechanismen dringend erforderlichen Proteins. Eine Monotherapie mit IL-2 führte bei einer Behandlung von 27 Krebspatienten zur Verdoppelung der Überlebenszeit.

Bei einem anderen Versuch kam es bei vier von 13 Krebspatienten zu einer teilweisen Rückbildung des Tumors. Eine kombinierte Zytokintherapie mit IL-2 und einem Interferon brachte ebenfalls relativ gute Ergebnisse. Sie übertrafen bisweilen die Ergebnisse bei einer mit Chemotherapeutika (Tamoxifen) behandelten vergleichbaren Patientengruppe.

Die Antitumorwirkung von IL-2 wurde am besten bei dem Interleukin-2-Medikament (Proleukin) dokumentiert. Proleukin wird in sehr niedriger Dosierung injiziert oder inhaliert und kann bei manchen Tumorarten deutliche Rückbildungen bis hin zur Auflösung des Tumors bewirken.

Gute Resultate erhofft man sich auch von maßgeschneiderten Kombinationen verschiedener Zytokine, die mit geringsten Dosen zelltötender Chemotherapeutika verbunden werden. In der geringen Dosis wirken diese nicht schädigend auf den Gesamtorganismus, sondern beschränken ihre zelltötende Wirkung auf die mit den Zytokinen erreichten gestörten Zellen.

Bahnbrechende Erfolge erzielte die Anwendung von Medikamenten mit dem Wirkstoff IL-2. Die Leidenszeit vieler Patienten konnte durch den Einsatz derartiger Mittel verkürzt werden.

Nebenwirkungen sind nicht zu vermeiden

Es ist stets ein Balanceakt, um das harmonische Gleichgewicht aktivierender und hemmender Kräfte zu erhalten und zugleich gezielt Krebszellen zu treffen und zu zerstören. Ganz frei von Nebenwirkungen ist auch die Proleukinbehandlung nicht. In der Regel kommt es zu grippeähnlichen Beschwerden, zu Knochenschmerzen und zu schüttelfrostartig auftretendem Fieber. Die Nebenwirkungen werden medikamentös behandelt und können meist recht gut beherrscht werden.

Für Krebspatienten, bei denen andere Behandlungsversuche zu versagen drohen, kann die kombinierte Zytokintherapie durchaus empfehlenswert sein. Sie hat in zahlreichen Fällen dazu geführt, dass die Heilungschancen selbst bei bereits metastasierenden Tumoren deutlich steigen.

Besonders belastend sind für viele Patienten die oft quälenden Nebenwirkungen. Werden diese jedoch therapeutisch kontrolliert, kann der Einsatz von Medikamenten wie Proleukin in der Krebsbehandlung sehr hilfreich sein.

Der entscheidende Kostenfaktor

Die Chance, von einem Krebsleiden befreit zu werden, ist nicht zuletzt ein finanzielles Problem für viele Patienten. Die Herstellung mancher Therapeutika wie z. B. Zytokine ist mit hohen Kosten verbunden.

Noch ist diese Form der Krebsbehandlung durch den immens hohen Preis der gentechnisch hergestellten Zytokine teuer. Es hängt meist vom Einverständnis der Krankenkasse ab, ob diese Möglichkeit zur Lebensverlängerung genutzt werden kann oder nicht.

Mit den zu erwartenden Fortschritten in der Mikrobiologie wird die Herstellung der Zytokine in absehbarer Zeit sicherlich kostengünstiger und erschwinglicher. Die Therapie wird in der Anwendung sicherer und gezielter. Sie wird nicht zuletzt gegen fast alle Arten der Krebszellen und gegen alle Viren die passende Antwort finden.

Parallelen zu AIDS

Ebenso fieberhaft wie die Suche nach einem Mittel gegen Krebs verläuft die Erforschung der Immunschwächekrankheit AIDS. Zwar konnte bislang kein Heilmittel gefunden werden, doch geben neue medizinische Erkenntnisse Hoffnung.

Zu den jüngst gefundenen Zytokinen zählt das vom Paul-Ehrlich-Institut entdeckte Interleukin-16. Dieses von Suppressorzellen gebildete Zytokin konnte (im Labortest) die Vermehrung von AIDS-Viren bremsen. Die Wissenschaftler um den AIDS-Forscher Robert Gallo fanden noch drei weitere Zytokine, die gemeinsam bei virusinfizierten Zellen positive Wirkungen erzielen. Um hier keine Missverständnisse aufkommen zu lassen: Bis heute können Zytokine AIDS weder heilen noch wesentlich hinauszögern. Allein die Vermehrung der AIDS-Viren konnte gebremst werden – und das auch nur im Reagenzglas des Labors.

Hoffnungen auf neue Forschungsergebnisse

Für manche Patienten mag dies alles heute noch kein Trost sein. Erst in der Zukunft wird die Medizin mit der besseren Beherrschung der Zytokine eine deutlich bessere Waffe gegen Krebs zur Verfügung haben, als es zurzeit mit der Chemotherapie und der Strahlentherapie der Fall ist.

Enzyme

Der menschliche Organismus ist ein hochkomplexes kybernetisches System. In Sekundenbruchteilen müssen milliardenfach und zum Teil mit Lichtgeschwindigkeit – abgestimmt mit allen beteiligten Zellen des Körpers – in Trillionen von Zellen biochemische Reaktionen in Gang gesetzt oder unterbunden werden.

Am empfindlichsten kann sich eine Störung der biochemischen Reaktionen dort auswirken, wo Antworten auf ständig wechselnde Anforderungen besonders rasch gefordert sind – im körpereigenen Abwehrsystem. Innerhalb des Immunsystems werden unentwegt Zellen und Moleküle neu gebaut, umgebaut, zerlegt, abtransportiert, erneut neu gebaut, gebremst, aktiviert, verlagert oder gekoppelt. Nichts davon geschieht ohne Enzyme. Es gäbe kein Leben ohne diese Zündfunken und Beschleuniger aller biochemischen Reaktionen.

Die biochemischen Reaktionen, die den menschlichen Körper am Leben erhalten, werden durch Enzyme in Gang gesetzt. Diese lebenswichtigen Stoffe spielen auch in der Krebstherapie eine tragende Rolle.

Systemische Enzymtherapie

Noch vor wenigen Jahren waren Enzyme wenig vertraut. Selbst manche Ärzte waren sich nicht ganz klar darüber, inwiefern Enzyme so entscheidend wichtig für die Gesundheit des Menschen sind. Die meisten dachten vielleicht an die Enzyme im Pepsinwein oder in Pepsinmitteln, die als Verdauungshilfe geeignet sind. Mittlerweile sprach sich jedoch auch bei jenen Ärzten herum, die ihr in der Universität erlerntes Wissen für ewig gültige Werte hielten, dass es etwas Neues gibt – die systemische Enzymtherapie.

Die systemische Enzymtherapie stellt eine der wertvollsten begleitenden Maßnahmen bei der Behandlung fast aller entzündlichen, chronischen und degenerativen Erkrankungen dar. Zu den degenerativen Erkrankungen zählt auch Krebs.

Enzyme als Biokatalysatoren

Enzyme sind Biokatalysatoren, deren Anwesenheit genügt, um eine biochemische Reaktion auszulösen oder zu beschleunigen. Das funktioniert wie Schlüssel (das Substrat) und Schloss (das Wirkungszentrum im Enzym). Passt der Schlüssel, dann startet die Reaktion. Sonst wandert das Substrat unverändert weiter und sucht ein anders geformtes Enzym. Ohne Enzyme der richtigen Art und der richtigen Menge am richtigen Ort wäre kein Leben möglich.

Der menschliche Organismus produziert unentwegt Tausende von Enzymen. Diese kleinen Eiweißkörper bestehen aus vielen winzigen (Aminosäure-)Ketten, zusammengeballt und mit einem exakt geformten Loch in der Mitte. Wenn im Blut, in der Lymphflüssigkeit oder in den Zellzwischenräumen ein biochemisches Substrat vorbeikommt, das eine in das Loch passende Form aufweist, wird das Substrat elektromagnetisch in zwei Teile gebrochen. Andere Enzyme zerteilen nicht, sondern kleben Substrate zusammen.

In jedes Schloss passt genau ein Schlüssel. Ebenso passt zu jedem Enzym genau ein Substrat. Erst wenn sich zwei passende Teile gefunden haben, wird die biochemische Reaktion im Körper ausgelöst.

Bunte Vielzahl von Spezialisten

Bis heute ist noch nicht erforscht, wie viele Enzyme es im menschlichen Organismus gibt. Es können 10 000 sein, aber auch 100 000. Bis jetzt wurden ungefähr 3 000 Enzyme identifiziert und in ihrer Wirkung beschrieben. Jedes Enzym ist ein Spezialist in seiner Wirkung. Dabei ist es gleichgültig, ob das für das Enzym passende biochemische Substrat in einem Menschen, einem Tier, einer Pflanze oder einem wissenschaftlichen Labor vorliegt.

Heute ist es möglich, dem Organismus gezielt diejenigen Enzyme zukommen zu lassen, die fehlen oder für eine spezielle Aufgabe vonnöten sind. Die Enzymproduktion kann im Körper nicht immer so schnell und so stark erhöht werden, wie es gerade notwendig wäre.

Partner der Vitamine und Mineralien

Manche Enzyme benötigen zur effektiven Arbeit Partner: die Koenzyme – Vitamine, Mineralien und Spurenelemente. Auf jede Schwächung und Störung der Gesundheit reagiert das körpereigene Abwehrsystem mit erhöhter Aktivität. Dazu sind auch mehr Enzyme und Koenzyme vonnöten. Ohne genügend Helfer wäre das Immunsystem wie eine Waffen- und Munitionsfabrik ohne die richtigen Werkzeuge und Maschinen.

Der menschliche Organismus verfügt über eine enorme Anzahl verschiedener Enzyme. Jedes einzelne Enzym spielt eine entscheidende Rolle, den Körper am Leben zu erhalten, und ist durch nichts zu ersetzen.

Proteolytische Enzyme

Zu den wichtigsten Enzymen gehören die proteolytischen (eiweißspaltenden) Enzyme. Diese Enzyme spalten Eiweiß, sei es in der Nahrung oder auch ein Blutgerinnsel in den Adern.

Am einfachsten sind die proteolytischen Enzyme aus Früchten zu gewinnen, z. B. aus Ananas und Papaya. Gereinigt und teilweise mit anderen Enzymen aus dem Kalbsthymus kombiniert, steht dieses Enzymgemisch dann für die Behandlung zur Verfügung.

Enzyme sind vor allem in Früchten wie Ananas, Papaya oder Kiwi enthalten. Für die medizinische Forschung gewinnt man die proteolytischen Enzyme aus diesen Früchten und kombiniert sie mit anderen Enzymen.

Systemische Enzymtherapie

Bei der systemischen Enzymtherapie werden die proteolytischen Enzyme durch den Darm aufgenommen. Über die Blutbahn gelangen sie zu ihrem Bestimmungsort. Enzyme verhalten sich während ihres Transports zum Zielort passiv. Erst hier wird ihre katalysatorische Kraft aktiviert. Antiproteinasen verbinden sich mit den Enzymen auf so raffinierte Weise, dass die Wirkung der Enzyme während des Transports unterbunden wird. Enzym und Antiproteinase werden von speziellen Chemotaxis zusammen an ihren Zielort verbracht.

Kombipräparate bieten viele Chancen

Enzympräparate wie Wobenzym bieten Hilfe bei zahlreichen Leiden von Erkältungen bis zum blauen Fleck. Doch auch in der Krebstherapie kann der Einsatz von Enzymen sehr hilfreich sein.

Manche Ärzte warnen vor Kombipräparaten. Hierbei wird jedoch vergessen, dass dem kranken Organismus nicht mit einem einzelnen Hammer, einer einzelnen Zange oder nur einem einzelnen Schraubenzieher zur Herstellung einer benötigten Waffe oder Munition gedient ist. Sinnvollerweise bietet man die gesamte Palette der Werkzeuge zugleich an. Nicht benötigte Enzyme werden im Körper auch nicht aktiviert. Im Organismus sind Sicherungen eingebaut, welche die Enzyme nur im Bedarfsfall aktivieren und sie nach Gebrauch wieder stoppen.

Frei von schädlichen Nebenwirkungen

Die Verfechter der Enzymtherapie kämpfen immer noch gegen den massiven Widerstand vieler Wissenschaftler an. Ein Grund für die Skepsis ist die teils noch ungeklärte Wirkung der nebenwirkungsfreien Enzympräparate.

Bei der systemischen Enzymtherapie treten keine ernsthaften Nebenwirkungen auf. Seit den fünfziger Jahren hat die systemische Enzymtherapie damit Millionen von Menschen geholfen. Am bekanntesten ist das Enzymgemisch Wobenzym oder Wobe-Mugos. Aber es gibt auch andere Präparate. Enzyme eignen sich zur:

* Vorsorglichen Einnahme bei einem drohenden Schnupfen
* Eindämmung des Metastasenrisikos nach einer Krebsoperation
* Schnelleren Auflösung eines blauen Flecks
* Abschwellung eines umgeknickten Knöchels

Ungerechtfertigte Skepsis

Das breite Wirkungsspektrum dieser Enzyme stößt bei manchen Medizinern immer noch auf Skepsis. Da oft die Ursache-Wirkungs-Beziehung bei der Entstehung und der Behandlung von Krankheiten nicht erkannt wird, wird die systemische Enzymtherapie noch mit Widerständen zu kämpfen haben.

Diese gefühlsmäßige Ablehnung ist bisweilen so stark, dass die Gegner der systemischen Enzymtherapie alle wissenschaftlichen Beweise der Wirksamkeit dieser Methode bewusst nicht wahrnehmen.

Die ungerechtfertigte Skepsis kann jedoch nicht verhindern, dass sich die systemische Enzymtherapie innerhalb der Medizin immer stärker etabliert. Denn die Therapie besitzt ein unschlagbares Argument: Sie funktioniert.

Es kann sehr sinnvoll sein, sich vor einer möglichen Krebserkrankung vorsorglich mit Enzympräparaten zu schützen. Die Einnahme dieser Mittel ist völlig ungefährlich, da nicht benötigte Enzyme im Körper auch nicht aktiv werden.

Mit Enzymen gegen Krebs?

Die systemische Enzymtherapie hat mittlerweile auch bei Krebserkrankungen einen bedeutenden Stellenwert erlangt, der dank ständig wachsender wissenschaftlicher Erkenntnisse noch stärker werden dürfte. Als begleitende Maßnahme bringt die systemische Enzymtherapie effektive Erfolge während der Vorsorge, der Behandlung und auch bei der Nachsorge von Krebserkrankungen.

Wenn der wirksame Schutz vor Krebs weitgehend davon abhängt, ob das Immunsystem die ständig neu gebildeten Krebszellen findet und zerstört, und wenn das Immunsystem diese Kontrolle nur in Anwesenheit von genügend vielen Enzymen zu leisten vermag, dann ergibt sich daraus ganz klar die Bedeutung einer Versorgung mit Enzymen.

Sie können Ihr Krebsrisiko senken

Bei einem durch Krankheit, Alter oder seelischen Druck geschwächten Immunsystem erhöht sich auch das Krebsrisiko. Hier ist eine vorsorgliche Einnahme von Enzymen sinnvoll. Selbst wenn es manchen Menschen widerstrebt, bereits vorsorglich täglich Dragees oder Tabletten zu schlucken, sollte auf diese Möglichkeit, das bestehende Krebsrisiko deutlich zu senken, in solchen Fällen nicht verzichtet werden.

Bricht die Krebserkrankung akut aus, dann erfüllt die systemische Enzymtherapie mehrere wichtige Aufgaben.

* Vor und nach einer Krebsoperation muss alles unternommen werden, um das durch den chirurgischen Eingriff in seiner Kraft und Funktionsfähigkeit gestörte Immunsystem möglichst gut zu unterstützen.
* Setzt der Arzt die Enzymversorgung fachlich korrekt und auf den individuellen Patientenfall optimal abgestimmt ein, dann übersteht der Patient in der Regel den operativen Eingriff weitaus besser als ohne Enzyme.
* Durch die systemische Enzymtherapie kann der Patient früher aus dem Krankenhaus entlassen werden.
* Mit ausreichend Enzymen verheilen Operationswunden schneller und vernarben feiner.

Eine Chemotherapie schwächt die Abwehr des behandelten Patienten gravierend. Durch den Einsatz von Enzymen wird das Immunsystem wieder gestärkt. Zudem unterstützt es die Wirkung der chemischen Substanzen in ihrem Kampf gegen die Krebszellen.

Enzyme bei einer Chemotherapie

Wie zahlreiche Untersuchungen belegen, sollte eine Behandlung mit Chemotherapeutika durch Enzymgemische begleitet werden. Enzyme besitzen die Eigenschaft, die chemotherapeutischen Zellgifte bevorzugt in das Tumorgewebe zu lenken und sogar die zerstörende Kraft der Zellgifte zu erhöhen. Enzyme bei Chemotherapien eröffnen Chancen:

* Senkung der Dosis der Chemotherapeutika bei gleichbleibendem Wirkungsgrad
* Schonung des durch Chemotherapeutika belasteten Organismus
* Milderung der gefürchteten Nebenwirkungen

Chemotherapeutika greifen jede Zelle im Körper an. Die Immunzellen sind von diesem Angriff besonders stark betroffen. Deshalb kommt es bei jeder chemotherapeutischen Behandlung zu einer großen Ansammlung von Zelltrümmern mit einer übermäßig angekurbelten Abwehrreaktion, zu einer massiven Immunkomplexbildung und zur überschießenden Aussendung von Zytokinen, die unverständliche Informationen in sich tragen: Das körperliche Abwehrsystem entgleist, gerade jetzt, wo es so dringend erforderlich ist. Zu den weiteren Folgen gehören Entzündungen, die idealerweise mit Enzymen geheilt werden.

Enzyme bei einer Strahlentherapie

Bei einer Strahlentherapie an einem Krebspatienten können Enzyme die Folgen der durch Strahlen hervorgerufenen Zellzerstörung mildern. Die Vorteile einer unter Enzymschutz eingesetzten Strahlentherapie sind:

- Deutlich geringere Ödembildung
- Beherrschung auftretender Entzündungen
- Weitgehende Begrenzung strahlenbedingter Spätschäden
- Kosmetisch befriedigendere Narbenbildung
- Schnellere Gesundung des eigenen Körpergewebes

Beeindruckende Ergebnisse liefert die Anwendung von Enzymen in der Krebsnachsorge. Im Gegensatz zu den meisten anderen Therapieformen wirken die Enzyme metastasenhemmend. Damit lässt sich das Risiko verringern, einen Rückfall zu erleiden.

Enzyme gegen einzelne Krebszellen

Besonders nach der klassischen Krebstherapie mit Stahl, Strahl und Chemotherapie kommt es darauf an, alles zu unternehmen, um die in jedem Fall noch im Körper verbliebenen einzelnen Krebszellen daran zu hindern, die Immunüberwachung zu überlisten, sich im gesamten Organismus zu verstreuen und Metastasen zu bilden. Hier haben die klassischen Methoden ihre Grenzen gefunden. Man kann Metastasen nicht operativ entfernen oder durch Bestrahlung töten. Die Chemotherapie kann nur eine vorübergehende – und mit immer gravierenderen Nebenwirkungen verbundene – metastasenhemmende Wirkung ausüben.

Die einzelnen Krebszellen scheinen zu wissen, dass ihr Überleben davon abhängt, sich möglichst schnell vom Krebsherd zu entfernen und heimlich irgendwo eine vorgeschädigte Stelle im Blut- oder Lymphkreislauf zu finden, wo sie sich besser anheften und vermehren können.

Den Klebstoff Fibrin …

Wie ein natürliches Pflaster wirkt das im Blut enthaltene Fibrin. Dieser Stoff verschließt jede blutende Wunde wie ein Klebstoff.

Krebszellen bewegen sich auf ihren Adhäsionsmolekülen vorwärts. Besonders viele Adhäsionsmoleküle finden sich auf Krebszellen, die zur Metastasierung neigen. Andere Adhäsionsmoleküle der Krebszelle suchen nach passenden Ankerplätzen an den Gefäßinnenwänden, um sich festzuhaken. Schließlich benötigen Krebszellen noch eine »Tarnkappe«, um möglichst lange unerkannt zu bleiben. Zu guter Letzt brauchen Krebszellen noch einen Klebstoff, um sich an der Ankerstelle anzuheften und sie mit der Schutzschicht zu überziehen.

Zum Tarnen, zum Anheften und zum Schützen dient Fibrin. Fibrin ist der Klebstoff des Blutes, der sich sofort bei einer offenen Wunde bildet, um die Wunde abzuschließen und das Verbluten zu verhindern.

… mit Enzymen zerstören

Fibrin dient den Krebszellen auch dazu, im Organismus unerkannt zu bleiben und sich einzunisten. Durch die Anwendung der Enzymtherapie lässt sich der Klebstoff Fibrin so verändern, dass er für die Krebszellen unbrauchbar wird.

Die in den Mischpräparaten der systemischen Enzymtherapie verwendeten Enzyme haben in vielen Untersuchungen und klinischen Tests immer wieder bewiesen, dass sie in der Lage sind, ein aus dem Gleichgewicht geratenes Angebot von Adhäsionsmolekülen zur Norm hin zu regulieren. Man könnte Enzyme daher als Homöostatika bezeichnen – Mittel zur Sicherung eines ausbalancierten Immunhaushaltes im menschlichen Organismus.

Ebenfalls seit Jahrzehnten ist bewiesen, dass Enzyme in der Lage sind, das Blutfließgleichgewicht herzustellen. Indem Enzyme eine übermäßige Fibrinbildung abbauen, verbessern sie die Durchblutung bei Durchblutungsstörungen.

Die Fähigkeit, den Klebstoff Fibrin zu verflüssigen, ermöglicht es den Enzymen, die Fibrinhülle der Krebszellen anzugreifen. Dadurch werden diese Feindzellen für die Abwehr erkennbar und aus der Verankerung gelöst.

Enzyme senken das Metastasenrisiko

Enzyme sind eine wertvolle Hilfe bei der Metastasenvorsorge: Man muss nicht einmal auf lange Zeit jeden Tag zahlreiche Tabletten schlucken, um das Metastasenrisiko deutlich zu senken. Es genügt bereits, eine Woche lang täglich eine Enzymtablette – in der Regel ist es das am besten auf diese Wirkung hin untersuchte Wobe-Mugos – einzunehmen. Dann folgen drei Wochen Pause und sodann wieder eine Woche täglich eine Tablette. Krebszellen benötigen in etwa drei Wochen für ihre Entwicklung zur Fremdzelle, die so starke Feindsignale besitzt, dass sie angegriffen werden kann.

In der Krebstherapie spielt neben dem Kampf um das Überleben des Patienten auch dessen Lebensqualität eine wichtige Rolle. Mit Hilfe der Enzymtherapie lässt sich das allgemeine Wohlbefinden nachweislich steigern.

Verbesserung bei 60 Prozent der Patienten

Auch bei den Patienten, deren Krebserkrankung mit konservativen Methoden und Mitteln nicht mehr günstig beeinflussbar ist, hat sich die systemische Enzymtherapie als sinnvolle Maßnahme bewährt. Mit ausreichender Enzymversorgung bessern sich viele Laborwerte der Schwerstkranken. Bei 60 Prozent der Patienten kommt es zur Steigerung des Appetits, zu einer Gewichtszunahme, Schmerzen werden verringert, Müdigkeit, Schwäche, Depressionen lassen nach – das gesamte Befinden bessert sich. Auch konnte immer wieder ein verlangsamtes Tumorwachstum beobachtet werden.

Fazit

- Sind proteolytische Enzyme also ein Krebsmedikament? Nein.
- Ist die systemische Enzymtherapie eine in jedem Stadium der Krebserkrankung erfolgreiche, wissenschaftlich gesicherte begleitende Maßnahme? Ja.

Hyperthermie

Heilende Wärme

Der griechische Naturphilosoph und Arzt Empedokles soll gesagt haben: »Gebt mir ein Mittel, um Fieber zu erzeugen, und ich heile jegliche Krankheit.« Seine Zeitgenosse Hippokrates teilte diese Meinung und stellte die Regel auf: »Was man mit der Hitze nicht heilen kann, das ist unheilbar.«

Da man in der Antike noch keine fiebererzeugenden Mittel kannte, versuchte man durch Wärmezufuhr von außen die Körpertemperatur zu erhöhen. In Ägypten verordneten Priesterärzte ihren Patienten heiße Bäder. In Asien nahmen Rheumakranke Vollbäder in bis zu 48 °C heißem Wasser.

Schon seit Jahrtausenden ist den Medizinern das Phänomen bekannt, dass sich Fiebererkrankungen »ausschwitzen« lassen. Zu diesem Zweck kann es sehr hilfreich sein, die Körpertemperatur durch heiße Bäder in die Höhe zu treiben.

In nordischen Ländern nutzte man heiße Quellen. Hier wurde auch die Sauna als Mittel zur Gesundung und zum Gesundheitsschutz entwickelt. Bäder in Vulkanerde, im Heu, mit heißen Lehmwickeln, das sogenannte Schlenz-Bad und zahlreiche andere Methoden zur Überwärmung des Körpers von außen gehören heute zum festen Bestandteil der Erfahrungsheilkunde.

Nur einige Grad entscheiden über den Tod

Bei zunehmender Körperwärme bis auf etwa 40 °C wird das Immunsystem immer stärker aktiviert. Werden diese 40 °C jedoch überschritten, dann wird das Immunsystem schlagartig gehemmt. Steigt die Körpertemperatur weiter an, kommt es ab 42 °C zur Erstarrung aller Lebensfunktionen – der Tod tritt ein.

Die proteolytischen Enzyme, von denen die Funktion des gesamten Immunsystems abhängt, bestehen aus Eiweiß. Ihre Aktivität steigt mit jedem Zehntelgrad, das über die normale Körpertemperatur hinaus geht. Bei 41 oder 42 °C beginnen diese Eiweiße regelrecht zu kochen.

Es geschieht dasselbe wie bei Hühnerei in heißem Wasser – das Eiweiß koaguliert. Diese Verfestigung ist unumkehrbar, das Eiweiß kann nie wieder in den flüssigen, lebendigen Zustand zurückkehren. Die Enzyme sterben ab – und mit den Enzymen stirbt der Mensch.

Steigt das Fieberthermometer auf über 42 °C an, schwebt der Mensch in unmittelbarer Lebensgefahr. Die hohe Körpertemperatur wirkt sich zerstörerisch auf lebenswichtiges Eiweiß und auf die Enzyme aus.

Mit Fieber gegen Tumoren

Überwärmung zur Erhöhung der Körpertemperatur ist eine schmale Gratwanderung zwischen Heilung und Tod, aber dafür sind die positiven Auswirkungen auf die Gesundheit viel weitreichender als nur die allgemeine Aktivierung des Immunsystems: Die Überwärmung stellt auch eine Waffe gegen bestimmte Krebsformen dar.

Vor gut 100 Jahren wurde mehrfach beobachtet, dass bei Patienten mit einer Krebsgeschwulst im Gesicht nach einer von hohem Fieber begleiteten Hautinfektion die Geschwulst spontan verschwand. Die von Streptokokken ausgelöste Infektion führte zu hohem Fieber. Unter dem hohen Fieber bildeten sich Hautkrebse (Melanom) und auch andere Tumoren spontan zurück.

Künstliches Fieber

Daraufhin versuchte man, durch Impfungen mit abgeschwächten Streptokokken fieberähnliche Zustände bei den Patienten hervorzurufen. Diese Methode wurde vom US-amerikanischen Arzt Dr. William B. Coley perfektioniert. Coley bemühte sich, die Körpertemperatur der Krebspatienten über mehrere Tage hinweg auf 39 bis 40 °C zu halten. Coley hatte nicht immer Erfolg, denn bei manchen sehr schwer kranken Menschen half überhaupt keine Therapie mehr. Immerhin gelang es Coley bei 3 von 17 austherapierten Krebspatienten, die Patienten einige Jahre lang vom Krebs zu befreien.

Wärmeempfindliche Krebszellen

Auch wenn die Methode von Coley umstritten war, so wurde doch der kausale Zusammenhang zwischen Fieber und krebshemmender Wirkung immer klarer. Deshalb suchte man nach neuen, besseren und gezielter wirkenden Methoden zur Temperaturerhöhung. Es stellte sich heraus, dass Krebszellen deutlich wärmeempfindlicher zu sein scheinen als gesunde Körperzellen. Also begann man, Krebsgeschwülste stark erhöhten Temperaturen auszusetzen. So führte man Patientinnen mit Gebärmutterhalskrebs eine Wärmequelle ein, die im Tumor und umliegenden Gebiet eine Temperatur von 42 bis 44 °C schuf. Der Tumor zerfiel. Zusätzlich zeigte sich, dass auch die Strahlentherapie bei gleichzeitiger Überwärmung besser wirkt, weil eine stark erwärmte Krebszelle auf die Bestrahlung noch empfindlicher reagiert.

Krebszellen reagieren auf Hitze sehr empfindlich. Diese Erkenntnis fließt auch in die moderne Krebstherapie mit ein. Durch gezielt eingesetzte Überhitzung der erkrankten Gewebsteile ist es möglich, den Tumor zu bekämpfen.

Im Lauf der Zeit wurde von mehr als 30 Tumorarten berichtet, die besonders wärmeempfindlich reagierten. Endlich gelang der Nachweis, dass Krebszellen bei 41,5 °C sterben – also bei einer geringfügig niedrigeren Temperatur als die gesunde Zelle. Auf dieser wissenschaftlichen Grundlage konnte die Überwärmung zur eigenständigen medizinischen Methode erklärt werden. Die Methode der Überwärmung wurde Hyperthermie genannt.

Die Ziele der Hyperthermie

Die Methode der Hyperthermie verfolgt drei Ziele:

* Die Erhöhung der Körpertemperatur im Gesamtorganismus zur Aktivierung des Immunsystems und zur besseren Bekämpfung drohender oder bestehender Krankheiten
* Die möglichst gezielte Erhöhung der Temperatur von Krebszellen, um sie für Strahlen und Chemotherapeutika zu sensibilisieren oder um ihre Zellstruktur zu verändern

* Die direkt auf einen Tumor gerichtete Temperaturerhöhung bis auf knapp 42 °C, um allein diesen Tumor zu zerstören, ohne das gesunde Körpergewebe in Mitleidenschaft zu ziehen

Die Erwärmung des gesamten Körpers

Es gibt zahlreiche Möglichkeiten, um den gesamten Körper zu erwärmen – von der Sauna bis zum Heubad. Die Palette reicht von alten Hausmitteln bis zu hoch technisierten computergesteuerten Apparaturen, die jedoch im Grunde auch nicht sehr viel mehr als die Hausmittel erreichen. Sinnvoll ist die Überwärmung bei fast jedem Menschen, denn jede in regelmäßigem Abstand vorgenommene starke Überwärmung führt zum besseren Schutz vor Erkrankungen – sogar vor Krebs.

Die Heilkraft der Überwärmung haben besonders die Japaner erkannt: Viele Japaner sitzen in Sitzbädern mit bis zu 48 °C heißem Wasser. Tatsächlich erkranken Japaner wesentlich seltener an Krebs in der Beckenregion, als dies rein statistisch zu erwarten wäre.

Durch Hyperthermie, also Überhitzung der Krebszellen lassen sich nachweislich eine Reihe von Tumorarten bekämpfen. Diese Methode wird in der Krebstherapie immer häufiger eingesetzt.

Heilendes Fieber – Fiebertherapie

Stärker als Bäder, Umschläge, Wickel, Packungen und andere ähnliche Maßnahmen wirkt das Körperfieber. Der Wunsch des Empedokles, ein Mittel zur Fiebererzeugung zu besitzen, ist heute längst in Erfüllung gegangen. Die heutigen Mediziner verfügen über mehrere fiebererzeugende Medikamente – bakterielle Impf- oder Giftstoffe, mit denen beim Patienten genau gesteuerte Fieberreaktionen ausgelöst werden können. Diese durch Medikamente absichtlich herbeigeführte Temperaturerhöhung bis an die 40 °C heran ist natürlich nicht ohne Gefahren: Hier nähert man sich ganz schnell der Grenze des noch Erträglichen.

Individueller Spielraum…

Bei der Hyperthermie geht es um geringste Temperaturunterschiede, die darüber entscheiden, ob die Krebszellen zerstört werden oder den Eingriff überleben. Die Ergebnisse dieser Behandlung variieren stark von Patient zu Patient.

Bei den Ärzten, die Fiebertherapie bei Krebspatienten anwenden, gibt es keine standardisierte Methode: Weder ist man sich über die besten fiebererzeugenden Mittel einig, noch besteht über die erwünschte Höhe der immunaktivierenden Temperatur Übereinstimmung.

* Sind 39 bis 40 °C ausreichend?
* Soll die immunhemmende, aber dafür krebszellzerstörende Wirkung bei 41 oder gar 41,5 °C angestrebt werden?

Auch über die einhergehenden Risiken ist man nicht einer Meinung.

… durch individuelle Erkrankungen

Eine Einigung scheitert schon daran, dass Patienten nicht standardisiert sind, schon gar nicht Krebspatienten. Die fehlende Standardisierung wirkt sich jedoch ungünstig auf die Anwendung in der ärztlichen Praxis aus: Die Fiebertherapie kann sich in der allgemein anerkannten Medizin erst dann durchsetzen, wenn mehrere langfristig kontrollierte wissenschaftliche Studien eine sichere Basis geliefert haben. Deswegen steht die Fiebertherapie den Patienten noch nicht oft zur Verfügung.

Zu lange Entscheidungsprozesse

Es kann noch lange dauern, bis – nach dem Verständnis der Schulmedizin – abgesichert ist, ob der Einsatz der Fiebertherapie bei bestimmten Krebspatienten empfehlenswert ist oder nicht. Krebspatienten haben diese Zeit nicht. Durch die guten Erfolge der Hyperthermie scheint ihr Einsatz bereits heute mehr als gerechtfertigt, nicht zuletzt angesichts der Tatsache, dass diese Methode vielfach eine deutliche Besserung des Zustandes zur Folge hatte.

Lokale Hyperthermie

Noch mehr Erfolge als bei der großflächig eingesetzten Hyperthermie versprechen sich Ärzte von der gezielten, lokal wirksamen Hyperthermie. Aufgrund des hohen Risikos sollte kein Arzt ein Fieber nahe an der kritischen Grenze von 42 °C erzeugen. Das Ziel – die Zerstörung der Krebszellen durch Wärme – kann auch noch auf anderen Wegen erreicht werden.

Ständig werden in der Medizintechnik neue Geräte entwickelt, um elektromagnetische oder mechanische Energien in das Gebiet des Tumors zu leiten. In einem beschränkten Gebiet soll eine Überwärmung auf 42 °C oder sogar bis zu 45 °C erzielt werden. Krass gesagt: Falls es technisch möglich ist, soll der Tumor durch Sonden »totgekocht« werden. Dabei soll das umliegende gesunde Gewebe vor der gleichen Vernichtung komplett bewahrt bleiben.

Diese faszinierende Methode der lokalen Hyperthermie wird beispielsweise bei der Behandlung von Prostatakrebs angewendet. Leider hat die lokale Hyperthermie gerade beim Prostatakrebs bis jetzt nicht ganz das gehalten, was man sich in der Theorie davon versprochen hatte. Immerhin zeichnet sich ab, dass bei der weiterhin ständig verfeinerten Methodik die Ergebnisse deutlich besser werden.

Besonders in Kombination mit anderen, traditionellen Behandlungsmethoden lassen sich mit Hyperthermie gute Ergebnisse in der Krebstherapie erzielen. Eine Reihe von Kliniken führen bereits diese kombinierte Methode in der Krebstherapie durch.

Extrakorporale Hyperthermie

Um auch vereinzelte, im Blutsystem schwimmende Krebszellen zu zerstören, die zu Metastasen werden können, kann die extrakorporale Hyperthermie eingesetzt werden. Hierbei werden die Krebszellen außerhalb des Körpers (extrakorporal) erwärmt. Hierfür wird Blut abgezapft und so weit erhitzt, dass die meisten Krebszellen stark geschädigt werden, die gesunden Blutzellen jedoch lebensfähig bleiben. Dann wird das Blut wieder in den Kreislauf geleitet.

Die extrakorporale Hyperthermie ist zwar technisch aufwendig, aber sie hat in der Praxis von Spezialisten große Bedeutung erlangt. Weil jedoch viele Ärzte diese Methode bei ihren Patienten sehr individuell einsetzen, lassen sich ihre Ergebnisse nur sehr begrenzt vergleichen.

Das Ziel der Methode ist dabei nicht die direkte Tötung der Krebszelle, sondern deren Störung. Durch die Hitzezufuhr werden Krebszellen so verändert, dass sie für die Immunzellen leichter erkennbar und angreifbar werden: Die Immunogenität wird erhöht.

Kombinationen mit Hyperthermie

Die Hyperthermie zerstört nicht direkt die Krebszelle, sondern schwächt sie, so dass sie leichter von den körpereigenen Abwehrzellen abgetötet werden kann. Auf diese Weise wird dem Körper geholfen, sich selbst zu helfen.

Zwei Hyperthermieanwendungen haben sich als so wirksam erwiesen, dass sie in vielen Kliniken genutzt werden:

* Hyperthermie und Strahlentherapie
* Hyperthermie und Chemotherapie

Die Strahlentherapie oder Chemotherapie führt in der Regel zu einer deutlich besseren Wirkung, wenn zugleich eine Ganzkörperüberwärmung vorgenommen wird.

Auch diese Methode wurde laufend verbessert: So wurde bislang die Bestrahlung von Hautkrebs (Melanom), von manchen HNO-Tumoren und von Brustkrebs mit direkt gerichteter Überwärmung verbunden. Die Thermosonden lassen die Hitze höchstens drei bis vier Zentimeter tief eindringen. Die Erfolge der Methode wurden mehrfach wissenschaftlich untermauert.

Tiefenhyperthermie

Nach den Erfolgen der Oberflächenhyperthermie begann man mit dem Einsatz der Tiefenhyperthermie. Die Tiefenhyperthermie wird zurzeit erst an sechs deutschen Zentren eingesetzt – in München, Essen, Tübingen, Düsseldorf, Lübeck und Berlin.

Die Methode eignet sich hauptsächlich für Patienten mit Krebs im Beckenbereich, z. B. Mastdarm, Harnblase oder Gebärmutterhals. Lässt sich der Tumor nicht operativ entfernen und bringt eine konservative Strahlen- oder Chemotherapie nicht ausreichende Erfolge, dann wird der Patient mit Thermoradiotherapie (Kombination aus Tiefenhyperthermie und Strahlentherapie) behandelt. Der Patient wird in eine Röhre gelegt, in der sein Körper von Wasser umschlossen ist. Rings um die Röhre sind acht Sonden angebracht, die gezielt Mikrowellen in den Tumor senden und ihn erhitzen, während zur gleichen Zeit der Tumor den Strahlen ausgesetzt wird.

Bei der Hyperthermie vereinen sich zwei widersprüchliche Aspekte: Wärme kurbelt die körpereigene Abwehr an, schwächt jedoch gleichzeitig das Immunsystem. Richtig eingesetzt verspricht die Hyperthermie zur wirksamen Antikrebswaffe der Zukunft zu werden.

Wirksame Waffe mit Zukunft

Die Hyperthermie ist ein Zwitter: Einerseits ist die Überwärmung ein bewährtes Mittel zur Ankurbelung der körpereigenen Abwehr, andererseits kann die Hyperthermie bei zu hoher Temperatur das Immunsystem schwächen. Die Krebszellen werden dabei gestört oder gar getötet.

Die Hyperthermie ist eine wirksame Waffe der Medizin mit Zukunft. Ihre Wirksamkeit hat diese Methode schon sehr oft unter Beweis gestellt – bisher jedoch nur an Patienten, deren Krebsleiden bereits so weit fortgeschritten war, dass alle anderen Behandlungsmaßnahmen keine Hilfe mehr boten.

Der Chef einer großen deutschen Krebsklinik bewertet die Hyperthermie so: »Wäre die Hyperthermie technisch und methodisch so ausgereift und personell so qualifiziert besetzt wie die Strahlentherapie, dann wäre ihr Wirkungsgrad sicherlich noch höher.« Vielleicht kann man sogar noch weitergehen: Die Hyperthermie wäre eine weltweit anerkannte Methode der Krebsbehandlung, ähnlich der Strahlentherapie und der Chemotherapie – eine Methode, die aus der Immuntherapie geboren wurde.

Hormontherapie

Wer sich näher mit den vielen Möglichkeiten einer Krebsbehandlung beschäftigt, wird schnell der Hormontherapie begegnen, beispielsweise bei der Behandlung von Brust- oder Prostatakrebs.

Hormone als biochemische Signalstoffe

Was sind Hormone? Was leisten sie? Das griechische Wort »hormao« bedeutet »ich treibe an« oder »ich stimuliere«. Medizinische Fachlexika beschreiben Hormone als Signalstoffe, die in Zellen oder Drüsen gebildet werden und bereits in winzigsten Mengen an Zellen andocken und dadurch eine Reaktionskette in der Zelle auslösen.

Hormone spielen im menschlichen Organismus eine entscheidende Rolle. Sie fungieren als Botenstoffe, die Signale übertragen und damit wahre Kettenreaktionen auslösen.

Manche Biochemiker meinen, mit der fortschreitenden Forschung werde der Begriff »Hormon« einmal ganz verschwinden. Denn die Unterschiede zwischen Hormonen und Botenstoffen der Immunzellen, z. B. Zytokin oder Lymphokin, werden immer geringer. Es sind allesamt biochemische Signalstoffe, die bei dafür empfänglichen Zellen Reaktionen auslösen. Irgendwann wird man all diese verschiedenen Signalstoffe unter einem einheitlichen Oberbegriff zusammenfassen.

Unüberschaubare Vielfalt

Es ist nicht bekannt, wie viele Hormone es insgesamt gibt, wie viele Reaktionen damit ausgelöst werden können und wie das Gleichgewicht der gegensätzlich wirkenden Hormone kontrolliert und erhalten wird. Zu den Kontrolleuren der antreibenden Signalstoffe im Hormonsystem gehören zwei Teile im Zwischenhirn:

* Der Hypothalamus
* Die haselnusskerngroße Hypophyse

Hormone, Sex & Krebs – bis zur Kastration

Die Hypophyse sendet – beeinflusst von chronobiologischen Rhythmen, Nervenimpulsen und anderen Faktoren – dauernd Signalstoffe an die Nebennieren und an die Keimdrüsen aus. Über komplizierte Regelkreise kommt es dadurch u. a. zur Bildung der Sexualhormone Östrogen und Testosteron.

Die Hormone kurbeln bei allen Zellen, die über passende Rezeptoren zum Andocken verfügen, das Wachstum an. Da diese Rezeptoren aber nicht nur bei den Zellen der Brustdrüse, der Eierstöcke und der Hoden vorhanden sind, sondern auch auf vielen Krebszellen dieser Organe, besteht immer die Gefahr, dass Östrogene und Testosterone auch bei den Rezeptoren der Krebszellen andocken. Dann stimulieren sie auch das Wachstum und die Vermehrung der Krebszellen gewaltig.

Als man diesen Zusammenhang erkannte, drosselte man bei Patienten, deren Krebszellen rezeptorpositiv waren, die Östrogen- bzw. Testosteronzufuhr auf jede erdenkliche Weise.

War der Krebs bereits weit fortgeschritten, entfernte man sogar die Hypophyse und schaltete damit die gesamte Sexualhormonproduktion aus, – oder man entfernte die Eierstöcke oder die Hoden, – oder man kastrierte die Patienten mit anderen grausamen Methoden.

So wichtig die Hormone für das Funktionieren des menschlichen Organismus sind – bis heute ist es den Wissenschaftlern nicht gelungen, die Geheimnisse dieser Botenstoffe vollständig zu entschlüsseln.

Humane Zwischenlösungen

Als humane Zwischenlösung erwies sich die Hormontherapie, bei der Patientinnen mit fortgeschrittenem Brustkrebs Hormone gegen das Östrogen erhalten. Zu diesen Gegenspielern gehört besonders Tamoxifen. Bei Patienten mit fortgeschrittenem Prostatakrebs setzt man Hormonblocker gegen Testosteron ein, etwa Flutamid.

Dahinter steht der Versuch, durch eine Blockade der das Zellwachstum fördernden Hormone die Ausbreitung des Krebses zu bremsen. Jedoch birgt jeder Eingriff von außen in das kaum zu entwirrende Netzwerk hormonaler Regelkreise das hohe Risiko, das lebenswichtige Gleichgewicht aller Immunsysteme zu zerstören.

Schließlich reagieren auch die Immunzellen auf Hormone aus der Nebenniere, z. B. auf das Stresshormon Kortisol. Dieselben Hormone, die bei einem Organ positive Reaktionen auslösen, können bei einem anderen Organ unerwünschte Reaktionen bewirken. Ganz generell gilt: Die Hypophyse sollte niemals ausgeschaltet werden, ganz im Gegenteil sollte man versuchen, ihre Funktion zu stützen und zu stärken, damit sie die jeweils erforderliche Steuerung der verschiedenen Hormone selbst leistet.

Wie auch in vielen anderen Bereichen der Krebsforschung wurden der Hormontherapie viele Steine in den Weg gelegt. Jeder vermeintliche Rückschritt bedeutet jedoch für die Wissenschaft auch eine wichtige Erkenntnis.

Colony Stimulating Factor

Jede Hormonzufuhr in einen Organismus gleicht einer Balance auf einem dünnen Seil: Den verlockenden therapeutischen Möglichkeiten stehen zahlreiche Hindernisse und Schwierigkeiten entgegen, mit denen man – zumindest zurzeit noch – beim Einsatz monoklonaler Zytokine (Interferon, Interleukine) zu tun hat.

Manche Zytokine gleichen den Hormonen in Charakter und Wirkung enorm, besonders beim koloniestimulierenden Faktor – in der internationalen medizinischen Fachsprache als Colony Stimulating Factor (CSF) bezeichnet.

Wird das Immunsystem durch Gifte oder andere Feinde alarmiert, werden solche koloniestimulierenden Faktoren gebildet. Dieses Hormon unterstützt die Vermehrung von Makrophagen, Granulozyten, T-Zellen und Stammzellen im Knochenmark. Es bilden sich – je nach Art des CSF – rings um ein solches Hormon ganze Kolonien von Immunzellarten, die zur Abwehr gerade dringend benötigt werden.

Forschungswettlauf um CSF …

Nachdem dieses Prinzip zur Vermehrung der für das Immunsystem entscheidenden weißen Blutkörperchen durchschaut war, machten sich Wissenschaftler in den USA und in Japan an die Aufgabe, CSF gentechnisch herzustellen. Wer ein patentiertes Verfahren zur gentechnischen Herstellung von CSF besitzt, das das Wachstum und die Vermehrung aller gewünschten Immunzellen stimuliert und diese noch dazu aktiviert, der hat damit ein Mittel in der Hand, das in der Behandlung fast aller Krankheiten an die erste Stelle rücken dürfte.

Ungleiche Zwillinge – Zytokine und Hormone sind sich zum Verwechseln ähnlich. Beide erfüllen im menschlichen Organismus eine wichtige Aufgabe als Botenstoff. Und auch im Aufbau gleichen sich diese verschiedenen Stoffe.

… um ein erstes Patent

Es gab ein Kopf-an-Kopf-Rennen der Wissenschaftler. Noch ist nicht eindeutig geklärt, wer dabei gewonnen hat. Aber man kennt heute bereits mehrere Wege zur Herstellung monoklonaler CSF.

Die Hormone haben ihre Wirksamkeit allerdings erst im Labor und im Tierversuch bewiesen. Die koloniestimulierenden Faktoren besitzen bis jetzt keine erkennbaren schädlichen Nebenwirkungen – eine in der Medizin recht selten gewordene Eigenschaft.

Auf dem Weg zum Allheilmittel?

Es wird nicht mehr allzu lange dauern, bis monoklonaler CSF beim Menschen eingesetzt wird. Dabei ist zu hoffen, dass CSF nicht nur bei einer Einzelkrankheit wie Krebs verwendbar ist, schließlich geht das menschliche Immunsystem ja auch gegen zahlreiche Krankheiten vor. Theoretisch könnte mit CSF jede Krankheit besser bekämpft werden, weil ein gestärktes Immunsystem bei jeder Krankheit wirksam ist.

CSF zur Stärkung des Immunsystems

Die Professoren David W. Golde und Judith C. Gasson von der Medizinischen Fakultät der Universität von Kalifornien in Los Angeles, zwei der erfahrensten Wissenschaftler auf dem Gebiet der CSF-Forschung, sind überzeugt, dass in wenigen Jahren die Behandlung mit Hormonen wie CSF zum Standard gehört, wenn es um Krebs, AIDS und andere Infektionskrankheiten sowie um rheumatische Leiden oder multiple Sklerose geht. CSF könnte bereits in der Vorsorge eingesetzt werden und damit das Auftreten vieler Krankheiten bereits verhindern. Beide Mediziner halten CSF für eines der viel versprechendsten Mittel zur Stärkung und Stabilisierung des Immunsystems.

Eine der wichtigsten Aufgaben in der Krebstherapie ist die Stärkung des Immunsystems. Hier konnten viele Mediziner durch den Einsatz von CSF teils sehr beachtliche Ergebnisse erzielen und die Abwehrkraft ihrer Patienten nachhaltig stärken.

So überzeugend sich die bisherigen Ergebnisse der CSF-Forschung auch anhören, so kann es doch sein, dass sich diese Wunschträume nicht erfüllen. Die Erfahrung hat leider gelehrt, dass es ein weiter Weg von der Labormaus zum Menschen in der ärztlichen Praxis ist.

Die letzte Waffe der Krebszellen – hCG

Es zeigt sich noch eine Einsatzmöglichkeit eines faszinierenden Hormons in der Krebsbehandlung: human Chorionic Gonadotropin (hCG). Seit mehr als 20 Jahren beschäftigt sich der Biochemiker Hernan Acevedo am Allegheny-Singer Research Institute in Pittsburgh mit hCG. Acevedo geht davon aus, dass das Hormon hCG die letzte Waffe der Krebszellen gegen angreifende Immunzellen ist. Gelänge es, den Krebszellen diese Waffe zu nehmen, stiegen die Heilungschancen bei Krebs immens an. Lange Zeit wurde Hernan Acevedo nicht ernst genommen; man hielt ihn für einen Verrückten. Doch dann wurden viele Mediziner nachdenklicher: Die Idee dieses Biochemikers ist kein Hirngespinst, sondern sollte sachlich überprüft werden.

Warum ein Embryo zuerst als Fremdkörper gilt

Das Hormon hCG wird von jedem Embryo innerhalb der Plazenta gebildet, um das entstehende Lebewesen vor Angriffen des mütterlichen Immunsystems zu schützen. Ein Embryo ist wegen der väterlichen Gene ein Fremdkörper für den mütterlichen Wirtsorganismus, den das Immunsystem stören will.

Der »Trick« mit der magnetischen Abstoßung

Das hCG ist ein elektrisch negativ geladenes Hormon. Da Immunzellen ebenfalls negativ geladen sind, stoßen sich die in die Plazenta eindringenden Immunzellen und das den Embryo schützende hCG ab wie zwei gleichpolige Magnete. Die Immunzellen erreichen die eigentlich fremden Embryonalzellen nicht. Zum Schutz des neuen Lebens entwickeln zusätzlich die T-Zellen der Mutter eine zeitlich begrenzte Toleranz gegen Fremdeiweiß. Auch hier eröffnen sich – bekäme man diese sicherlich ebenfalls hormongesteuerte Toleranz in den Griff – neue Wege in der Medizin. Hierbei kommen am ehesten die Autoimmunkrankheiten oder die Beherrschung von Abstoßungsreaktionen nach einer Transplantation infrage.

Viele Mediziner setzen ihre Hoffnung auf Impfpräparate mit dem Hormon hCG, die in der Krebstherapie Anwendung finden. Viel versprechende Versuche wurden besonders in den USA durchgeführt.

Eine echte Chance eröffnet sich

Die Forscher im Allegheny-Singer Research Institute konnten inzwischen nachweisen, dass sich Krebszellen bei ihrer schrittweisen Veränderung von der Körperzelle zur bösartigen Krebszelle in vieler Hinsicht zurückentwickeln und starke Ähnlichkeiten mit Embryonalzellen aufweisen. Krebszellen können genau dieses hCG-Hormon herstellen, mit dem sie nun in der Lage sind, angreifende Immunzellen abzustoßen.

Nachdem dieser Zusammenhang von anderen Wissenschaftlern geprüft und bestätigt worden war, setzte man an der Ohio State University ein Mittel zum Schwangerschaftsabbruch auch bei Krebspatienten ein. Dieses von Dr. Vernon Stevens entwickelte Mittel besteht aus einem Teilstück des hCG-Hormons, das an ein immunstimulierendes Molekül gekoppelt wird. Dieser Impfstoff könnte bei einer befruchteten Frau bewirken, dass dem Embryo das schützende hCG genommen wird. Der Embryo wird vom Immunsystem zerstört. Der Krebspatient bekommt eine ähnliche Impfung: Die Krebszellen verlieren ihr schützendes hCG und sind dem Immunsystem ausgeliefert.

Bei werdenden Müttern und Frauen mit Kinderwunsch ist von einer Therapie mit dem hormonellen Impfstoff hCG dringend abzuraten. Meist verträgt der menschliche Organismus diese Behandlung jedoch sehr gut.

Noch keine Marktreife erlangt

Bei den ersten Versuchen mit diesem hCG-Impfstoff stellte der Onkologe Professor Pierre Triozzi an der Ohio State University fest, dass Krebspatienten nach der Impfung tatsächlich Antikörper gegen hCG bildeten; auch wurde die Impfung ohne schädliche Nebenwirkungen vertragen. Mittlerweile begannen die Tests der Impfmethode bei Menschen mit Darm- und Bauchspeicheldrüsenkrebs. Triozzi hofft, diesen hCG-Impfstoff bald auf den Markt bringen zu können. Diese neue Form der Hormontherapie wäre einfach anzuwenden, billig und gegen fast jede Art von Krebs wirksam. Selbstverständlich ist diese Methode keinesfalls für Schwangere oder Frauen mit Kinderwunsch geeignet.

Noch überwiegt bei den meisten Onkologen die Skepsis, ob man auf diese Weise der Krebszelle wirklich ihre stärkste Verteidigungswaffe nehmen kann. Aber die Zahl der Mediziner wächst, die der hCG-Impfung eine gute Chance geben, sich durchzusetzen. Professor Edwin Rock, ein Immunologe an der kalifornischen Stanford University, rechnet bereits hoch: »Mit etwas Glück könnte dieses Vorgehen die Todesrate durch Krebs um 30 Prozent senken.«

Das Wichtigste über Immuntherapie bei Krebs

Die stärkste und wirkungsvollste Antikrebswaffe des Menschen ist zweifellos sein Immunsystem. Deswegen versucht man auf zahlreichen Wegen, das körpereigene Abwehrsystem bei der Bekämpfung von Krebs einzusetzen.

*** Impfung**

Die Kernidee der Impfung basiert auf der Lernfähigkeit des Immunsystems. Wurde einmal ein Krankheitserreger besiegt, dann merken sich Gedächtniszellen seine Struktur und können ihn später jederzeit wieder bekämpfen. Der Mensch ist nun immun. Mit zahlreichen Impfpräparaten wurden bereits sehr erfolgreiche Impfungen, z.B. gegen Darmkrebs, durchgeführt.

*** Aktiv-spezifische Immuntherapie**

Hier wird Krebs mit bewusst herbeigeführten Viruserkrankungen bekämpft, denn es wurde festgestellt, dass das Hepatitis-B-Virus Tumoren zurückbildet. Mit Schafpockenviren konnten ermutigende Ergebnisse erzielt werden.

*** Monoklonale Antikörper**

Hierbei wird versucht, für jede Krebsart spezifische Antikörper gentechnisch herzustellen. Die neue Therapieform verspricht viel Erfolg.

*** Zytokine**

Mit den Botenstoffen der Zytokine werden bewusst falsche Informationen zu den Krebszellen geschickt, um diese zu zerstören. Dieser gefährliche Drahtseilakt stellt eine wichtige Ergänzung zu den klassischen Therapien wie Bestrahlung und Chemotherapie dar.

*** Enzyme**

Die systemische Enzymtherapie versucht das menschliche Abwehrsystem mit allen Mitteln zu stärken. Enzyme bieten als Biokatalysatoren am besten die Chance, das stark belastete Immunsystem wieder in Form zu bringen.

*** Hyperthermie**

Die Hyperthermie macht sich die Wärmeempfindlichkeit der Krebszellen zunutze. Mit Fieber oder mit Wärme werden hier Krebszellen zerstört.

*** Hormontherapie**

Die Hormontherapie ist heute noch nicht ausgereift, verspricht jedoch ein sehr wirksames, fast gegen alle Krebsarten einsetzbares Heilmittel zu werden.

Natürliche Abwehrmittel

Der Panzer des Körpers

Der bis heute andauernde Streit zwischen der Schulmedizin und alternativen Heilmethoden hatte seinen Ursprung schon vor langer Zeit. So waren die Heilkünste der mittelalterlichen Kräuterfrauen oft den Erkenntnissen der Wissenschaftler weit überlegen. Dies führte zu Missgunst der Ärzte gegenüber der Naturheilkunde.

Jeder Organismus, ob Tier oder Pflanze, ist mit einem lebenswichtigen Abwehrsystem ausgerüstet. Ebenso schützt sich der menschliche Körper vor Gesundheitsbedrohungen aller Art.

Der Mensch hat im Lauf der Jahrtausende durch Beobachtung, Erfahrung und Intuition gelernt, einige der in der Natur vorhandenen Abwehrkräfte für sich selbst zu nutzen. Kluge Kräuterweiber oder auch Mönche verstanden es oft besser als die gelehrten Doktores, einen Kranken wieder zu Kräften kommen zu lassen und zur Gesundheit zu verhelfen. Das war den Medizinern allerdings nicht immer ganz recht: Schnell entwickelte sich daraus ein Widerstand mancher Ärzte gegen naturheilkundliche Behandlungsweisen.

Schulmedizin und Naturheilkunde

Man forderte wissenschaftlich einwandfreie Nachweise, um die exakte Wirkung der natürlichen Hilfen auf das menschliche Immunsystem zu prüfen. Diese Nachweise werden erst jetzt, da sich Naturheilkundler und Schulmediziner endlich etwas annähern und ein gemeinsames Ziel verfolgen, nach und nach geliefert. Mit jeder wissenschaftlichen Bestätigung der zuvor nur empirisch gewonnenen Erkenntnisse verringern sich nun die Vorbehalte der Schulmedizin. Damit gibt es die berechtigte Hoffnung, dass es mit vereinten Kräften bald möglich sein wird, den reichen Schatz der Natur an Immunstimulanzien zu heben.

Pflanzliche Immunstimulanzien

Echinacea – Hausmittel der Indianer

Ein abwehrstärkendes Mittel ist dabei, sich einen Platz in jeder vernünftig ausgestatteten Hausapotheke zu erobern: Echinacea. Diese niedrige Staude wird bei uns auch als Sonnenhut bezeichnet, obwohl dieser Name eigentlich einer anderen Gattung, der Rudbeckia, vorbehalten ist.

In Nordamerika lernten die ersten weißen Siedler von den Indianern, dass die Extrakte bestimmter Echinaceaarten (Echinacea angustifolia und Echinacea purpurea) Wunden schneller verheilen lassen, gegen Schlangengifte wirken und Fieber bekämpfen. Bald verlangten auch Amerikaner, die nicht im Wilden Westen wohnten, nach diesem universellen Heilmittel.

Das veranlasste den Deutschen H.C.F. Meyer im Jahr 1870, ein solches Medikament herzustellen. Meyer brachte es als Meyers *Blood Purifier* auf den Markt. Diesem ersten Echinaceapräparat folgten noch viele andere: Allein in Deutschland werden – einschließlich der homöopathischen Mittel – nunmehr etwa 290 verschiedene Arzneimittel angeboten, die Extrakte der Echinacea enthalten.

Wissenschaftliche Studien oder Untersuchungen können die Erfahrung und Überlieferung nicht ersetzen, aber sehr wohl erweitern. Das Wissen über die Eigenschaften und die Wirkung verschiedener Heilpflanzen basiert oft auf jahrtausendealter Erkenntnis.

Breites Anwendungsgebiet

Eingesetzt werden sowohl die oberirdischen Teile der Pflanze als auch die Wurzeln und die Gesamtpflanze, die dann zu alkoholischen Tinkturen, Wasserextrakten, Presssäften, Tabletten, Dragees oder Tees verarbeitet werden. Die Präparate sind nahezu universell gegen alle Arten von Krankheiten einsetzbar. Speziell jedoch entfaltet das Heilmittel seine Wirkung bei Verbrennungen, Schuppenflechte und Furunkeln, aber auch bei allen Infektionen und Entzündungen, vom Scharlach bis zur Blinddarmentzündung.

Echinacea und Immunsystem

Wenn man auf ein Mittel stößt, das bei so vielen unterschiedlichen Krankheiten Anwendung findet, liegt die Vermutung nahe, dass ein generelles Wirkungsprinzip beteiligt ist: eine Immunstimulanz, die das Abwehrsystem in die Lage versetzt, Bakterien und Viren zu bekämpfen, Entzündungen auszuheilen und Wunden schneller zu schließen.

Da Echinaceapräparate offensichtlich eine immunstimulierende Wirkung ausüben, muss man nachforschen, ob diese Regulierung des Immunsystems auch dazu führt, entartete Zellen besser aufzuspüren und zu zerstören. Die ersten wissenschaftlichen Untersuchungen über die Wirksamkeit von Echinacea bei Krebserkrankungen fielen allerdings enttäuschend aus. Einer Studie, die Anlass zu Hoffung gab, folgte oft eine andere Studie, in der sich nicht der geringste Hinweis auf eine Wirkung gegen Krebs finden ließ – bis man schließlich genauer prüfte, welche Echinaceapflanze und welchen Pflanzenteil man bei der Studie auf welche Weise verarbeitete. Die Inhaltsstoffe unterschieden sich außerordentlich stark voneinander. Bei einigen Untersuchungen waren bestimmte Inhaltsstoffe kaum vorhanden, was die negativen Ergebnisse erklärte.

Ist eine Erkältung im Anmarsch, greifen viele Menschen zu Echinaceapräparaten. Hierbei ist jedoch besonders auf die Qualität des Produkts zu achten, da die Wirkung sich je nach Pflanze stark unterscheidet.

Notwendige Standardisierung

Die exakte Standardisierung der Wirkstoffe in einem Echinaceapräparat ist deshalb die dringende Voraussetzung für eine optimale Nutzung der pflanzlichen Heilkräfte. Nur wenn dieser Standard gesichert ist, kann man von der Echinacea eine deutliche Besserung der allgemeinen Abwehrkraft erwarten. So sind z.B. Präparate wie Esberitox geeignet, bei ersten Anzeichen einer Erkältung den Ausbruch der Erkrankung zu verhindern oder den Krankheitsverlauf deutlich zu mildern und zu verkürzen.

Echinacea in der Krebstherapie

Es geht um die Frage, ob Echinaceapräparate nicht nur das Immunsystem stärken, sondern auch das Krebsgeschehen günstig beeinflussen können. Man entdeckte in den Pflanzen ätherische Öle mit lipophilen Inhaltsstoffen. Diese Substanzen ließen bei Ratten Karzinomsarkome und bei Mäusen Leukämie verschwinden. Bei genauerer Untersuchung stellte sich heraus, dass der aktivste Inhaltsstoff aus Alkylamiden besteht. Diesen Stoff spürten die Indianer, wenn sie die Pflanzenblätter, Blüten oder Wurzeln in den Mund nahmen: Dort verursacht er ein erst brennendes, dann pelziges Gefühl. Je nach der *tingling sensation* bewerteten die Indianer die Qualität der Pflanze. Heute weiß man, dass vor allem die Alkylamide für die immunmodulierende Wirkung verantwortlich sind. Aber auch die kortisonähnlichen Polysaccharide tragen zur Bedeutung der Echinacea bei: Sie kurbeln die Interferonproduktion von Makrophagen an und fördern den Tumor-Nekrose-Faktor (TNF).

Echinacea stärkt das menschliche Immunsystem und schützt vor Erkrankungen aller Art. Ob Echinaceapräparate auch in der Krebstherapie wirksam eingesetzt werden können, ist jedoch bis heute noch nicht vollständig geklärt.

Polysaccharide zur Immunstärkung

Möglicherweise benötigt man die Echinacea selbst gar nicht mehr, um die Polysaccharide in der Krebsbehandlung einzusetzen. Denn inzwischen kann man Polysaccharide nach Belieben in Zellkulturen vermehren. In klinischen Studien wird noch geklärt, ob es sinnvoll ist, die Polysaccharide als Reinstoffpräparat dem Arzt zur Verfügung zu stellen. Allerdings würde man dabei auf den Glykoprotein-Polysaccharid-Komplex verzichten. Von diesem Stoff nimmt man an, dass er nicht nur die Makrophagen zur Aussendung von Interleukin-1, dem TNF und den Interferonen α und β stimuliert, sondern auch auf die B-Zellen des Immunsystems aktivierend wirkt. Dementsprechend fördert er eine wichtige Komponente des Abwehrmechanismus.

Bei der Frage nach einer optimalen Nutzung pflanzlicher Immunstimulanzien steht der Pharmakologe häufig vor dem Problem, ob er den gesamten Pflanzenteil in seiner ursprünglichen Form belässt oder ob er die Inhaltsstoffe extrahiert und standardisiert. Die Gesamtdroge ist in der Regel bekömmlicher, d.h. nebenwirkungsärmer. Außerdem verfügt sie häufig über zusätzliche günstige Wirkungen, die extrahierte und pharmazeutisch wieder zusammengesetzte Inhaltsstoffe nicht besitzen. Andererseits kann man nur bei Pflanzendrogen mit kontrollierten, gereinigten und standardisierten Inhaltsstoffen sicher sein, ein Präparat mit einem ausreichenden Wirkungspotenzial zu erhalten.

In Europa sind einige Ginsengpräparate in der Apotheke erhältlich. Die wilde und sehr kostbare Ginsengwurzel stammt aus Korea. Dort gilt Ginseng als Garant für Gesundheit und ein langes Leben.

Ginseng – die natürliche Lebensversicherung

Die koreanische Ginsengwurzel besaß über viele Jahrhunderte hinweg in Korea den Ruf, eine Art Lebensversicherung zu sein, ein Garant der Gesundheit und des langen Lebens. Man suchte die wild wachsende Ginsengpflanze an den Rändern lichter Wälder und erntete die Wurzel, die kostbarer war als Gold. Die ältesten und damit größten und wirkungsstärksten Wurzeln mussten dem Kaiser gebracht werden. Durch übertriebenes Sammeln wurde wilder Ginseng immer seltener. Chinesische und mongolische Eindringlinge holten zudem rigoros jede Wurzel aus der Erde, die sie finden konnten. Heute ist der Fund einer echten wilden Ginsengwurzel in Korea eine Sensation, die in allen Medien veröffentlicht wird.

Notgedrungen begann man deshalb mit dem gärtnerischen Anbau von Ginseng. Die kultivierte Ginsengpflanze verlor zwar gegenüber dem Wildginseng an Kraft, doch war sie noch immer das gesundheitsfördernde Mittel, das in Korea von keinem anderen übertroffen wird. Die Produktionsmethoden des kultivierten Ginsengs wurden so weit verbessert, dass man bei ihrer Verwendung mit einer spürbaren

Wirkung rechnen kann. Die Wirkung wird durch den Grad der Ginsenoide in der Wurzel bestimmt. Europäischen Pharmakologen ist es gelungen, durch eine Standardisierung des Inhaltes an Ginsenoiden in einigen Präparaten den Wert des abwehrstärkenden Wurzelextraktes zu steigern. Demnach können Ginsengpräparate durchaus eine gute zusätzliche Hilfe zur generellen Immunstärkung darstellen.

Wild wachsende Ginsengwurzeln sind heute in ihrem Heimatland Korea extrem selten geworden. Inzwischen wird Ginseng zwar angebaut, doch leider leidet die Qualität der Heilpflanze darunter.

Mistel

Eines der pflanzlichen Präparate, das man besonders genau auf seine immunstärkende Wirkung hin untersuchte, wird aus der Mistel gewonnen. Zunächst glaubte man, diese Mittel seien hauptsächlich dazu geeignet, den Bluthochdruck zu senken und verengte Arterien zu entlasten. In der Apotheke kann man heute viele Mistelpräparate erhalten, die zusammen mit Weißdorn oder Knoblauch darauf abzielen, Herz und Kreislauf zu unterstützen. Die Misteltherapie entwickelte sich schließlich vom Anthroposophen Rudolf Steiner, der intuitiv eine krebsbekämpfende Wirkung der Mistel annahm, bis zum Onkologen, der heute dem Krebspatienten ein Mistelpräparat mit genau definiertem Lektingehalt injiziert.

Eine Stütze für das Abwehrsystem

Heute weiß man, dass bestimmte aus der Mistel hergestellte Präparate mehr können, als Herz und Kreislauf zu kräftigen. Sie versetzen zahlreiche Faktoren des Immunsystems in optimale Reaktionsfähigkeit: Es kommt zur Vermehrung von T-Lymphozyten, besonders den Helferzellen, und von NK-Zellen (natürlichen Killerzellen). Wichtige Botenstoffe werden von den stimulierten Makrophagen ausgeschüttet, darunter einige Interleukine, Interferon und der Tumor-Nekrose-Faktor TNF. Die gesamte Homöostase – eine

Grundvoraussetzung für den funktionierenden Organismus – wird durch die Mistel positiv verändert und reguliert sich zu einem Normalmaß.

Mit Lektin ML-1 gegen Krebs

Als man den Wirkstoff der Mistel suchte, fand man ein ganzes Bündel möglicher Aktivatoren: Als wichtigster Wirkstoff entpuppte sich dabei das Mistellektin. Lektine sind pflanzliche Zuckereiweiße, die man u. a. im Labor bei Blutgruppenbestimmungen einsetzt und deren anregende Wirkung auf Lymphozyten bereits bekannt war. Das Mistellektin (ML-1) scheint eine der wirkungsvollsten pflanzlichen Substanzen für die Abwehrregulierung zu sein. In der medizinischen Fachsprache nennt man diesen Vorgang Immunmodulation.

Der entscheidende Wirkstoff in der Mistelpflanze ist Lektin ML-1. Dieses Zuckereiweiß regt die körpereigene Produktion von Lymphozyten an und kurbelt so die Abwehrkräfte des Organismus an.

Die Veränderungen des Immunsystems sind gravierend: Ein durch ML-1 aktiviertes Immunsystem ist deutlich besser in der Lage, gegen Krebszellen und -tumoren zu kämpfen.

Die Nutzung der Mistel

Zunächst versuchte man, den Wirkstoff ML-1 aus der Mistelpflanze zu extrahieren und in konzentrierter Form Krebspatienten zu injizieren. Dieser Versuch hatte zunächst nicht den gewünschten Erfolg, da aus der Mistel gelöste Einzelsubstanzen zu Allergien und anderen unerwünschten Nebenwirkungen führten. Die gute Verträglichkeit war nur gewährleistet, wenn man die ML-1 innerhalb des Mistelgesamtextraktes verabreichte.

Dabei spielt es eine entscheidende Rolle, ob man den Extrakt einer im Sommer oder im Winter geernteten Mistel entnimmt, auf welchem Wirtsbaum die Mistel gelebt hat und mit welchem Misch- und Filtrierverfahren der Extrakt gewonnen wird.

Der Einsatz der Mistel in der Krebstherapie …

Für Menschen mit erhöhtem Krebsrisiko ist die Stärkung des Immunsystems eine Frage auf Leben und Tod. Hier gibt es keinen Grund, auf sinnvolle Hilfen zu verzichten. Der Einsatz von Mistelpräparaten mit einem gesicherten und definierten Gehalt an Lektinen ist nunmehr auch nach Meinung zuvor skeptischer Onkologen eine solche sinnvolle Hilfe.

Konservative Krebstherapien – also Operation, Chemo- und Strahlentherapie – werden immer häufiger von einer lektinoptimierten Misteltherapie begleitet. Die körpereigene Abwehr leidet unter einer konservativen Krebstherapie sehr stark. Diese Schwächung kann durch den Einsatz von Mistelpräparaten abgefedert werden, und die Abwehr gewinnt ihre Funktionsfähigkeit zurück. Außerdem kann die Misteltherapie schmerzlindernd wirken.

Eine wissenschaftliche Studie mit Brustkrebspatientinnen belegt die aktivierende Wirkung durch Mistelzufuhr auf die menschlichen Hormone. Für die Schmerzlinderung und Gemütsverbesserung sind spezielle Hormonbestandteile zuständig, beispielsweise das Beta-Endorphin.

Das menschliche Immunsystem lässt sich mit mistelhaltigen Präparaten sehr günstig beeinflussen. Die Abwehrkräfte werden gestärkt und bei ihrem Kampf gegen Krankheitserreger unterstützt.

… auch im fortgeschrittenen Stadium

Die Linderung von Schmerz und die Verbesserung des seelischen Befindens auf hormonellem Weg weisen in eine weitere Richtung, in die sich die Misteltherapie entwickeln wird: Behandlung und Betreuung von Krebspatienten im fortgeschrittenen Stadium. Das Ziel einer solchen Therapie ist die Lebenszeitverlängerung, ohne die Lebensqualität zu beeinträchtigen. Es zeigte sich, dass die Misteltherapie bei Krebspatienten eine deutlich tumorhemmende, schmerzverringernde Wirkung hat und das geschwächte Immunsystem wieder erstarken lässt. Auch können die Nebenwirkungen von Strahlen- und Chemotherapie gesenkt werden.

Schwarzkümmel

Auf der Suche nach immunstärkenden Substanzen fand man neben Extrakten aus Knoblauch, Süßholzwurzel, Weißkohl oder Brokkoli eine sensationell starke Pflanze – Schwarzkümmel. Das Sloan-Kettering-Institut in New York stellte im Labor des Department for Immunology fest, dass Stoffe in Schwarzkümmelöl Tumorzellen angreifen und ihr Wachstum hemmen. In weiteren Untersuchungen anderer Institute wurden diese Ergebnisse bestätigt.

Die meisten Chemotherapeutika sind mit problematischen und unangenehmen Nebenwirkungen verbunden. Im Gegensatz dazu schonen die Schwarzkümmelextrakte nicht nur die gesunden Zellen, sondern regen die körpereigenen Abwehrzellen zu erhöhter Aktivität an. Als man diese positiven Wirkungen im immunologischen Labor näher untersuchte, ergab sich, dass der Extrakt Hemmstoffe im Blut von Krebskranken angreift, die gegen Interferone und Lymphokine gerichtet sind und somit die Abwehr blockieren.

Der abwehrstärkende Schwarzkümmel ist nicht mit dem bei uns gebräuchlichen europäisch-asiatischen Gewürzkümmel zu verwechseln. Das wirksame Öl wird ausschließlich aus ägyptischem Schwarzkümmel gewonnen.

Nebenwirkungsfreies Heilmittel

Ägyptisches Schwarzkümmelöl bewirkt zwar keine auffällige Zunahme von Abwehrzellen. Doch es macht u. a. Rezeptoren der B-Lymphozyten stärker empfänglich für das Andocken der Antigene. Tumorantigene benötigen zum Andocken freie Rezeptoren bei den B-Lymphozyten, die zum Kopieren der Antigene dienen.

Weitere Tests bekräftigten die bislang empirisch gewonnenen Erkenntnisse: Schwarzkümmelöl regt die Knochenmarkzellen an und hemmt Viren. Die Wirkungen der Extrakte haben Ähnlichkeit mit Antibiotika, die gegen Bakterien und Pilze gerichtet sind. Ein großer Vorteil dieser pflanzlichen Präparate ist allerdings, dass sie nicht die Nebenwirkungen von Antibiotika besitzen.

Der Pflanze ihr Geheimnis entlocken

Im Krebsforschungslabor auf Hilton Head Island, South Carolina, hat man mit modernsten Analyseverfahren die meisten Wirkstoffe des Schwarzkümmels enträtselt. Die Samenkörner des Schwarzkümmels (Nigella sativa) entstammen einem einjährigen Doldengewächs, das etwa einen halben Meter hoch und im gesamten Osten zwischen Bangladesch und Ägypten angebaut wird.

Die Samen bestehen zu 30 bis 85 Prozent aus Ölen, hauptsächlich aus mehrfach ungesättigten Fettsäuren. Schwarzkümmel sollte auf keinen Fall mit dem in Europa bekannten einfachen Kümmel verwechselt werden, der hier zu Lande als Gewürz gebraucht wird.

Die heilende Wirkung des Schwarzkümmels bei einer Vielzahl von Erkrankungen ist seit Jahrtausenden bekannt. Hier zu Lande ist das aus der Pflanze gewonnene Öl u. a.unter dem Handelsnamen Immerfit erhältlich.

Je nach Anbaugebiet variieren sowohl der Ölgehalt als auch der Anteil der ungesättigten Fettsäuren und der anderen wichtigen Inhaltsstoffe, wie z. B. der Saponine, Gerbstoffe und des Bitterstoffs Nigelin. Aufgrund dieser Schwankungen ist es entscheidend, welches Schwarzkümmelöl zu welchem Zweck gewählt wird.

Schwarzkümmelöl – das Geheimnis der Pharaonen

Schwarzkümmel ist als umfassend wirkendes Hausmittel in fast allen östlichen Ländern seit Jahrtausenden bekannt. So fand man ein Fläschchen Schwarzkümmelölsamen in der Grabstätte des Pharaons Tutenchamun.

Auch die alten Griechen und Römer verzichteten nicht auf die starke Wirkung dieser Pflanze. Berühmte Gelehrte wie Dioskurides, Galenus oder Plinius empfahlen den Samen des Schwarzkümmels.

Karl der Große ließ Schwarzkümmel in Kräutergärten anbauen. In alten Medizinbüchern wird der »Schwartze Coriander« erwähnt – und selbst Paracelsus pries seinen vielfältigen Nutzen.

Schwarzkümmel im Islam

Mohammed lehrte, dass Schwarzkümmelsamen vor allen Krankheiten schützen. Kein Wunder, dass in islamischen Ländern der Gebrauch von Schwarzkümmelsamen bis heute fast eine religiöse Handlung darstellt. Aber auch für die Nichtislamisten in den Ländern des Nahen Ostens bewährt sich der tägliche Griff zum Schwarzkümmel – ob als Nahrungs- oder Arzneimittel, ob als Samen oder als Öl. Schwarzkümmel gilt als unverzichtbar für alle, die fit werden oder fit bleiben wollen.

Ob bei Hauterkrankungen oder Entzündungen im Mundbereich – Schwarzkümmelöl findet in zahlreichen Bereichen der Medizin und Körperpflege Anwendung. Sehr hilfreich kann es auch bei bestimmten Formen der Zuckerkrankheit sein.

Für eines der in Europa erhältlichen Schwarzkümmelprodukte hat eine Firma beispielsweise daher bewusst den Namen Immerfit gewählt. Es handelt sich hier um ein Schwarzkümmelöl, dessen kontrollierte Inhaltsstoffe im besonders optimalen Verhältnis zueinander stehen.

Die Anwendung des Schwarzkümmels

Als Hausmittel ist Schwarzkümmel durchaus geeignet, bei zahlreichen Gesundheitsstörungen zu helfen. Die Anwendungen reichen von Akne, Allergie, Darmbeschwerden über Gelenkschmerzen bis zu Hautunreinheiten, Heuschnupfen, Kopfschmerzen, Schlafstörungen, Sodbrennen und Zahnfleischentzündungen. Besonders ist die Wirkung von Schwarzkümmel bei Menstruationsstörungen und bestimmten Diabetesformen hervorzuheben.

Auch für Krebspatienten oder Menschen mit erhöhtem Krebsrisiko kann Schwarzkümmel eine sinnvolle begleitende Hilfe darstellen. In diesen Fällen muss über Art, Menge und Dauer der Einnahme von Schwarzkümmel jedoch der behandelnde Arzt entscheiden. Eine Selbstmedikation oder sogar das Absetzen ärztlich angeordneter Maßnahmen zu Gunsten derartiger Mittel wäre ein nicht zu verantwortender Leichtsinn!

Shiitake

In Japan versucht man in zahlreichen pharmakologischen Labors mit naturheilkundlicher Ausrichtung, Ginseng und Eleutherococcus sibirica (sibirische Taigawurzel) zu kultivieren, jedoch fallen die Ergebnisse wenig befriedigend aus. Umso mehr erhofft man sich vom Shiitake (Lentinus edodes mycelia). Man gewinnt aus Zellreihen der Myzelien dieses Pilzes einen Extrakt, der nach japanischen Untersuchungen das Immunsystem stützen soll.

* Das Präparat bewirkt eine Makrophagenaktivierung mit erhöhter Bildung von Interleukin-1 und von Antikörpern sowie eine zelluläre und humorale Abwehrstärkung. Besonders gefördert werden Helferzellen, die zwischen den Makrophagen und den B-Zellen Informationen austauschen.
* Weiterhin verspricht man sich eine Aktivierung der Komplemente, die im Organismus zur Zerstörung der Feinde gerufen werden.
* Japanische Studien mit Shiitakeextrakt belegen sogar eine gewisse Wirkung gegen eine bestimmte Krebsform wie z. B. die Sarkome.

Als Ginsengersatz in der Heilkunde verwendet man in der Mongolei die sibirische Taigawurzel. Präparate aus Extrakten dieser Wurzel können nachweislich das Immunsystem stärken.

Sibirische Taigawurzel

In zahlreichen asiatischen Ländern suchte man Pflanzen, die ähnlich schützen wie wilder Ginseng. In der Mongolei verwendet man seit langer Zeit die sibirische Taigawurzel (Eleutherococcus sibirica).

* Diese Wurzel ist kein echter Ginsengersatz, trotzdem eignet sie sich ebenfalls bestens, um das Immunsystem zu stärken.
* Auch hier sollten Sie darauf achten, ein Präparat mit standardisierten Inhaltsstoffen zu wählen.

Tibetische Wundermittel

Tibetische Mönche stellten aus einer Mischung von etwa zwei Dutzend heimatlichen Heilpflanzen ein Mittel her, dessen ungewöhnliche Wirkung bis heute pharmakologisch noch nicht restlos enträtselt werden konnte. Die als Padma 28 bezeichnete Mischung scheint in einer bestimmten Verdünnung die Wachsamkeit der neutrophilen Granulozyten (Fresszellen des Immunsystems) zu erhöhen. Erste Untersuchungen ergaben, dass diese Fresszellen tatsächlich in erhöhte Alarmbereitschaft versetzt werden. Padma 28 trägt außerdem dazu bei, nach erfolgtem Erfassen und Auflösen eines Feindes die Fresszelle wieder in den Ruhezustand zu bringen. Damit sinkt die Gefahr, dass die aktive Fresszelle ungebremst weiterhin Zellen angreift. Das Angriffsziel können schließlich auch eigene Körperzellen sein, wodurch eine Selbstzerstörung einsetzt. Man vermutet, dass das Heilmittel als Antrieb und als Bremse wirkt, indem es einen enzymatischen An- und Abschaltmechanismus in Gang setzt.

Wie ein Killerkommando stürzen sich die körpereigenen Fresszellen auf feindliche Eindringlinge im Organismus. Werden sie allerdings nicht rechtzeitig gestoppt, können sogar unschädliche Zellen angegriffen werden.

Stärkende Lichtkräfte

Jede Zelle ist jedoch nicht nur eine Art elektromagnetische Batterie, sie sendet auch vielfach Licht aus – die Photonen. Je nach Aktivität verändern manche Zellen ihre Spannung und verändern auch die Intensität und das Spektrum der von ihnen ausgesendeten Photonen. Es sind Lichtzeichen, die der Information an andere immunkompetente Zellen dienen. Werden die Photonen durch Einflüsse von außen in der Intensität oder im Spektrum verändert, verändert sich auch die Aktivität der betreffenden Zelle. In der Verdünnung von D5 – für die Homöopathie eine sehr niedrige Potenzierung – sollen Lichtkräfte der tibetischen Kräuter freigesetzt werden, die unsere Granulozyten so regulieren, dass es zu einer spürbaren Stärkung der Abwehr kommt.

Der Einsatz pflanzlicher Heilmittel

Jeder verantwortungsbewusste Arzt steht vor der Frage, was er gewinnt, wenn er seinem Krebspatienten derartig ungeklärte Behandlungsmethoden zumutet wie die Therapie mit einem nicht näher definierten tibetischen Kräutergemisch. Er sollte sich aber auch fragen, was der Patient möglicherweise verlieren könnte: eine Stütze für sein Abwehrsystem, eine Maßnahme, von der keine Gesundheitsschädigung zu erwarten ist, selbst wenn sie bei dem betreffenden Patienten nicht wirken sollte.

Um einen Angriff der Fresszellen auf Zellen des eigenen Organismus zu verhindern, kann die Substanz Padma 28 eingesetzt werden. Doch auch für die Anregung der körpereigenen Abwehrkräfte ist dieses Mittel sehr hilfreich.

Einheimische Heilpflanzen …

Sucht man nicht in Tibet, sondern in unseren heimischen Wäldern und Wiesen nach Pflanzen, die eine immunstärkende Hilfe bieten können, findet sich eine reichhaltige Auswahl. Welche Heilpflanze der Arzt dem Patienten zur regelmäßigen Einnahme empfiehlt, das richtet sich gerade bei dem krebsgefährdeten oder -kranken Patienten stets nach dessen individuellem Befinden, das keine schematische Verordnung zulässt.

… gehören in erfahrene Hände

So einfach es sich auch anhören mag, mit Heilpflanzen die körperliche Abwehr zu stärken, bleibt es immer dem auf diesem Gebiet erfahrenen Therapeuten vorbehalten, die geeignete Pflanze, den geeigneten Pflanzenteil und die geeignete Form der Verabreichung für jeden Patienten festzulegen.

Deshalb der Rat: Experimentieren Sie nicht auf gut Glück mit Heilpflanzen! Die pharmakologischen Wirkungen der Pflanzen sind stärker, als viele vermuten. Machen Sie sich vorher sachkundig, oder holen Sie sich fachlichen Rat.

Giftige Heilpflanzen

Eibe und Schöllkraut

Viele Pflanzen haben sowohl gesundheitsfördernde als auch giftige Wirkungen auf den menschlichen Organismus. Selbst giftige Pflanzen wie Schöllkraut oder Schierling können der Gesundheit dienen und das Immunsystem unterstützen.

Zu den giftigen Pflanzen, deren immunmodulierende Inhaltsstoffe jedoch genutzt werden, zählen die Eibe und das Schöllkraut. Die Rinde der Eibe – auch als Lebensbaum bekannt – wird zu einem Medikament (Taxol) verarbeitet. Die Wirksubstanz des Schöllkrauts findet sich besonders in dem gelben Milchsaft der Pflanze, doch wird auch die gesamte Pflanze zum Extrakt verarbeitet (Ukrain).

Schierling

Der Gefleckte Schierling (Conium maculatum) enthält gefährliche und tödliche Giftstoffe. Andererseits wirkt er in einer speziellen Verarbeitung und Verdünnung allgemein abwehrstärkend und kann das Immunsystem auch gegen Tumoren aktivieren und dadurch zumindest deren Wachstum hemmen.

Ärzte, welche die Eigenschaften des Schierlingsextraktes erforschten, stellten keinerlei Wirkung gegen Krebserkrankungen fest. Aber sie hatten den falschen Schierling gewählt, in der falschen Weise extrahiert und in der falschen Dosierung ihren Patienten zugeführt. Durch diese gravierenden Patzer leidet der Ruf des Schierlings als krebshemmende Heilpflanze bis auf den heutigen Tag.

Waldmeister

Die Heilpflanze Waldmeister (Asperula odorata) besitzt den sehr giftigen Wirkstoff Kumarin. Wegen seines angenehmen Duftes benutzt man Waldmeister gern im Mai für eine erfrischende Bowle. Allerdings sollten Sie hier möglichst das junge Kraut kurz vor der Blütezeit nehmen. Je älter und welker die Pflanze wird, umso stärker ist das in den Blättern enthaltene Kumarin. Kumarin ist als Giftstoff bekannt, mit dem man u. a. auch Ratten und Mäuse vergiften kann, da es die Blutgefäße in tödlicher Weise verdünnt.

Bitterklee und verwandte Pflanzen sind reich an Kumarinanaloga. Diese besitzen eine ähnliche Wirkung, allerdings mit wenigen, bzw. keinen Nebenwirkungen.

Während der Gefleckte Schierling seit vielen Jahrhunderten in der allgemeinen Heilkunde eingesetzt wird, prüft man erst seit kurzer Zeit Kumarin auf seine therapeutische Wirkung hin. Zur Überraschung der Pharmakologen zeigten sich dabei so deutlich abwehrsteigernde Reaktionen, dass man in den USA genauere Studien durchführte. Die Untersuchungen ergaben, dass Kumarin in der richtigen Dosierung die Aktivität der natürlichen Killerzellen (NK-Zellen) signifikant steigert. Das Ergebnis überzeugte die Prüfungsbehörde FDA, und sie ließ bereits ein Kumarinpräparat zu, mit dem schwarzer Hautkrebs (Melanom) behandelt wird.

Besondere Pflanzenheilmittel

Die Vielfalt der Natur

Es gibt zahlreiche, vielleicht sogar zahllose Pflanzen mit abwehrstärkender Wirkung. Am Schluss dieser Aufzählung sollen zwei Pflanzen erwähnt werden, die eine Sonderstellung einnehmen: Torfmoos und Venusfliegenfalle.

In der Krebstherapie wird Schierlingsextrakt bis heute kaum eingesetzt, obwohl er nachweislich die körpereigenen Abwehrkräfte stärken kann. Ein Grund für seine seltene Anwendung ist die Schwierigkeit seiner Auswahl und Verarbeitung.

Torfmoos

Vielleicht wundern Sie sich, dass das Moor bei pflanzlichen Heilmitteln ebenfalls zu nennen ist. Oft vergisst man, dass Torf aus abgestorbenen Pflanzenfasern des Torfmooses und anderer Gräser besteht. Weil Torfmoos durch seine röhrenförmigen Pflanzenteile Wasser zieht und sich davon ernährt, wächst Torfmoos auf einer immer dicker werdenden Schicht abgestorbener organischer Masse in die Höhe. So bilden sich die Hochmoore. Die Torfmoosfasern können das 30fache ihres Eigengewichtes an Wasser aufnehmen. Sie bilden im Moor eine luftabgeschlossene Schicht, die so stark abschirmt, dass in das Moor versenkte Leichen über Jahrhunderte hinweg mumifiziert völlig erhalten bleiben.

Das menschliche Immunsystem leidet stark unter den Belastungen, denen der Körper bei einer Strahlentherapie ausgesetzt ist. Um die Abwehr zu stärken und den Organismus vor der Strahlenbelastung zu schützen, kann der Einsatz von Torffaseröl hilfreich sein.

Die Torfmoosfasern schirmen auch elektromagnetische Strahlungen ab. Deshalb empfahl Rudolf Steiner, Kleidung aus Torffasern als Schutz gegen die schon damals vermutete elektromagnetische Umweltverschmutzung zu tragen. Dieser Strahlenschutz hat sich empirisch bestätigt. Erste Studien ergaben auch, dass man mit dem Öl der Torffasern (Solum uliginosum comp.) strahlentherapeutisch behandelte Patienten besser vor dem gefürchteten »Strahlenkater« und anderen Schäden schützen kann.

Eine der Schädigungen durch die Strahlentherapie ist die mehr oder weniger deutliche Schwächung des Immunsystems. Mit Hilfe des Torffaseröls kann man diesen Patienten auf wirksame und schonende Weise helfen.

Die Venusfliegenfalle

Aus der Fleisch fressenden Venusfliegenfalle wird das Krebspräparat Carnivora hergestellt. Als Carnivora auf den Markt kam, haben einige Therapeuten dieses Mittel als das lang ersehnte Allheilmittel gegen sämtliche Krebserkrankungen begrüßt.

Diesem Ruf konnte das Präparat selbstverständlich nicht gerecht werden. Die Krebspatienten wurden wieder einmal um eine Hoffnung ärmer. Die auf klassischen Behandlungsmethoden beharrenden Mediziner wurden in ihrer ablehnenden Haltung bestärkt.

Carnivora hat sicherlich eine gewisse Bedeutung als Phytochemotherapeutikum, jedoch beschränkt sich seine Wirkung auf wenige Krebsformen, beispielsweise auf Prostatakrebs in einem bestimmten Stadium.

Heilmittel von Tieren

Die vergessene Schatzkammer

Seit Jahrtausenden untersucht man die gesamte Pflanzenwelt nach heilkräftigen Substanzen und fand dabei einen gewaltigen Schatz sehr wirksamer Hilfen. Dagegen führt die Nutzung tierischer Heilmittel ein eher stiefmütterlich vernachlässigtes Dasein. Leider ist heutzutage von Tieren eher eine Gefährdung der Gesundheit als eine Heilung zu erwarten: Syphilis, Malaria, Tollwut, AIDS – das ist nur eine kleine Auswahl der Plagen aus der Tierwelt, die uns Menschen heimsuchen. Wir neigen fast schon dazu, bei dem Wort »Rind« nicht mehr an die leckere und gesunde Milch der Kühe zu denken, sondern nur noch vor dem Risiko des Rinderwahnsinns BSE zu schaudern.

Sicherlich ist es bei tierischen Arzneimitteln noch wichtiger als bei den pflanzlichen, mögliche Risiken mit äußerster Sorgfalt auszuschließen. Unter Beachtung dieser Vorsichtsmaßnahmen ist es allerdings sinnvoll, einige Medikamente in Betracht zu ziehen, um die Abwehr krebsgefährdeter oder -erkrankter Patienten zu stärken.

Das aus der Venusfliegenfalle gewonnene Präparat Carnivora ist sicherlich kein uneingeschränkt nutzbares Mittel gegen Krebserkrankungen. Doch bei bestimmten Krankheitsformen zeigt es viel versprechende Wirkungen.

Die Heilkraft fremder Zellen

Trotz der Vorbehalte hat man immer wieder Versuche unternommen, das Wirkungsprinzip der Organzellentherapie zu nutzen. Seit etwa 20 Jahren ist bekannt, dass im Laborversuch fremde Gewebszellen die Vermehrung von Krebszellen hemmen, sie sogar teilweise auflösen oder zumindest so verändern, dass sie ihre Bösartigkeit verlieren. Es ist dabei nicht wichtig, ob es sich um tierisches Zellgewebe aus vitalen Zellen ungeborener Lämmer handelt oder um tierische Organzellen, die mittels einer Säure zu sogenannten Lysaten zubereitet werden.

Faktor AF2

Der Faktor AF2 besteht aus einem Extrakt aus Leber und Milz von Schaflämmern. Er wird – wie alle Organtherapeutika – von Eiweiß gereinigt, um eine allergische Schockreaktion zu vermeiden. Der Extrakt wird injiziert und stimuliert neben der allgemeinen Abwehrkraft spezifisch die gegen Tumorzellen gerichteten Killerzellen. Gleichzeitig hemmt er die Vermehrung von Tumorzellen, fördert die Bildung neuer gesunder Zellen und verringert die Nebenwirkungen der Strahlen- und Chemotherapie.

Besonders erfolgversprechend ist der therapiebegleitende Einsatz des sogenannten Faktors AF2. Derartige Präparate aus Schaflämmern können den Organismus in seinem Kampf gegen den Krebs unterstützen und das Immunsystem stärken.

Aufgrund der positiven Wirkung wird der Extrakt im geeigneten Fall begleitend in der Krebsbehandlung eingesetzt. Hier trägt er dazu bei, die Erholung nach einer Krebsoperation zu beschleunigen, Schmerzen zu verringern und in der Tumornachsorge das Immunsystem zu stabilisieren.

Immucothel

Die Interferone im menschlichen Immunsystem sind die besten Aktivatoren der Körperabwehr. Seit man erkannt hat, wie wirksam sie gegen Viren, Bakterien oder entartete Zellen vorgehen, will man dem Immunsystem die potenten Interferone auch von außen zuführen.

Deshalb isolierte man menschliche Interferone und injizierte sie den Patienten. Die Ergebnisse sind bis jetzt leider wenig ermutigend: Es gibt zu viele verschiedene Interferonklassen, und eine Über- oder Unterdosierung an bestimmten Interferonen kann sich als sehr schädlich erweisen.

KLH und eine viel versprechende Schnecke

Bei der Suche nach einem Weg, die körpereigenen Interferone zu vermehren, stieß man schließlich auf die Schlüssellochschnecke (Keyhole Limpet). Der Lymphe der Schnecke wird Hämozyanin, eine isolierte Untereinheit, entnommen. Als Keyhole Limpet Hämocyanin (KLH) wurde die Substanz stabilisiert und unter dem Namen Immucothel in US-amerikanischen und europäischen Instituten geprüft.

Es ist damit zu rechnen, dass KLH in der Zukunft größere Beachtung finden wird, denn KLH stellt eines der stärksten bisher bekannten Antigene dar und ist zugleich ein hochaktiver Immunmodulator.

In einer klinischen Untersuchung prüfte man, ob KLH in der Lage sein könnte, eine erneute Tumorbildung (Rezidiv) nach einem operativ entfernten oberflächlichen Harnblasenkarzinom zu unterbinden. Hierbei ergab sich eine Rezidivprophylaxe, wie sie sonst nur mit Chemotherapeutika oder Immuntherapeutika wie dem BCG erreicht werden kann. Während der Einsatz von Chemotherapeutika oder auch BCG stark durch Nebenwirkungen belastet oder sogar begrenzt ist, kam es bei der Verwendung von KLH nur zu sehr geringfügigen unerwünschten Begleiterscheinungen. Nach bisher vorliegenden Ergebnissen sind Injektionen von KLH bei operierten Harnblasenkarzinompatienten ebenso wirksam wie bei Patienten mit anderen Krebsproblemen.

Eine wichtige Rolle bei einer Krebserkrankung spielen die Interferone im menschlichen Organismus. Es ist jedoch ziemlich schwierig, Interferone dem Körper von außen zuzuführen.

Neytumorin

Neytumorin ist ein Organlysat, das aus einem Gemisch von Zellen besteht, die tierischer Plazenta, Thymus, Leber und Bauchspeicheldrüse entnommen und mit weiteren Zellbaubestandteilen ergänzt werden.

In zahlreichen Laborversuchen wurde bestätigt, dass dieses Organlysat fähig ist, Krebszellen im Wachstum zu hemmen oder sogar zur Auflösung zu bringen. Besonders sensibel reagierten bestimmte Leukämiezellen. Da das Lysat eine stimulierende Wirkung auf T-Lymphozyten und andere Teile des Immunsystems ausübt, könnte es sich durchaus als sinnvolle therapiebegleitende Maßnahme bewähren.

Thymojekt

Die Thymusdrüse enthält Hormone, die eine hohe Bedeutung bei vielen Prozessen im menschlichen Immun-, Hormon- und Nervensystem besitzen. Da die körpereigene Produktion an Thymushormonen im Alter nachlässt, schleichen sich immer mehr Defekte ein, die das Wohlbefinden beeinträchtigen können.

Bei einer Störung des Thymushaushaltes macht sich ein Defekt besonders stark bemerkbar: Die Regulierung des Immunsystems funktioniert nicht mehr optimal. Das Gleichgewicht zwischen Aktivität und Ruhephase – die Homöostase – geht verloren.

Man hat deshalb immer wieder versucht, die Thymusleistung anzukurbeln. U. a. behandelt man Patienten mit Thymusextrakten, die aus Kalbsthymusdrüsen gewonnen und zu biologisch aktivem Thymuseiweiß verarbeitet werden. Als Thymoject kann man den Extrakt dem Patienten injizieren oder ihn z. B. auch bei Lungenerkrankungen inhalieren lassen.

Das komplizierte menschliche Immunsystem funktioniert nur, wenn sich der Thymushaushalt im Gleichgewicht befindet. Deshalb kann es auch bei Krebserkrankungen sinnvoll sein, die körpereigene Thymusproduktion zu steigern.

Breite Anwendungspalette

Da die Aufgaben der Thymushormone so vielfältig sind, ist auch das Anwendungsgebiet des Thymusextraktes entsprechend groß.

Thymusextrakte können eingesetzt werden bei:

* Allergien
* Hormonellen Regulationsstörungen
* Rheumatischen Erkrankungen

Die wichtigste Bedeutung hat Thymusextrakt für die Stärkung des Immunsystems bei allen mit Immundefekten verbundenen Erkrankungen – von der Altersschwäche bis zum Krebs.

Geheimnisvolle Tierwelt

Noch befindet man sich im Anfangsstadium, wenn Kräfte aus der Tierwelt für die allgemeine Immunstimulanz oder die Krebstherapie direkt nutzbar gemacht werden sollen. Der Bedarf wird jedoch täglich größer. Wachsende Resistenz gegen Antibiotika und steigende Unverträglichkeit von Chemotherapeutika machen es notwendig, geeignete Alternativen zu finden. Darum sind große pharmazeutische Firmen dabei, in den entferntesten und exotischsten Winkeln der Erde nach allem zu fahnden, was dort in der Tierwelt kriecht, läuft, schwimmt und fliegt.

Auf dieser Suche nach gesundheitsfördernden Mitteln entlocken die Forscher der Natur nach und nach ihre Geheimnisse.

Die aus tierischen Organismen gewonnenen Thymusextrakte haben ein sehr großes Anwendungsgebiet, darunter Allergien, Hormonstörungen und Erkrankungen des rheumatischen Formenkreises. Auch in der Krebstherapie finden Thymuspräparate mehr und mehr Anhänger.

* Sandfliege

Der Speichel der Sandfliege enthält Maxadilan, ein Protein mit blutgefäßerweiternder Wirkung, das 500-mal so stark ist wie die bis jetzt verwendeten pharmazeutischen Antikoagulanzien

* Fruchtfliege

Die Fruchtfliege besitzt ein körpereigenes Antibiotikum, das nicht nur einzelne Rezeptoren auf einer Zelloberfläche besetzt. Das Antibiotikum greift ganze Mikroben an, was die Krankheitskeime daran hindert, zu mutieren und Resistenzen zu entwickeln, also gegen das Antibiotikum immun zu werden.

Forschung nach neuen Heilsubstanzen

Bedeutende pharmazeutische Firmen wie Merck geben Millionen von US-Dollar aus, um aus Insekten, Tausendfüßlern oder Spinnen gewonnene Extrakte zu prüfen, ob sie gegen Entzündungen, Infektionen, AIDS und Krebs wirksam sind.

Vitamine

Wie viel ist genug?

Vitamine sind für den Menschen lebensnotwendig. Uneinigkeit herrscht nur bei der Frage, welche und wie viele Vitamine man dem Organismus zur Gesunderhaltung zuführen sollte. Die Listen, in denen Ernährungswissenschaftler den Tagesbedarf an den wichtigsten Vitaminen angeben, sind wenig hilfreich. Denn man geht von einem gesunden Erwachsenen aus, der sich mit unbelasteten Lebensmitteln ernährt, deren Vitamine in optimaler Menge und durch die Zubereitung unverändert den Organismus erreichen. Solche Angaben stützen sich meist auf die veralteten Empfehlungen der für Nahrungsmittel und Ernährung zuständigen US-Behörde, die im Jahr 1941 für fast alle Vitamine eine Recommended Daily Allowance (RDA) festlegte.

Es ist, gelinde gesagt, Unfug, wenn man z. B. für Folsäure, ein Vitamin des B-Komplexes, einen Tagesbedarf von 180 bis 200 Mikrogramm angibt. Das ist für eine Frau in den ersten sechs Wochen einer Schwangerschaft viel zu wenig. Um vor Gehirn- und Rückenmarkmissbildungen geschützt zu sein, benötigt der Embryo in dieser Zeit die doppelte bis vierfache Menge an Folsäure, als hier angegeben wird.

Es ist lebensnotwendig, seinen Körper mit genug Vitaminen zu versorgen. Mit viel frischem Obst und Gemüse lässt sich der tägliche Bedarf problemlos decken.

Individueller Bedarf

Wenn man frisches Gemüse, frisches Obst, Vollkorn und bestes Fleisch einkauft und schonend verarbeitet, hat man sicherlich viel für die Gesundheit getan. Aber es kommt immer noch darauf an, ob das Essen für einen hart schuftenden Schwerarbeiter oder für eine zerbrechliche Frau im Rollstuhl bestimmt ist, ob der Mensch im Ruhestand auf Mallorca das Leben genießt oder ob es sich um einen aktiven Kfz-Mechaniker in einer norddeutschen Großstadt handelt.

Es kommt auf die gesamten Lebensumstände an, auf Krankheiten, Drogen- oder Medikamentenkonsum, Stress und viele andere Faktoren, die eine individuell zusammengestellte Vitaminzufuhr erforderlich machen. Jede grob geschätzte Angabe, die den Anspruch erhebt, für alle Menschen Gültigkeit zu besitzen, sollten Sie als nicht bindend betrachten.

Wissen über Vitamine

Bis heute steht die Vitaminforschung noch auf ziemlich wackligen Beinen. Das ist überraschend, wenn man einerseits die ungeheure Bedeutung der Vitamine bedenkt und andererseits das gigantische Wissen, das die Wissenschaft auf anderen Gebieten längst erlangt hat.

Es lässt sich relativ exakt voraussagen, welcher Vitaminmangel zu welchen Gesundheitsdefekten führt. Über den Wirkungsmechanismus dieser Vitamine kann man jedoch nur in einzelnen Punkten genauere Auskunft geben. Natürlich ist man sich einig, dass die Vitamine einen entscheidenden Einfluss auf das Immunsystem ausüben, aber alle daran beteiligten Funktionen sind bis heute noch nicht geklärt.

Über die genaue Wirkung aller lebenswichtigen Vitamine herrscht ebenso wie über notwendigen Tagesbedarf in der Wissenschaft bis heute ziemliche Unklarheit.

Freie Radikale

Freie Radikale tauchen immer häufiger in Diskussionen über Krebs auf: Mit jedem Atemzug gelangen Moleküle in den Organismus, deren Atomkern nicht wie jedes stabile Molekül von paarweisen Elektronen umkreist wird. Ein Elektron ist allein, es ist frei und zieht sich wie ein Magnet aus benachbarten Molekülen das fehlende Elektron heraus. Somit fehlt wiederum dem benachbarten Molekül ein Elektron, das nun woanders den fehlenden Partner räubert. Es kommt zu einer Kettenreaktion – der Oxidation. Gerät die Kettenreaktion außer Kontrolle, kommt es zu einer ungebremsten Oxidation, und die freien Radikale verändern die

Zellmembran. Die steigende Zahl lebensuntüchtiger Zellen kann dann unzählige Erkrankungen verursachen, bis hin zu Herzleiden und zum Krebs.

Die Kontrollorgane der Oxidation sind Enzyme und Vitamine wie die Vitamine C, E und A, sogenannte Radikalefänger. Sie können freie Radikale neutralisieren, indem sie sich mit dem vereinzelten, Bindung suchenden Elektron paaren. Damit ist die alles zerstörende Kettenreaktion unterbrochen. Enzyme, Vitamine und andere Substanzen, die den Vorgang als Radikalefänger unterbrechen und kontrollieren können, nennt man daher auch Antioxidanzien.

Eine besondere Gefahr für den menschlichen Organismus stellen die freien Radikale dar. Diese Zellen zerstören auf ihrer Suche nach einem Bindungspartner für ihr freies Elektron gesundes Gewebe.

Vitamine und Krebs

Vor rund 30 Jahren ergab eine US-amerikanische Untersuchung, dass in Bevölkerungsgruppen mit dem höchsten Verbrauch an Obst und Gemüse die geringsten Krebsfälle auftraten. Diese Untersuchung stützte die Vermutung, dass es einen Zusammenhang zwischen Vitaminzufuhr und Krebsschutz gibt.

Frau Dr. Gladys Block von der University of California in Berkeley sammelte die Ergebnisse von 20 Untersuchungen über das Auftreten von Mund-, Hals- und Magenkrebs in Relation zur Vitamin-C-Aufnahme. In 18 dieser 20 Untersuchungen zeigte sich ein Mangel an Vitamin C als klarer Risikofaktor. Menschen mit der geringsten Vitamin-C-Versorgung erkrankten doppelt so häufig an Krebs wie Menschen mit der höchsten Vitamin-C-Versorgung.

US-amerikanische Gesundheitsexperten schätzen, dass die Zahl der Krebstodesfälle um ein Drittel gesenkt werden könnte, falls die gesamte Bevölkerung mehr Antioxidanzien wie Vitamin C, A oder E zu sich nehmen würde.

Wie viel dieser Vitamine ist jedoch genug, um seinen Organismus optimal vor Gesundheitsschädigungen zu schützen? Stimmt es, dass es sinnlos ist, riesige Dosen an

Vitamin C zu schlucken, weil der Organismus nur eine ganz geringe Menge davon verarbeitet und den Rest ungenutzt über den Urin ausscheidet?

Die von der Deutschen Gesellschaft für Ernährung empfohlene Tagesdosis von 75 Milligramm pro Tag reicht bei weitem nicht aus, um einen Schutz gegen überschießende freie Radikale zu bieten. Professor Dietmar Sailer von der Medizinischen Universitätsklinik in Erlangen meint dazu: »Eine antioxidative Wirkung tritt sicherlich nicht unter einem Gramm Vitamin C pro Tag ein.« Andererseits scheinen extrem hohe Gaben, beispielsweise zwei oder drei Gramm Vitamin C (Askorbinsäure) pro Tag, zwar keine Gefahr, aber auch keinen zusätzlichen Schutz darzustellen. Hier besteht noch Forschungsbedarf.

Der zerstörerische Amoklauf der freien Radikale im Körper wird durch Antioxidanzien unterbrochen. Neben Enzymen und anderen Stoffen wirken die Vitamine als exzellente Radikalefänger.

Vitamin A

Im Gegensatz zu Vitamin C muss man bei bestimmten Vitaminen nicht nur auf einen Mangel achten, sondern auch auf eine mögliche Überdosierung. Besonders gilt dies für Vitamin A, da dieses Vitamin in der Leber gespeichert wird und dadurch Komplikationen verursachen kann. Andererseits ist erst eine hohe Gabe an Vitamin A in der Krebstherapie (besonders bei Lungenkrebs) eine sinnvolle, bisweilen lebensrettende Hilfe. Vitamin A darf jedoch in der Krebstherapie nur vom behandelnden Arzt verordnet werden, der den Patienten ständig unter Kontrolle behält.

Niedrigere Vitamin-A-Dosen sollte man auf längere Dauer nur in Absprache mit dem Arzt einnehmen. Das Vitamin A kann für Raucher und andere Risikogruppen einen ausgezeichneten Beitrag zur Sicherung der Gesundheit leisten.

Um eine ausreichende Versorgung mit Vitamin A ohne Begleiterscheinungen garantieren zu können, ging man dazu über, Beta-Karotin zu empfehlen. Dieser Stoff wird erst vom Organismus in Vitamin A umgewandelt und deshalb als der sicherere Weg der Versorgung angesehen. Die Frage, ob die Schutzwirkung des Beta-Karotins mit der des Vitamin A beim Krebsgeschehen gleichzusetzen ist, kann man allerdings noch nicht endgültig beantworten.

Eine ausreichende Versorgung mit Vitamin A ist nicht nur für das Lungenkrebsrisiko von Bedeutung. Dies zeigt eine an knapp 90 000 US-amerikanischen Frauen vorgenommene prospektive Studie, die ergab, dass die Testpersonen mit dem höchsten Vitamin-A-Konsum das geringste Brustkrebsrisiko aufwiesen.

Regelmäßige Vorsorgeuntersuchungen können Frauen den besten Schutz vor einer Brustkrebserkrankung bieten. Doch auch die Vitamin-A-Versorgung des Körpers spielt hier eine nicht unbedeutende Rolle.

Vitamine der B-Gruppe

Die Vitamine dieser Kategorie sind allesamt zur Regulierung eines optimal funktionierenden Immunsystems erforderlich. Das gilt für das Vitamin B1, B2, besonders aber für B6 und B12 und die zum Vitamin-B-Komplex gerechnete Folsäure. Ein Mangel lässt sich bisweilen bereits äußerlich erkennen durch tiefe Mundwinkelfalten, Rötung und Schuppenbildung der Haut um die Augenwinkel und neben den Falten an den Nasenflügeln. Diese Zeichen sieht man häufig bei älteren Menschen.

Als man knapp 300 Menschen im Alter zwischen 65 und 96 Jahren untersuchte, von denen fast alle diese Zeichen eines möglichen Vitamin-B-Mangels zeigten, war man erstaunt: Die Werte lagen generell im Normbereich. Erst genauere Prüfungen ergaben, dass trotz normaler Laborwerte eine mangelnde Versorgung mit B6, B12 und Folsäure bestand. Der Mangel wurde mit dementsprechenden Vitamininjektionen eines Vitamin-B-Komplexes behoben.

Diese Studie ist ein weiterer Hinweis darauf, wie unsicher jede Angabe über den erforderlichen Vitaminspiegel eines Menschen sein kann. Auf der anderen Seite zeigt sie auch, wie wichtig eine genügende Versorgung mit allen für die Gesundheitserhaltung benötigten Vitaminen ist.

Vitamin D

Im Kampf gegen Krebs und bei der Suche nach abwehrstärkenden Mitteln gewinnt Vitamin D immer stärkere Bedeutung. Man glaubte in den vergangenen Jahren an eine genügende Versorgung der Menschen mit Vitamin D über die Sonnenbestrahlung oder den Zusatz von Vitamin D in der Margerine bzw. den Genuss von Vollmilch. Die Sonne als Hauptquelle der Vitamin-D-Versorgung ist eine zweifelhafte Hilfe geworden. Warnungen vor zu viel Sonnenstrahlen haben dazu geführt, dass manche Menschen sich kaum noch der Sonne aussetzen. In den sonnenschwachen Wintermonaten kommt es zu einem Vitamin-D-Mangel, der besonders bei Menschen zu beobachten ist, die sich viel in geschlossenen Räumen aufhalten, sowie bei Bettlägerigen und älteren Menschen. Bei Altersheimbewohnern wurde im Winter nur ein Drittel des erforderlichen Vitamin-D-Spiegels ermittelt. Sie erhielten deshalb die fehlende UV-B-Strahlung durch entsprechende Lampen. Vitamin-D-reiche Nahrung allein gleicht den Mangel jedoch nicht aus.

Achten Sie besonders auf die Signale Ihres Körpers: So kann rote, schuppige Haut um die Augenwinkel das Anzeichen für einen gravierenden Mangel an Vitaminen der Gruppe B bedeuten.

Weniger Krebs in sonnigen Ländern

Wie wichtig Vitamin D sein kann, um das Krebsrisiko zu senken, wird an der University of California in San Diego untersucht. Man hat festgestellt, dass Brustkrebs, Darmkrebs und Prostatakrebs in Ländern am Äquator äußerst selten auftreten. Je weiter nördlich man geht, umso häufiger kommt es zu diesen drei Krebserkrankungen. Zugleich hat man einen Zusammenhang zwischen Sonnenbestrahlung und Vitamin-D-Spiegel im Blut der Menschen gefunden. Die Höhe des Vitamin-D-Spiegels stand in Relation zu der Zahl an Krebserkrankungen, besonders an Darmkrebs.

Welche Zufuhr mit natürlichem Vitamin D oder UV-B-Strahlen den besten Krebsschutz bieten kann, wird in weiteren Studien geprüft, die allerdings erst in mehreren Jahren zu einem gesicherten Ergebnis führen werden. Denn Vitamin D ist nicht gleich Vitamin D – es gibt mehrere Untergruppen. Zudem bereitet die Bestimmung einer sicheren Dosis noch Probleme, da Vitamin D bei Überdosierung nicht nur Herzstörungen bereiten, sondern auch den Krebsschutz in ein gewisses Krebsrisiko verwandeln kann.

Vitamin E

Stress, zu wenig körperliche Bewegung und ein ungesunder Lebensstil können zum Herzinfarkt führen. Zur Vorbeugung eines Infarkts und anderer Herzerkrankungen ist es wichtig, die Vitamin-E-Versorgung im Auge zu behalten.

Beim Vitamin E steht die Schutzwirkung für das Herz im Vordergrund, seitdem die Daten von 120 000 jahrelang beobachteten Menschen den Zusammenhang zwischen Vitamin-E-Zufuhr und Herzerkrankungen erkennen ließen. Vitamin E ist das wirksamste fettlösliche Antioxidans. Es ist an der Regulierung des Hormonhaushaltes beteiligt und steigert mit Selen die Antikörperproduktion.

So ist es nicht verwunderlich, dass Vitamin E nicht nur das Risiko eines Herzinfarktes senkt, sondern auch das Risiko einer Krebserkrankung. Über die Hormonsteuerung betrifft das vor allem eine mögliche Hemmung bei der Entwicklung von Brustkrebs oder Gebärmutterhalskrebs.

Bedauerlicherweise ist der Mensch, der von der Schutzwirkung des Vitamin E profitieren möchte, bei der Frage nach der optimalen Dosis ziemlich allein gelassen. Während Professor Dietmar Sailer 600 Einheiten Vitamin E als die Höchstgrenze bezeichnet, meint Professor K.O. Stumpe von der Medizinischen Universitäts-Poliklinik in Bonn: »Die Frage nach der geeigneten Dosierung lässt sich zurzeit noch nicht endgültig beantworten. Aufgrund bisheriger Daten scheinen Dosen zwischen 300 und 900 Einheiten pro Tag ausreichend zu sein.« Jedoch setzt Professor Klaus Miehlke Vitamin E als Antirheumatikum ein und hält dabei Tagesdosen von 2 000 Einheiten und in akuten Fällen auch noch höhere Dosen für sinnvoll.

Vitamine aus der Schachtel

In den USA ist die Vitaminversorgung längst ein zentrales Thema: 70 Prozent aller Amerikaner nehmen zumindest hin und wieder ein Vitaminpräparat ein. Rund 15 Prozent gehören zu den Menschen, die tagtäglich eine ganze Mischung von Vitaminen zu sich nehmen. Oft wissen die Menschen gar nicht so recht, was sie da schlucken. Nicht immer hält der Inhalt, was die Packungsaufschrift verspricht. Die FDA – die US-Behörde für die Zulassung von Nahrungs- und Arzneimitteln – steht hilflos vor dem Milliardenmarkt der Vitaminpräparate. Es gibt vielfach zu wenig gesicherte Erkenntnisse über den Inhalt der Pillen, Kapseln und Säfte. In England prüfte man 57 ähnliche Präparate und stellte fest, dass lediglich vier die auf dem Etikett angegebene Dosis eines enthaltenen Stoffes (Jod) auch nur annähernd einhielten.

In der Krebsvorsorge lassen sich Vitamin-E-Präparate sinnvoll einsetzen: Die Frage nach der richtigen Dosierung für einen ausreichenden Schutz vor Krebs ist allerdings noch nicht endgültig geklärt.

Ausreichende Vitaminversorgung

Weltweit scheint ein regelrechtes Chaos zu herrschen in Bezug auf die Vitaminforschung, auf die Prüfung von Vitaminpräparaten und eine praxisgerechte Dosisempfehlung. Das ändert jedoch nichts an der Tatsache, dass jeder aufgefordert ist, sich in vertrauensvoller Zusammenarbeit mit seinem Arzt oder Therapeuten um eine möglichst optimale Vitaminversorgung zu bemühen.

Selbstverständlich wird die Vitaminversorgung durch die Umstellung auf eine gesündere Ernährung erleichtert. Gesunde Nahrung sollte umfassen:

- Möglichst naturbelassenes, frisches Obst und Gemüse
- Fett in Form von reinem Oliven- oder Sonnenblumenöl mit ungesättigten Fettsäuren
- Wenig Fleisch und Fisch
- Genügend Milchprodukte

Spurenelemente

Der Nutzen für den menschlichen Körper

Unter Spurenelementen versteht man lebenswichtige Bioelemente, die in ganz geringer Konzentration in einem Organismus vorkommen. Diese Stoffe müssen dem Organismus ständig neu zugeführt werden, weil er sie nicht selbst herstellen kann. Ohne Spurenelemente wäre die Bildung bestimmter Eiweiße, Hormone und Enzyme nicht möglich. Fehlen Spurenelemente völlig, wird der Mensch sterben, ein Mangel führt zur Erkrankung.

Es handelt sich immer nur um geringe Mengen, mit denen der Organismus auskommt, eben um »Spuren«. Der Mensch benötigt eine ganze Anzahl solcher Bioelemente:

- Chrom
- Eisen
- Fluor
- Jod
- Kobalt
- Kupfer
- Mangan
- Selen
- Zink

Ohne Spurenelemente läuft im Organismus so gut wie gar nichts. Diese lebenswichtigen Stoffe müssen dem Körper in geringsten Mengen täglich zugeführt werden. Stoppt der Nachschub an Spurenelementen, werden wichtige Reaktionen des Körpers blockiert.

Die Aufzählung der Wirkungen, erforderlichen Mengen, drohenden Mangelerscheinungen und Substitutionsmöglichkeiten sämtlicher Bioelemente führt hier zu weit. Stellvertretend für alle Spurenelemente werden hier nur drei der wichtigsten vorgestellt: Zink, Selen und Eisen.

Zink für die Enzyme

Dieses »unedle« Schwermetall wird von mehr als 100 verschiedenen Enzymen benötigt. Enzyme übernehmen eine Reihe lebensnotwendiger Funktionen im menschlichen Organismus.

- Enzyme spielen eine wesentliche Rolle beim Bau des genetischen Kodes, der DNA.
- Enzyme fördern die Vermehrung der Lymphozyten und regulieren das Verhältnis von Helfer- zu Suppressorzellen.

* Enzyme unterstützen die Makrophagen bei der Umklammerung und Auflösung von feindlichen Substanzen.

Zink in der Krebstherapie

Die Wirkung von Zink ist auf Zellteilung, Zellwachstum und das gesamte Immunsystem gerichtet. So liegt es nahe, an eine Beziehung zwischen Zinkspiegel und Krebsrisiko zu denken. Um das zu klären, wurden mehrere Studien in Auftrag gegeben. Sie bestätigten, dass Krebspatienten in der Regel einen stark erniedrigten Zinkspiegel aufweisen, der mit fortschreitender Krankheit weiter sinkt.

Ein direkter Zusammenhang zwischen Zink und Krebs ergab sich auch aus Berichten, wonach bei deutlichem Zinkmangel das Risiko erhöht ist, an Speiseröhrenkrebs zu erkranken. In Ländern mit Zinkmangel tritt der seltene Speiseröhrenkrebs etwa 50-mal häufiger auf als im internationalen Durchschnitt. Meistens werden hier zu Lande Alkoholiker vom Speiseröhrenkrebs betroffen, denn Alkohol gilt als einer der schlimmsten Zinkräuber.

Der menschliche Körper benötigt eine ganze Reihe von Spuren- und Bioelementen. Eine besonders wichtige Rolle spielen hierbei die drei Stoffe Eisen, Selen und Zink.

Zinkmangel und -versorgung

Zinkmangel kann zu Zwergwuchs führen, zu Milz- und Lebererkrankungen, Hautleiden und vielen anderen Gesundheitsstörungen. Da Zink hauptsächlich in Fleisch und Fisch enthalten ist, müssen Vegetarier mit einem Zinkdefizit rechnen, das sie unbedingt ausgleichen sollten. Zink ist nicht giftig. Aber Sie sollten sich hüten, ständig von Zinktellern zu essen oder aus Zinkgefäßen zu trinken, da säuregelöstes Zink giftig werden kann.

Es ist Aufgabe des behandelnden Therapeuten, bei jedem abwehrgeschwächten Patienten den Zinkspiegel festzustellen und die Dosis und Dauer einer Zufuhr des Spurenelementes zu bestimmen.

Selen – ein lebenswichtiges Element

Obwohl Selen ebenso wie Zink zu den unentbehrlichen Stoffen für den menschlichen Organismus zählt, gehört es zu den unbekannteren Elementen. Der schwedische Chemiker Berzelius entdeckte Selen vor knapp 200 Jahren im Schlamm, der bei der Schwefelsäuregewinnung zurückbleibt. Selen ist sehr selten: In einer Tonne Erdboden findet sich nicht einmal ein zehntel Gramm dieses Elements.

Das extrem seltene Spurenelement Selen spielt eine wichtige Rolle für das menschliche Immunsystem. Daher sollten Sie zur Vorbeugung von Krankheiten aller Art unbedingt auf eine ausreichende Selenversorgung achten.

Als man das neu entdeckte Selen untersuchte, stieß man zunächst nur auf technisch und industriell nutzbare Wirkungen. Bis heute wird Selen für Lichtschranken genutzt, denn Selenzellen unterbrechen Strahlungen.

Erst viel später fand Selen auch Eingang in die Medizin: Man erkannte die Bedeutung dieses Bioelements für den menschlichen Organismus. Ein Selenmangel kann das Immunsystem lahmlegen und das Krebsrisiko erhöhen.

Heute weiß man, dass Selen direkt gegen Krebszellen vorgehen kann. Selen wirkt dem Wachstum und der Aktivität von Krebszellen entgegen und kann im Einzelfall sogar eine Umwandlung der Krebszelle zur Normalzelle anregen. Außerdem schützt Selen vor den Schädigungen, die bei einer Strahlentherapie zu befürchten sind. So kann Selen die Mutation einer immunkompetenten Zelle zu einer Krebszelle verhindern. Selen schützt vor Viren und Bakterien, wirkt als Radikalefänger (Antioxidans) und entgiftet den Organismus von Schwermetallen wie Quecksilber.

Die tägliche Dosis Selen

Es ist unerläßlich, seinen Organismus optimal mit Selen zu versorgen. Diese Forderung ist allerdings nicht so einfach zu erfüllen denn Selen wird vom Körper schnell wieder ausgeschieden. Deshalb muss der täglichen Nachschub mit Selen gesichert werden.

In Deutschland werden 200 bis 300 Mikrogramm Selen pro Tag empfohlen. Das ist etwa die vierfache Menge der empfohlenen Ration in den USA, wo man von 70 Mikrogramm täglich ausgeht. Die höhere Dosierung wird empfohlen, weil Deutschland zu den Selenmangelgebieten zählt. Der Selenspiegel variiert je nach Land oder Klima gravierend. Die niedrigsten Selenwerte in der US-amerikanischen Bevölkerung wiesen die Bewohner von Lima, Ohio, auf. In diesem kleinen Ort wurde gleichzeitig die höchste Krebssterblichkeit gemeldet.

Selen unterstützt nicht nur das menschliche Immunsystem und stärkt die Abwehrkräfte, sondern kann auch direkt gegen feindliche Eindringlinge wie Krebszellen vorgehen. Auch macht Selen die gefährlichen freien Radikale unschädlich.

Selenmangel

Internationale Untersuchungen in 28 Ländern bestätigten den Zusammenhang zwischen Selenversorgung und Brustkrebssterblichkeit. Selen ist hauptsächlich in Fisch und Knoblauch enthalten. Länder, in denen diese Nahrungsmittel überproportional verzehrt werden, sind gleichzeitig die Länder mit einer geringeren Brustkrebssterblichkeit. So sterben in Holland dreimal so viele Frauen an Brustkrebs wie in Bulgarien, Jugoslawien oder Griechenland, wo man vermehrt Knoblauch isst. In Holland sterben sogar achtmal so viele Frauen an Brustkrebs wie in Japan oder Taiwan, wo Fisch ein Hauptnahrungsmittel ist.

Selen und Krebs

Eine niedrige Selenkonzentration im Blut ist mit einem höheren Gesundheitsrisiko verbunden. Ebenso bestätigt sich immer wieder der Zusammenhang zwischen Selenmangel und Krebs.

Neben Fisch und Knoblauch findet sich Selen auch in Getreide und Bierhefe. Mit genug Selen in der Nahrung sind Sie besser vor Immundefekten, entstehenden Infektionen und Entzündungen geschützt.

Als Mittel zur Krebsbehandlung hatte Selen jedoch zunächst einen etwas verunglückten Start: Vor 100 Jahren wurde Selen bereits an Krebskranke verabreicht, jedoch in der falschen Form und in einer viel zu hohen Dosierung. Der Zustand der Patienten verschlechterte sich daraufhin. Diese Methode wurde von da an lange Zeit abgelehnt.

Erst vor wenigen Jahrzehnten begann man, Selenverbindungen wie z. B. Selenit in geringerer Dosierung den Krebspatienten zu geben. Dabei beobachtete man eine Verlängerung der Lebenszeit, verringerte Sterblichkeit und Schmerzlinderung. Tumoren schrumpften oder verschwanden sogar völlig. Der Allgemeinzustand besserte sich deutlich.

Selenpräparate haben sich in der Medizin inzwischen bewährt, um die Nebenwirkungen der Strahlen- und Chemotherapie zu verringern. Es zeigte sich, dass Selen die Ausbreitung von Metastasen verhindert und die Heilungsvorgänge nach einer Krebsoperation beschleunigt.

Selen entfaltet seine heilsame Wirkung im menschlichen Organismus nur in einer speziellen Dosierung. Leicht kann es hierbei zu Fehlern kommen. Falsch dosiert wirkt das Spurenelement sogar negativ auf den Körper.

Auf keinen Fall sollten Patienten sich jedoch eigenmächtig Selenpräparate verabreichen, besonders dann nicht, wenn die Präparate synthetisch hergestellte organische Selenverbindungen enthalten. Bei einer Überdosierung ist kein Krebs- oder allgemeiner Gesundheitsschutz mehr zu erwarten. Ab einer gewissen Dosis kann der Effekt sogar umkippen und sich in das Gegenteil verkehren.

Eisen

Eisen dient dem Organismus zum Transport und zur Speicherung von Sauerstoff. Seine zentrale Bedeutung besitzt das Element jedoch beim Aufbau der Zellen. Hier greift es in den Oxidationsprozess der Zellen ein. Von der Eisenversorgung hängt es ab, ob die gesamte humorale und zelluläre Abwehr funktioniert, ob genügend T-Lymphozyten, aktive B-Lymphozyten, aktive natürliche Killerzellen und Makrophagen zur Verfügung stehen.

Der genaue Wirkungsmechanismus des Eisens auf unser Immunsystem ist allerdings bis heute nicht vollständig enträtselt. Kein Zweifel herrscht jedoch darüber, dass Eisen zu den Spurenelementen zählt, die das Immunsystem günstig beeinflussen. Darüber hinaus bestätigen zahlreiche Untersuchungen eine schützende oder sogar therapeutische Wirkung des Elements bei Krebserkrankungen.

Vor allem Frauen leiden häufig unter Eisenmangel. Neben Erscheinungen wie Müdigkeit und Abgespanntheit kann ein Mangel an diesem Spurenelement auch zu gravierenden Gesundheitsschäden führen.

Wie viel ist genug?

Die Bestimmung des Eisenspiegels und eines eventuell vorliegenden Eisenmangels ist vielen Schwierigkeiten unterworfen. Der menschliche Organismus verwertet Eisen auf einem sehr komplizierten Weg: Das meist zweiwertige Eisen gelangt über die Nahrung in das Blut. Von hier aus erreicht es das Plasma, das Knochenmark, Organe wie Leber und Milz oder die Gewebsflüssigkeit und wird hier zum Teil gespeichert. Es ist daher nicht immer leicht zu bestimmen, wie viel von dem Element in welchem Teil des Organismus verwertbar zur Verfügung steht.

Unter Umständen kann man genügend Eisen zu sich nehmen und trotzdem unter Eisenmangel leiden, weil die Eisenverwertung gestört ist. Ebenso ist es möglich, Zeichen eines Eisenmangels aufzuweisen, da der Körper einen erhöhten Bedarf hat, wie es bei einer Tumorerkrankung der Fall ist. Ein deutlicher oder dauerhafter Eisenmangel kann nicht nur mit Magen- und Darmgeschwüren in Verbindung stehen, sondern auch mit Karzinomen des Magens oder des Dick- und Mastdarms.

Falls der Arzt eine niedrige Eisenkonzentration im Serum feststellt, ist damit nicht gemeint, dass der Patient deswegen unbedingt mit Krebs rechnen muss. Meist handelt es sich um eine andere Störung oder eine vorübergehende Erscheinung, die mit keiner Besorgnis erregenden Gesundheitsbedrohung verbunden ist.

Was Sie selbst tun können

Schutz für Ihren Organismus

Achten Sie immer auf eine ausreichende Versorgung Ihres Körpers mit den lebenserhaltenden Spurenelementen und Vitaminen. Ein Mangel kann zahlreiche Körperfunktionen beeinträchtigen und Ihr Immunsystem schwächen.

Spurenelemente sind für den Organismus unersetzlich. In der folgenden Liste finden Sie die wichtigsten Spurenelemente sowie deren Funktion im Körper.

* Eisen, Selen und Zink sind unverzichtbar für das Immunsystem, um sich vor Umweltgiften, Viren, Bakterien und Pilzen zu schützen.
* Magnesium benötigt der Körper zur Herz- und Nervenstärkung.
* Jod spielt eine wichtige Rolle bei der Verhinderung und Behandlung von Schilddrüsenkrebs.

Ist es noch sinnvoll, durch zusätzliche Einnahme von Spurenelementen und Vitaminen die Gesundheit zu sichern?

* Nach den Angaben der Deutschen Gesellschaft für Ernährung genügt es im Allgemeinen, seinen Organismus mit diesen lebensnotwendigen Stoffen über die tägliche Nahrung zu versorgen. Im Grunde kann man sich die zusätzliche Einnahme jedoch nur dann ersparen, wenn man jung und gesund ist, wenn man sich von unbelasteten Lebensmitteln ernährt, deren Gehalt an Vitaminen und Spurenelementen nicht zerstört wird. Das dürfte eine Minderheit in unserer Bevölkerung sein.
* Schwangere, Kranke sowie Menschen über 65 Jahre haben einen erhöhten Bedarf an Spurenelementen. Dasselbe gilt für alle Menschen, die öfter in der Kantine oder an der Hamburgerbude anzutreffen sind als im Bioladen. Ebenso vorbelastet sind Menschen, die unter Bewegungsmangel oder Stress leiden.

Im Ernährungszentrum der John Hopkins University in Baltimore prüfte man den Effekt der zusätzlichen Einnahme von Spurenelementen. Untersucht wurden 96 gesunde Frauen und Männer über 65 Jahre. Die Hälfte erhielt täglich einen Cocktail mit den Vitaminen A, B, C, D, E, Beta-Karotin, Folsäure und Niazin sowie den Spurenelementen Zink, Selen, Eisen, Magnesium, Jod, Kalzium und Kupfer. Die Dosierung richtete sich dabei ungefähr nach den in den USA gültigen offiziellen Empfehlungen.

Die andere Hälfte erhielt ein gleich aussehendes Scheinpräparat ohne diese Stoffe. Nach zwölf Monaten ergaben sich bereits deutliche Unterschiede zwischen den beiden Gruppen. Bei der behandelten Gruppe stieg die Abwehrleistung des Immunsystems deutlich an. Die T-Lymphozyten und natürlichen Killerzellen waren vermehrt, die Produktion von Interleukin-2 war angekurbelt und die Aktivität gegen Krankheitserreger gestärkt. Der wesentliche Effekt war jedoch, dass die mit dem Cocktail versorgten Personen im Durchschnitt nur an 23 Tagen erkrankten, während die ohne diesen Schutz verbliebenen Personen im Durchschnitt doppelt so lange an Krankheiten litten.

* Betroffen sind alle Menschen, die nicht zu den Glücklichen zählen, jung, gesund, aktiv, sorgenfrei und optimal ernährt zu sein. Sie sollten sich die Frage stellen, welche Vitamine und Spurenelemente in welcher Dosierung sie über welchen Zeitraum hinweg zusätzlich nehmen sollten.

Viele Menschen greifen gern zu Vitaminpräparaten, um ihre Gesundheit zu schützen. Dabei ist es allerdings entscheidend, den Bedarf des Körpers an diesen lebenserhaltenden Stoffen genau zu ermitteln – am besten mit Hilfe Ihres Hausarztes.

Der Weg zur Gesundheit

Glauben Sie nicht den Versprechungen der Werbewelt, die in der Presse, im Radio und Fernsehen bestimmte frei verkäufliche Präparate als Wunder wirkende Gesundheitsquelle verkaufen wollen.

Vertrauen Sie Ihrem behandelnden Arzt, Therapeuten oder auch einer erfahrenen Diätberaterin. Lassen Sie sich eine Liste mit den speziell auf Ihren Organismus zugeschnittenen Spurenelementen und Vitaminen zusammenstellen.

Die Krebs-erkrankungen

Die statistische Verteilung der Krebsformen

Die Diagnose einer Krebserkrankung bedeutet für die meisten Patienten den Beginn eines sehr langen und quälenden Weges in Richtung Genesung. Bei der Vorsorge, Therapie und Nachsorge ist die spezifische Art der Krebserkrankung entscheidend.

Krebserkrankungen sind nicht gleichmäßig verteilt: Von den rund 350 000 Menschen, die hier zu Lande jährlich an Krebs erkranken, werden etwa 97 Prozent von einer der hier berücksichtigten 15 Krebsformen betroffen.

Die anderen etwa 60 Krebsleiden verteilen sich auf nur einige tausend Patienten. Für jeden dieser Patienten stellt sein persönliches Leiden selbstverständlich das wichtigste Krankheitsproblem dar.

Dabei ist die statistische Häufigkeit völlig gleichgültig, Sie erhalten hier einen Überblick über:

* Den Charakter der Krebsform
* Die wichtigsten Symptome
* Die übliche Diagnostik
* Die etablierten Behandlungsmaßnahmen
* Die zu erwartende Entwicklung des Leidens

Wenn präzise Angaben fehlen

Wenn bei der Aufzählung der Krebskrankheiten nur unpräzise, vage Angaben gemacht werden, dann stehen bedauerlicherweise keine genaueren Daten zur Verfügung. In Deutschland gibt es keine Meldepflicht für Krebserkrankungen und kein bundesweites Krebsregister. Es gibt nicht einmal zuverlässiges statistisches Material über die Anzahl der jährlich verstorbenen Patienten.

Bei der Ausstellung des Totenscheines wird meistens lediglich die letztlich zum Tod führende direkte Ursache eingetragen und in der Statistik berücksichtigt. Der jahrelang krebskranke Patient, der dann an Herzversagen stirbt, findet als Opfer einer Herz- und Kreislauferkrankung Eingang in die Statistik; sein Krebs erscheint dagegen nicht.

Selbst wenn Krebs als Todesursache festgestellt wird, ist noch immer nicht sichergestellt, dass die Art des Krebses richtig erkannt oder bezeichnet wird. Bei jedem zehnten Krebssterbefall kann nicht genau gesagt werden, um welchen Krebs es sich gehandelt hat.

Statistiken sind nichts weiter als unpersönliche Zahlenreihen. Für den Patienten selbst sind diese Zahlen nicht relevant. Sein individueller Krankheitsverlauf lässt sich nie exakt mit diesen Zahlen berechnen – glücklicherweise.

Was diese Zusammenstellung nicht leistet

* Die nachfolgende Beschreibung der – rein zahlenmäßig – wichtigsten Krebskrankheiten strebt keine Vollständigkeit an. Sie darf in keiner Weise als Anleitung zur Behandlung oder gar Selbstbehandlung verstanden werden.
* Kein von Krebs bedrohter oder an Krebs erkrankter Mensch darf von sich aus die ärztlich empfohlene Behandlung aufgeben, verändern oder ergänzen.
* Jeder Patient hat – um es nochmals zu betonen – »seinen« individuellen Krebs und ein ganz spezifisches, eigenes Krankheitsbild, das ein individuell auf ihn zugeschnittenes Behandlungsmodell erfordert.
* Informationen über den Charakter einer Krebskrankheit und ihre verschiedenen Therapiemöglichkeiten können dem interessierten und mitdenkenden Patienten höchstens als Grundlage für das nächste Gespräch mit dem Arzt ihres Vertrauens dienen.
* Die Darstellung kann vielleicht Einzelheiten klären, die dem Patienten zuvor nicht bewusst waren. Die bewusst gemachten Einzelheiten sollen jedoch nicht zur Angst beitragen, vielmehr die Ängste bannen. Denn was der Mensch am meisten fürchtet, ist das Unbekannte.

Blutkrebs

Die wichtigsten Mitstreiter des menschlichen Immunsystems gegen innere und äußere Feinde sind die Leukozyten – aus weißen Blutkörperchen gebildete Zellen des Immunsystems. Leukozyten stammen aus dem Knochenmark, wo sie als pluripotente Stammzellen starten. Pluripotente Zellen können sich von Zellteilung zu Zellteilung verändern, je nach Bedarf spezialisieren und zu einem der Mitglieder der Immunzellfamilie werden: Granulozyten, Makrophagen, Lymphozyten. Man sagt: Sie differenzieren.

Im Knochenmark werden die »Soldaten« des menschlichen Organismus, die Leukozyten, gebildet. Passiert jedoch bei ihrer Bildung ein Fehler, entwickeln sich die Leukozyten zu Feinden und mutieren zu Krebszellen.

Wenn Antikrebszellen selbst verkrebsen

Bei jeder Differenzierung und bei jeder Zellteilung kann es zu Fehlern kommen, seien es Störungen von außen, durch Bakterien und Viren, oder seien es genetische Fehler, die im Erbgut verankert oder neu erworben sein können. So kommt es vor, dass Stammzellen im Knochenmark wegen solcher Defekte nicht mehr korrekt differenzieren. Sie teilen sich zwar weiterhin, aber sie teilen sich zu immer fremderen, feindlicheren Leukozyten, die nicht für den Organismus arbeiten, sondern gegen ihn. Diese fehlgeleiteten Zellen entwickeln sich zu Krebszellen. Es klingt paradox: Genau diejenigen Zellen, die den Krebs bekämpfen sollen, werden selbst zu Krebszellen. Diesen Krebs nennt man Leukämie.

Leukämie – besonders häufig bei Kindern

In jedem Stadium der Entwicklung und bei jeden Zelltyp kann es bei der Differenzierung zu Defekten kommen. Je nachdem, wann und wo der Defekt eintritt, erhält die Krebsform eine eigene Bezeichnung. Die bekanntesten Krebsformen des lymphatischen Systems sind Morbus Hodgkin und Nicht-Hodgkin-Lymphome.

Etwa 10 000 Menschen erkranken alljährlich in Deutschland an Leukämie und etwa 10 000 an einem Lymphom. Während Leukämie besonders häufig bei Kindern auftritt – es ist der bei Kindern weitaus häufigste Krebs –, sind Lymphome eher bei älteren Menschen anzutreffen.

Ursachen von Leukämie

Bisher hat man die Ursachen der Leukämie und der Lymphkrebse nur teilweise entschlüsselt. Sicherlich spielen genetische Defekte eine große Rolle. Hinzu kommt die im höheren Alter nachlassende Perfektion bei der Zellproduktion, die auch vor der Produktion von Leukozyten und Lymphozyten nicht Halt macht. Chemische Gifte, Strahlenbelastungen (von der Röntgenstrahlung bis zur atomaren Strahlung), Zytostatika und Viren (z. B. das verbreitete Epstein-Barr-Virus und die zu AIDS führenden HIV-Viren) tun ein Übriges.

Die Form einer Krebserkrankung mit entarteten Leukozyten nennt man Leukämie. Häufig tritt Leukämie bei Kindern auf. Für die kleinen Patienten und für ihre Familienangehörigen bedeutet diese Erkrankung viel Angst und Leid.

Symptome

Die feindlichen Leukozyten und Lymphozyten verdrängen die gesunden Immunzellen mehr und mehr, denn Immunzellen sterben relativ bald – manche nach fast zwei Jahren, andere bereits nach einer Woche. Dann müssen sie durch Nachschub aus dem Knochenmark ersetzt werden. Wenn jedoch der Nachschub aus entarteten Zellen besteht, dann wird der Anteil der gesunden Zellen immer geringer. Auf der anderen Seite wird der Anteil der fehldifferenzierten und damit feindlichen Leukozyten und Lymphozyten immer größer.

* Der Blutkrebskranke kann sich immer schlechter gegen Infektionen, Viren und andere Tumorzellen wehren. Sein Immunsystem wird nach und nach lahmgelegt. Das macht sich in einer schleichenden Verschlechterung des Allgemeinbefindens bemerkbar.

* Dann erscheinen rasch Infektionen, Fieber, Müdigkeit, Atemnot, Herzklopfen und Blutungen unter der Hautoberfläche. Die genauen Symptome hängen vom Typ der entarteten Blutzellen ab.
* Schließlich können Lymphknoten anschwellen. Milz, Leber, Lunge und das Zentralnervensystem verursachen stärkere Beschwerden.

Diagnostik

Bei der Diagnostik nimmt die Immundiagnostik einen hohen Stellenwert ein. Die sonst übliche Labordiagnostik, die hier ebenfalls in vollem Umfang vorgenommen werden muss, genügt allein bei weitem nicht.

Da die Immundiagnostik heute in der Lage ist, einen erstaunlich exakten Status aller Immunzelltypen zu liefern, kann sich der Arzt ein genaues Bild von Mängeln oder Überschuss an Leukozyten oder Lymphozyten machen.

Bei der Krebstherapie ist es für den behandelnden Arzt sehr wichtig, sich ein möglichst exaktes Bild vom Immunsystem des Patienten zu machen. Erst nach dieser Immundiagnostik kann die Behandlung eingeleitet werden.

98-prozentige Sicherheit

Mit einer kleinen Blutprobe erfährt der Arzt, ob der Prozess der Verdrängung gesunder Lymphozyten bereits begonnen hat. Diese Aussage ist bereits möglich, wenn sich der Verdrängungsprozess noch im frühesten Stadium befindet. Die Treffsicherheit dieses Tests aufgrund der Blutprobe beträgt 98 Prozent.

Nimmt man bei allen Patienten von Risikogruppen routinemäßig diese Immundiagnostik vor – vor allem bei den besonders stark gefährdeten Kindern und den älteren Menschen, die verdächtige Symptome aufweisen –, dann kann die Entwicklung des Blutzellkrebses bereits in der Frühphase erkannt werden. Bei einer frühzeitigen Diagnose von Blutkrebs bietet eine Behandlung noch die größte Chance auf Heilung.

Therapie

Die Behandlung von Leukämie und Lymphkrebs unterscheidet sich grundsätzlich von der Behandlung anderer Krebsformen: Während bei allen anderen Krebsformen die Erhaltung und Stärkung des Immunsystems Grundvoraussetzungen sind, darf jetzt im Gegenteil nichts getan werden, um die zu Feinden gewordenen krebsigen Immunzellen zur weiteren Vermehrung und Aktivierung anzuregen.

Eine Operation erübrigt sich – sieht man von der Entfernung von Lymphozytendepots ab –, denn die Krebszellen befinden sich schließlich überall: Rund zehn Prozent residieren im Knochenmark, rund 70 Prozent in den lymphatischen Organen wie Milz, Lymphknoten, Blinddarm, Rachen- und Gaumenmandeln und den Lymphbahnen, rund 15 Prozent in anderen Körperorganen und etwa vier Prozent im Blut.

Liegt der Fehler der Zellentwicklung im Knochenmark, muss versucht werden, das Knochenmark zu neutralisieren und durch gesundes Knochenmark zu ersetzen. Hierzu benötigt man einen Spender mit möglichst identischem Knochenmark. Unterscheidet sich das Knochenmark, wird es als fremd abgestoßen, solange noch Reste des Immunsystems funktionsfähig sind.

Krebsformen wie Leukämie oder Lymphkrebs verlangen eine besondere Art der Therapie. Im Vordergrund steht die sofortige Unterbrechung der körpereigenen Produktion an feindlichen Zellen.

Chemotherapie als wichtigste Waffe

Die wichtigste Waffe gegen Blutzellkrebs ist die Chemotherapie mit allen Einzelmitteln, Kombinationen, systemischen und lokalen Anwendungsweisen, die dem Onkologen heute zur Verfügung stehen. Hinzu kommen Zytostatika, die die Zellen während des Teilungsprozesses stören und an der weiteren Teilung hindern. Zusätzlich wird auch die Strahlentherapie bei bestimmten Formen des Blutzellkrebses eingesetzt. Sie kann die Wirkung der Chemotherapie und der Zytostatika unterstützen.

Unterstützung durch CSF

Chemotherapie und Bestrahlung sind hochwirksame Therapien. Sie können die weitere Vermehrung der Krebszellen unterbrechen und so eine Ausheilung herbeiführen. Allerdings verursachen beide Therapien erhebliche Nebenwirkungen, denn es wird ja auch die Teilung der gesunden Zellen im Organismus gestört.

In dieser problematischen Situation kommen selbst konservativ eingestellte Krebsspezialisten immer öfter dazu, einige Methoden der Immuntherapie zu nutzen.

Die moderne Immundiagnostik stellt für viele Mediziner einen Silberstreif am Horizont dar. Mit ihrer Hilfe lassen sich manche Krebserkrankungen frühzeitig genug erkennen, um eine Genesung des Patienten zu ermöglichen.

* Immer öfter setzen Ärzte den koloniestimulierenden Faktor (CSF) ein, der die noch gesunden Lymphozyten gezielt zur Vermehrung anregen kann. Dadurch werden umgekehrt die nun feindlichen Lymphozyten verdrängt.
* Bei bestimmten Formen des Blutzellkrebses wurden auch monoklonale Antikörper mit Erfolg in die Therapiestrategie eingebunden. Ganz besonders bewähren sich einige Interferone, etwa das Alfa-Interferon, sowie Interleukine, hier das Interleukin-2.

Prognose

Durch die Früherkennung der Immundiagnostik und mit der zusätzlichen Immuntherapie ergibt sich eine relativ erfreuliche Entwicklung beim Verlauf einer Blutzellkrebserkrankung.

Natürlich ist – wie bei allen Krebserkrankungen – der Verlauf abhängig vom Zeitpunkt der Diagnose, von der Art und dem Ort des Krebsbefalls, vom Zustand und Alter des Patienten und von der Erfahrung des Therapeuten.

Aber im Vergleich zu den Prognosen, die bei den meisten Krebserkrankungen nur begrenzte Aussicht auf eine langfristige Ausheilung erkennen lassen, ist hier eher Grund zu Optimismus gegeben.

Das Wichtigste über Blutkrebs (Lymphkrebs)

Für die Erkennung (Diagnostik) und Behandlung (Therapie) sind die folgenden Aspekte wichtig.

Immundiagnostik

Mit Hilfe der Immundiagnostik ist eine Früherkennung von 98 Prozent erreichbar. Schon mit einer kleinen Blutprobe erlauben es die neuen immundiagnostischen Methoden, mit 98-prozentiger Sicherheit früheste Formen auf dem Weg zur Erkrankung aufzuzeigen.

* Aufgrund dieser frühen Diagnose der Krankheit kann der optimale Zeitpunkt der Therapie exakt ermittelt werden. Dadurch werden die Ergebnisse der Therapie entscheidend verbessert.

* Bei Blutkrebs darf keinerlei aktivierende Immuntherapie durchgeführt werden, da die Immunzellen selbst die bedrohlichen Krebszellen sind.

* Sind jedoch noch ausreichend gesunde Lymphozyten vorhanden, dann kann mit dem koloniestimulierenden Faktor (CSF) eine günstige Wirkung erreicht werden: Die gesunden Lymphozyten werden zur Vermehrung angeregt und verdrängen ihrerseits die feindlichen Lymphozyten.

* Abhängig vom Tumorstadium empfiehlt sich eine Therapie mit Interferon und/oder Interleukin-2.

* Die Chemotherapie ist die sinnvollste Methode der Behandlung.

Fazit

Je nach Form der lymphatischen Erkrankung empfiehlt sich hier der Einsatz von Chemotherapien, die absoluten Vorrang vor Alternativformen haben. Von verschiedenen Interferonen ist eine Ausheilung der Tumoren von 80 bis 100 Prozent zu erwarten. Gegenüber früheren Erfolgsquoten sind die heutigen Ergebnisse wirklich sensationell.

Es zeigt sich immer wieder: Je früher eine Krebserkrankung erkannt wird, desto größer sind die Heilungschancen. Durch die inzwischen stark verbesserten Diagnoseverfahren sind auch die Möglichkeiten die Kranheit zu beseitigen, gestiegen.

Brustkrebs

Die statistische Wahrheit

Jahr für Jahr sterben mehr als 43 000 Frauen in Deutschland an Brustkrebs. Um das Risiko einer solchen Erkrankung zu begrenzen, ist es besonders wichtig, das Brustgewebe regelmäßig nach Veränderungen zu untersuchen.

Brustkrebs ist die in Deutschland häufigste Krebserkrankung. Die Zahl der Erkrankungen nimmt seit Jahren langsam, aber stetig mit drei Prozent jährlich zu. Besonders stark steigt die Zahl der Brustkrebsfälle bei jüngeren Frauen an. Lediglich in den USA ist ein leicht rückläufiger Trend zu beobachten. Man führt dies auf zwei Faktoren zurück: Senkung des Cholesterinkonsums und Nikotinverzicht.

In Deutschland erkranken jährlich mehr als 43 000 Frauen (und rund 500 Männer) an Brustkrebs. Man versucht die steigenden Zahlen mit der seit etwa 20 Jahren stark verbesserten Früherkennung zu erklären. So führte die Einführung der Mammografie zwangsläufig zu einer steigenden Zahl von erkanntem Brustkrebs. Dieser Zusammenhang mag sicher richtig sein, aber andererseits hat die Früherkennung nicht dazu geführt, dass Brustkrebs eher oder besser behandelbar wurde: Die Zahl der an Brustkrebs verstorbenen Frauen stieg im fast gleichen Maß an wie die Zahl der Erkrankungen.

Hormonhaushalt und Brustkrebs

Gesichert ist der Zusammenhang zwischen Hormonhaushalt und rezeptorpositivem Brustkrebs. Die Tumorzellen der Brustdrüse tragen auf der Zelloberfläche Rezeptoren (Ankerplätze) für das Geschlechtshormon Östrogen. Östrogene fördern das Wachstum aller Zellen, an denen sie ankern können. Ein rezeptorpositiver Brustkrebs wird durch Östrogen deshalb im Wachstum gefördert. Das Brustkrebsrisiko steht in Relation zum Östrogenangebot.

Der Östrogenspiegel verändert sich ständig im Lauf des monatlichen Zyklus der Frau. Er sinkt während der Schwangerschaft und der Zeit des Stillens. Frauen, die Kinder geboren und gestillt haben, weisen darum ein niedrigeres Brustkrebsrisiko auf. Danach müsste mit der immer stärker verbreiteten Einnahme der Antibabypille auch ein Anstieg der Brustkrebserkrankungen verbunden sein.

Um diesen Zusammenhang zu prüfen, hat man an der Harvard University in Boston eine Langzeituntersuchung an über 120 000 Krankenschwestern durchgeführt. Bei Frauen zwischen 30 und 55 Jahren, die regelmäßig Östrogenmedikamente einnahmen, stieg das Brustkrebsrisiko tatsächlich um rund 45 Prozent. Bei Krankenschwestern, die nach den Wechseljahren Östrogene einnahmen, erhöhte sich das Brustkrebsrisiko innerhalb von fünf Jahren sogar um 70 Prozent. Auch die Einnahme von neuen Antibabypillen, denen das Gelbkörperhormon Progesteron zur Senkung eines Gebärmutterschleimhautkrebsrisikos zugesetzt wird, ändert nichts daran. Diese Kombination wirkte im Gegenteil noch ungünstiger auf das Brustkrebsrisiko.

Brustkrebserkrankungen stehen in unmittelbarem Zusammenhang mit dem Hormonhaushalt. Ein starker Östrogenüberschuss kann das Risiko dieser Erkrankung erhöhen.

Problematische Menge der Östrogenpräparate

Betrachtet man die Riesenmenge von zellwachstumsfördernden Geschlechtshormonen, die in Deutschland eingenommen wird, dann erscheint die Zunahme der Brustkrebserkrankungen einleuchtend: 1985 wurden ungefähr 125 Millionen Tagesdosen Geschlechtshormone verordnet, 1995 stieg der Verbrauch auf rund eine Milliarde Tagesdosen pro Jahr an – ein glatte Verachtfachung innerhalb von zehn Jahren!

Nun wäre es falsch, alle Östrogenpräparate wegen Brustkrebs zu verbannen. Östrogene erhöhen zwar das Brustkrebsrisiko, senken aber andererseits das Risiko von Herz-Kreislauf-Erkrankungen und von Alzheimer. Auch schützen diese Medikamente vor Krebserkrankungen der weiblichen Geschlechtsorgane, helfen vielen Frauen in den Wechseljahren und sind eine unverzichtbare Verhütungsmethode. Dieses Dilemma zeigt sich immer, wenn es um die Senkung von Gesundheitsgefahren geht: Was schädlich in der einen Richtung sein kann, kann in einer anderen Richtung hingegen positiv wirken.

Zwischen Brustkrebserkrankungen und Ernährungsgewohnheiten besteht ein direkter Zusammenhang: So sollten Sie zur Vorbeugung Schweineschmalz, fettes Fleisch und versteckte Nahrungsfette nach Möglichkeit vermeiden.

Steuern Sie das Krebsrisiko mit Ihrem Speiseplan

In Italien befragte man 2 500 Brustkrebspatientinnen und ebenso viele gesunde Frauen nach ihren Ernährungsgewohnheiten. Es stellte sich heraus, dass der Konsum von Fett das Krebsrisiko erhöht oder senkt – die Risikoänderung hängt von Art und Menge des Fettes ab.

* Ungesättigte Fettsäuren aus Olivenöl senken das Krebsrisiko.
* Fett aus Schweineschmalz, fettem Fleisch und verstecktes Nahrungsfett erhöhen das Krebsrisiko.

Italienerinnen, die täglich reichlich Olivenöl, dazu grünen Salat oder grünes Gemüse (Brokkoli, Paprikaschoten) essen, senken ihr Brustkrebsrisiko deutlich – allerdings nur dann, wenn nicht zu viel Pasta gegessen wird. Der Verzehr leicht verdaulicher Kohlenhydrate macht den Schutzeffekt des Öls und des Gemüses wieder zunichte.

US-amerikanische Mediziner untersuchten, warum griechische Frauen deutlich seltener an Brustkrebs erkranken als US-amerikanische Frauen. Eine Studie an 820 Frauen mit Brustkrebs im Großraum Athen und 1 500 nichterkrankten Frauen bestätigte die Vermutung: Je mehr Obst, Gemüse und Olivenöl eine Frau verzehrte, umso stärker sank ihr Krebsrisiko.

Die Meinung vieler US-amerikanischer – und auch deutscher – Frauen, Margarine leiste dank ihres Gehaltes an ungesättigten Fettsäuren gleiche Dienste, bestätigte sich dagegen nicht. Im Gegenteil schien ein starker Margarinekonsum das Krebsrisiko sogar zu erhöhen.

Jede Frau sollte sich über alle Gesundheitsrisiken Gedanken machen, diese abwägen und im Gespräch mit dem Arzt ihres Vertrauens ein Lebenskonzept finden, das ein Optimum an Lebensqualität verspricht. Diese Eigenverantwortung kann Ihnen niemand abnehmen.

Als vorbildlich für die Brustkrebsvorsorge gelten die Ernährungsgewohnheiten in südlichen Ländern: So senkt der Verzehr von Olivenöl, grünem und rotem Gemüse u. a. das Brustkrebsrisiko.

Symptome

Der wichtigste Hinweis auf eine mögliche Gefährdung der Brust ist eine Verhärtung oder ein kleiner Knoten im Brustgewebe oder in der Brusthaut. Auch Schmerzen, Druck und Spannungsgefühl in der Brust können Signale sein. Einziehungen der Brustwarze sind verdächtig.

Jede Frau, die ihrem Körper Aufmerksamkeit schenkt, weiß aus Erfahrung, ob sich an ihrer Brust etwas verändert hat, ob der Druck und das Spannungsgefühl etwa der beginnenden Periode zuzuordnen und damit normal sind.

Selbstuntersuchung

Die Selbstuntersuchung ist die wichtigste Methode zur Früherkennung. Jede Frau sollte sie ab dem 25. Lebensjahr regelmäßig alle vier Wochen durchführen, Frauen vor dem Klimakterium am besten immer nach der Periode.

- Stellen Sie sich bei guter Beleuchtung vor einen Spiegel.
- Heben Sie die Arme langsam bis weit hinter den Kopf an.
- Prüfen Sie dabei die Brüste auf ungleiches Verhalten, Vorwölbungen und Einziehungen.
- Nun seifen oder ölen Sie die Brüste ein und tasten mit dem Zeige- und Mittelfinger die gesamte Brust ab: rechte Hand an der linken Brust, linke Hand an der rechten Brust.
- Es empfiehlt sich, langsam und kreisförmig vorzugehen.
- Besonders vorsichtig und gründlich sollten Sie den oberen äußeren Teil der Brust überprüfen – die Hälfte aller Tumoren siedelt sich hier an.

* Achten Sie auch auf mögliche Temperaturunterschiede bestimmter Brustgewebsbezirke. Bitte beachten Sie: Während der zwei Wochen vor der nächsten Periodenblutung ist ein leichter Temperaturanstieg der Brüste normal und kein Zeichen für Brustkrebs.
* Bei sehr großen, schweren Brüsten sollte die Abtastung nochmals durchgeführt werden – diesmal im Liegen.
* Zum Schluss tasten Sie bei herabhängendem Arm mit den Fingerspitzen die Achselhöhle nach Verhärtungen ab. Zwar werden nur fünf Prozent aller Brustkrebserkrankungen durch den Befall der Lymphknoten in den Achseln entdeckt, dann aber ist der sofortige Arztbesuch umso dringender.

Die regelmäßige Untersuchung der eigenen Brüste sollte für jede Frau eine Selbstverständlichkeit sein. Denn durch die Früherkennung einer Gewebsveränderung lässt sich dem Brustkrebs gezielt vorbeugen.

Was tun, wenn Sie eine Verhärtung finden?

* Wenn Sie in der Brust eine Verhärtung oder einen Knoten ertasten, dann sollten Sie unbedingt einen Arzt zur näheren Abklärung aufsuchen.
* Aber bitte vergessen Sie in keinem Fall: Grund für einen Alarm ist eine Verhärtung oder ein Knoten nicht – besonders nicht bei Frauen zwischen dem 25. und 50. Lebensjahr. In diesem Zeitraum entwickelt sich bei fast jeder zweiten Frau eine gutartige Zellveränderung in der Brust. Die Veränderung ist in der Regel ohne Operation, Chemotherapie oder Bestrahlung gut zu beherrschen. Hier können durch eine kombinierte Enzym- und Vitamintherapie sehr gute Erfolge erzielt werden.

Diagnose

Noch verfügt die Medizin nicht über qualifizierte, effektive und sichere Diagnosemethoden, die eine optimale Behandlung von Brustkrebs ermöglichen. Etwa vier Millionen Frauen suchen in Deutschland jährlich mindestens einmal den Arzt zur Brustkrebskontrolle auf. Der Arzt wird sehr sorgsam und mit zusätzlichen Prüfungen die Brüste und den gesamten Körper abtasten und auf Krebsanzeichen hin kontrollieren.

Finden sich verdächtige Verhärtungen oder Knoten, wird der Arzt Laboruntersuchungen veranlassen und dann eine Mammografie vornehmen. Diese seitliche Röntgenaufnahme der Brust – meist auch der von verdächtigen Anzeichen freien Brust – und eine Aufnahme von oben sollen Aufschluss über Sitz, Größe und Art der verdächtigen Veränderung geben.

Ein Knoten in der Brust bedeutet noch lange nicht, an einer bösartigen Krebserkrankung zu leiden. In einer bestimmten Altersspanne sind derartige Gewebsveränderungen sogar sehr verbreitet.

Hilfe durch die Sonografie

Mit der Mammografie können heute drei von vier vorhandenen Brusttumoren entdeckt werden. Stellt sich aufgrund einer Mammografie heraus, dass kein Brustkrebs vorliegt, dann stimmt diese Diagnose nur bedingt – zuverlässig wie russisches Roulette: Jede sechste Diagnose ist eine Fehldiagnose. Deshalb wird immer dringlicher nach anderen oder zusätzlichen Diagnosetechniken gesucht, um einen Tumor zu entdecken. Zeit ist gerade bei dem so schnell wachsenden Brustkrebs der alles entscheidende Faktor.

Manchmal liefert die Ultraschalluntersuchung (Sonografie) ein präzises Bild vom Zustand der Brust. Hier können Zellveränderungen entdeckt werden, die bei der Mammografie übersehen wurden. Eine Hilfe bietet die Ultraschalluntersuchung bei der Entscheidung, ob es sich um eine gutartige Zyste oder um einen bösartigen Tumor handelt.

Leider wird die Ultraschalluntersuchung von den Krankenkassen nicht so gut honoriert wie die Röntgenuntersuchung. Bei etwa gleichen Anschaffungskosten der Apparate wird die Wahl der Diagnosemethode deshalb manchmal auch von der Erstattung der Kassen beeinflusst. Ideal wäre der vermehrte Einsatz – nicht der ausschließliche – von Ultraschall zur Diagnose.

Risiken der Mammografie

Mammografien sollten nicht als unkomplizierte, schnelle und umsatzerhöhende Routinemaßnahme eingesetzt werden. Die mit jeder Mammografie verbundene Quetschung der Brust und die Strahlenbelastung bilden ein zusätzliches Krebsrisiko. Bereits fünf Mammografien können unter Umständen genügen, um eine bösartige Zellveränderung in Gang zu setzen – das belegen mehrere wissenschaftliche Untersuchungen. Inzwischen ist die anfängliche Begeisterung über die Möglichkeiten der Mammografie in der ärztlichen Praxis verflogen und hat einer nüchternen oder sogar vorsichtigen Haltung Platz gemacht.

Die Mammografie stellt für den Körper nach wie vor eine ungeheure Belastung dar und kann unter Umständen sogar schädliche Folgen haben. Deshalb sollte diese Art der Diagnose nur im Notfall angewendet werden.

Zusatzmöglichkeiten zur Mammografie

Außer der Mammografie stehen dem Arzt noch zahlreiche andere bildgebende Diagnosemethoden zur Verfügung: Dazu zählt vor allem die Kernspintomografie. Alle bildgebenden Verfahren können zusätzliche Auskünfte über Sitz, Art und Entwicklung eines Brusttumors liefern. Kein bildgebendes Verfahren ist jedoch bis jetzt in der Lage, Mammografie und Ultraschall vollständig zu ersetzen.

Möglichkeiten der Biopsie

Wird durch Mammografie Brustkrebs festgestellt, dann ist in der Regel die Bestätigung durch eine Biopsie vonnöten. Bei der Biopsie wird dem fraglichen Tumor etwas Gewebe mittels Stanzbiopsie oder Feinnadelpunktion entnommen. Diese Maßnahme ist bei einer tatsächlichen Brustkrebserkrankung jedoch nicht unproblematisch.

In Deutschland werden Biopsien viel häufiger und mit schlechterem Resultat vorgenommen als in anderen Ländern. Führt man in Schweden bei vier nach Mammografie als höchstwahrscheinlich krebskrank diagnostizierten Patientinnen eine Biopsie zur näheren Abklärung durch, dann stellt sich nur ein Tumor als gutartig heraus. In Deutschland kommen jedoch vier bis sechs Biopsien auf einen nach der Mammografie ausgelösten Fehlalarm, ehe eine Biopsie die gestellte Verdachtsdiagnose Krebs bestätigt. Im Gegensatz zur Mammografie in Deutschland legt man in Schweden besonderen Wert auf ein qualitätsgesichertes Screening. Dies gehört in Deutschland wohl noch nicht zum Standard.

Mit dieser qualitativ höherwertigen Untersuchung ist es gelungen, die Brustkrebssterblichkeit zu verringern. Bei älteren Frauen zwischen 60 und 70 Jahren, die alle zwei Jahre einer Mammografie unterzogen wurden, sank in Schweden die Sterblichkeit um glatte 30 Prozent. Dieser Erfolg rührt auch daher, dass in Schweden stets zwei erfahrene Kollegen die Röntgenaufnahmen beurteilen. Dabei werden auch oft Tumoren unter der kritischen Größe von einem Zentimeter Durchmesser entdeckt.

Der Einsatz von Ultraschall (Sonografie) bei der Brustkrebsdiagnose ist hilfreich und nebenwirkungsfrei. Veränderungen des Gewebes lassen sich mittels dieser Methode auf dem Bildschirm feststellen.

Ein Knoten von einem Zentimeter Durchmesser wird in der Regel bereits von der Frau bei der Selbstuntersuchung entdeckt. Zu diesem Zeitpunkt ist der Krebsprozess schon fortgeschritten – die Behandlung muss möglichst sofort erfolgen.

Therapie

Es gibt nicht »den« Brustkrebs. Folglich gibt es auch nicht »die« Brustkrebstherapie. Wenn man bedenkt, was Brustkrebspatientinnen noch vor einigen Jahrzehnten an Leiden, Verletzungen, Entstellungen und Schmerzen zugemutet wurde, dann kann man von einer positiven Entwicklung sprechen.

Heute dürfte es nicht mehr passieren, dass man einer Frau mit einem soliden Tumor in der Brust sofort die Brust – oder gar beide Brüste – total abnimmt, die Lymphknoten in der

Achsel ausräumt und sie nach der Operation einer rigorosen und langfristigen Strahlen- und Chemotherapie unterwirft. Die Therapie bei Brustkrebs richtet sich heute nach folgenden Kriterien:

* Sitz, Größe, Bösartigkeit des Tumors
* Befall der Lymphknoten mit Krebsmetastasen
* Vorhandensein von Fernmetastasen, etwa im Knochenmark
* Alter der Patientin
* Allgemeinzustand der Patienten

Vor einiger Zeit bedeutete die Diagnose einer Brustkrebserkrankung in den meisten Fällen die Amputation der Brust. Heute ist es den Medizinern glücklicherweise möglich, vorsichtiger mit dem Skalpell umzugehen.

Brustamputationen vermeiden

Heute geht die Tendenz erfreulicherweise immer stärker zur zurückhaltenden Operation; das Brustgewebe wird möglichst weitgehend belassen. Natürlich muss der Tumor entfernt werden. Aber man schneidet den soliden Tumor mit äußerster Vorsicht aus dem Gewebe, nachdem vorher alle zuführenden Blutgefäße abgebunden wurden, um die Gefahr der Aussiedlung von Krebszellen in das umgebende gesunde Gewebe zu mindern.

Nach der Entfernung des Tumors unter Erhalt des Brustgewebes wird meist eine gezielte und kurzfristige Strahlentherapie angeschlossen.

Übertriebene Therapien helfen nicht

Einige Onkologen halten dieses Vorgehen für bedenklich und fordern radikalere Maßnahmen. Nun zeigt die Erfahrung, dass es für die Überlebenszeit der Patientin wenig Unterschied macht, ob man die Brust weitgehend belässt, einen Teil der Brust oder die ganze Brust abnimmt. Es ist sogar relativ egal, ob man nach einer Tumorentfernung eine Strahlentherapie anschließt oder nicht. Die Überlebenszeit bleibt in etwa gleich.

Nicht der Zustand der Brust ist für das Überleben der Patientin bestimmend, sondern das Vorhandensein von Fernmetastasen. Das wichtigste Augenmerk der medizinischen Forschung gilt daher bei der Bekämpfung des Brustkrebses der verbesserten Diagnostik von Fernmetastasen. Man will bessere Testmarker entwickeln und einsetzen, die erheblich früher Tumorzellen nachweisen, beispielsweise im Skelettsystem. Gelingt es mit solchen Markern, bei Routineuntersuchungen bereits Fernmetastasen zu entdecken, dann kann man sie so rechtzeitig gezielt angehen, dass sich endlich zufrieden stellende Heilungsaussichten ergeben.

Übertriebene Operationen, Amputationen und Bestrahlungen nach einer Brustamputation bringen in der Regel keine Verlängerung der Überlebenszeit, sondern nur eine Minderung der Lebensqualität. Solche unnötigen psychischen und körperlichen Belastungen sollten unbedingt vermieden werden.

Begleitende Maßnahmen

Die begleitenden Behandlungsmaßnahmen beim Brustkrebs richten sich nach ähnlichen Kriterien wie die Entscheidung über eine Operation. So wird eine Chemotherapie eher vor den Wechseljahren vorgenommen, eine Hormontherapie nach den Wechseljahren. Ob eine Chemo- mit einer Hormontherapie kombiniert wird, welche Chemotherapeutika man wählt, wie lange die Behandlung durchgeführt wird – all das ist von diesen Kriterien und von der persönlichen Einstellung des behandelnden Arztes abhängig.

Es gibt heute keine Übereinstimmung über das optimale Vorgehen. Viele Meinungen werden vertreten: Manche Onkologen fordern heftig, besonders jüngere Brustkrebspatientinnen zu kastrieren, um deren Östrogenproduktion dauerhaft zu drosseln, andere Onkologen halten von diesem Vorschlag ziemlich wenig. Ähnlich strittig ist es, der Patientin auch noch eine Bestrahlung der Eierstöcke zuzumuten. Diese Maßnahme kann vielleicht fünf Prozent der Frauen eine geringfügig längere Überlebenszeit bescheren, für die anderen 95 Prozent bedeutet eine Bestrahlung jedoch eine unnötige und zusätzliche schwere körperliche und seelische Belastung.

Medikamente zur Nachsorge?

Auch über die Frage, bei welcher Patientin und wie lange die Einnahme von Tamoxifen sinnvoll ist, herrscht keine Einigkeit. Das Hormon Tamoxifen begibt sich zu den für Östrogen passenden Ankerplätzen auf der Zelloberfläche und nimmt dem Östrogen seine wachstumsfördernde Wirkung. Kombiniert man Tamoxifen mit Buserelin, einem anderen hemmenden Hormon, kann man bei jüngeren Frauen mit bereits metastasierendem Brustkrebs die Überlebenszeit deutlich verlängern. Andererseits ist die Einnahme von Tamoxifen länger als fünf Jahre nicht ratsam. Das Hormon hilft nicht mehr, sondern gefährdet die Patientin, indem es das Risiko für Gebärmutterschleimhautkrebs erhöht.

Der Einsatz von Tamoxifen zur Nachsorge bei Brustkrebserkrankungen ist bis heute umstritten: Dieses Medikament kann zwar einem möglichen Rückfall vorbeugen, seine Einnahme ist jedoch mit kalkulierbaren Risiken verbunden.

Die Hersteller von Hormonpräparaten erwarten, in den nächsten Jahren weltweit zum Branchenführer in der medikamentösen Krebsbehandlung aufzusteigen.

Mögliche Chancen durch Immuntherapie

Es gibt viele Onkologen, die grundsätzlich für jede operierte Brustkrebspatientin eine begleitende Chemo- und Hormontherapie fordern. Andere Onkologen wollen diese Maßnahmen zumindest denjenigen Patientinnen ersparen, bei denen die Lymphknoten frei von Metastasen sind und bei denen über einen neuartigen molekularbiologischen Nachweis (uPA und PAI-1) festgestellt wird, dass ein Wiederauftreten der Krebserkrankung kaum zu befürchten ist.

1995 traf sich eine deutsche Expertengruppe, um gemeinsame Empfehlungen für die »therapeutischen Maßnahmen beim metastasierenden Mammakarzinom« zu formulieren: Leider konnten die Experten kein allgemein verbindliches, optimales Dosierungs- und Anwendungsschema und keine optimale Dauer einer Chemotherapie nennen. Die Therapie des metastasierenden Mammakarzinoms ändert sich ständig.

In dieser nach allen Seiten hin offenen Therapievielfalt ist es zulässig, neue therapeutische Möglichkeiten in die Diskussion einzubringen. Die systemische Enzymtherapie mit Präparaten wie Wobe-Mugos, Wobenzym oder Phlogenzym hat hinreichend bewiesen, vor und nach einer Brustkrebsoperation als Immunmodulator den Zustand der Patientin deutlich verbessern zu können. Enzymtherapie ist jedoch nur Teil einer umfassenden Immuntherapie. Sie bietet nach Messung der Immunwerte ein individuell erarbeitetes Programm an, bei dem die Vitamine A, C, E, D, B1, B2, B6 und B12 ebenso eingesetzt werden wie Zink, Selen, Magnesium und Kalzium. Wirksame Immunaktivatoren wie Mistelpräparate oder Faktor AF2 können, wenn sie exakt auf das Immunprofil der Patientin abgestimmt sind, sinnvoll und bisweilen überraschend gut helfen.

Oft ist schwer festzustellen, bei welcher Patientin eine Nachsorge mit Chemo- oder Hormontherapie tatsächlich notwendig und angeraten ist. Es gibt inzwischen verschiedene wissenschaftliche Ansätze, um die Probleme der Nachsorge zu klären.

Der Einsatz monoklonaler Antikörper

Es wird sich zeigen, ob die Behandlung mit mAK – monoklonalen Antikörpern – im großen Maßstab den Erfolg bestätigen wird, den sie im Einzelfall bereits gebracht hat. Erst seit wenigen Jahren weiß man, dass Brustkrebszellen Rezeptoren tragen, die ein bestimmter mAK (anwendbar als Panorex) erkennt. Setzt sich der mAK an den Rezeptoren der Krebszellen fest, weckt er damit die Aufmerksamkeit der Killerzellen. Es fällt ihnen nun leichter, die markierten Krebszellen zu vernichten. Der Einsatz der mAK bewährt sich bei fortgeschrittenen Karzinomen, aber auch bei fehlender Metastasierung. Liegen schon Metastasen vor, richtet sich die Behandlung nach dem Ort, der von den Metastasen betroffen ist. Hier kann man neben den mAK zusätzlich eine Low-Dose-Lymphokinetherapie durchführen. Man setzt dabei nach dem Heidelberger Schema niedrig dosiertes Interferon, Interleukin-2 und eine niedrigst dosierte Chemotherapie gemeinsam mit den Immunaktivatoren ein.

Skepsis der Schulmediziner

Ein Arzt, der über diese Behandlungsvorschläge den Kopf schüttelt, besitzt sicherlich keine eigene praktische Erfahrung damit und kann wohl auch nicht behaupten, über eine international allgemein akzeptierte und erfolgreichere Alternative zu verfügen. Wer in den vorangegangenen Kapiteln nachliest, etwa über die Immuntherapie und die immunstärkenden helfenden Mittel, wird eine Reihe von zusätzlichen Ratschlägen finden, die möglicherweise für die Brustkrebspatientin von Bedeutung sind.

Neben Alter und individuellen Lebensumständen der Patientin spielt bei der Behandlung einer Brustkrebserkrankung der weibliche Zyklus eine wichtige Rolle: Operationen in der Mitte des Monatszyklus bieten die größten Erfolgschancen.

Operationen zur Zyklusmitte

Professor Hrushesky vom Stratton Medical Center in Albany, N.Y., behandelte Krebspatientinnen (Leukämie und Eierstockkrebs) unter Beachtung chronobiologischer Rhythmen. Er senkte die Nebenwirkungen der Chemo- und Hormontherapie und steigerte Lebensqualität und Überlebenszeit der Patientinnen. Professor Hrushesky stellte in seinen Unterlagen fest, dass sich die Überlebenszeit von Brustkrebspatientinnen verlängerte, wenn die Operation in der Mitte des Monatszyklus vorgenommen wurde.

Hrusheskys Kollegen lachten darüber und hielten dies für Zufall. Dann prüften einige Ärzte diese Angaben anhand ihrer eigenen Unterlagen nach. Die Überprüfung von 2 300 brustkrebsoperierten Patientinnen und ihrer Überlebenszeit bestätigte die Behauptung Hrusheskys: Die längste Überlebenszeit und die besten Heilungschancen hatten tatsächlich Patientinnen, die etwa in der Mitte ihres Monatszyklus operiert worden waren.

Rechnet man diese Ergebnis hoch, ergibt sich: Eine zeitliche Anpassung der Operation an den Zyklus der Frauen könnte Jahr für Jahr rund 15 000 Frauen in den USA ein längeres Leben oder sogar die Heilung bescheren.

Prognose

Man vermeidet es immer mehr, von Heilung zu sprechen, wenn eine Patientin fünf Jahre nach der Krebsbehandlung noch lebt.

Gerade beim Brustkrebs können sich auch noch nach fünf, zehn und noch mehr Jahren versteckte Fernmetastasen zeigen und zu einem erneuten Ausbrechen der Krebserkrankung führen, die dann nur sehr schwer zu beherrschen ist.

Die Prognose über den Krankheitsverlauf hängt zunächst ab von:

* Der Größe des entdeckten primären Tumors, der operativ entfernt werden muss
* Der Anzahl der in den Achsellymphknoten gefundenen Metastasen

Die besondere Gefahr bei Brustkrebs sind die Fernmetastasen, die selbst Jahre nach einer erfolgreich durchgeführten Therapie noch auftreten können.

Der Idealfall

* Ist der Tumor bei seiner Entdeckung nur etwa einen halben Zentimeter groß gewesen und lagen keine Metastasen in den Lymphknoten vor, dann kann man mit fast absoluter Sicherheit voraussagen, dass die Patientin nach optimal vorgenommener Operation und Behandlung nicht wieder an Brustkrebs erkranken wird und keinerlei Befürchtungen mehr zu hegen braucht.

Der ungünstigere Fall

* Dieses günstige Ergebnis sinkt mit der Größe des entdeckten Tumors und der Zahl der befallenen Lymphknoten. Handelte es sich um einen Tumor von fünf Zentimeter Durchmesser und fanden sich bei der Patientin mehr als drei mit Metastasen befallene Lymphknoten, dann besitzt die Patientin nur noch eine knapp 50-prozentige Chance, die nächsten fünf Jahre zu überleben.

Ihre emotionale Haltung entscheidet

Fortschritte in der »Heilung« des Brustkrebses stagnieren weltweit, aber der Brustkrebs ist deswegen nicht der schlimmste Feind. Brustkrebs ist nicht das sichere Todesurteil. Die Diagnose Brustkrebs ist nicht das Ende. Es ist vielmehr der Anfang eines von Patientin und Ärzten gemeinsam geführten Kampfes. Hierbei haben die meisten Patientinnen sogar die beste Aussichten, noch viele Jahre lang ein in jeder Hinsicht »lebenswertes Leben« zu führen.

Die psychisch-emotionale Befindlichkeit beeinflusst den Verlauf einer Krebserkrankung wesentlich: Eine resignierende Haltung der Patientin wirkt sich auf Psyche, Organismus und Heilungsverlauf negativ aus.

Geben Sie sich nicht auf

Diese Aussicht ist nicht zuletzt von der Haltung der Patientin abhängig.

* Nimmt die Patientin ihre Krankheit schweigend, demütig und resignierend wie ein verdientes Leiden hin, dann werden alle Bemühungen, den Kampf gegen die Krebserkrankung zu gewinnen, vergeblich sein.
* Wenn die Patientin aber gegen die Krankheit aufbegehrt, wenn sie böse ist auf die Bösartigkeit der Krankheit, wenn sie weint und von liebenden Menschen unterstützt wird, wenn sie gegen ihr Leiden kämpft und sich ihm widersetzt, dann steigen ihre Chancen auf Befreiung und damit Heilung gewaltig.

Die individuelle Situation ist entscheidend

Prognosen besitzen keine Allgemeingültigkeit: Falls es überhaupt möglich ist, eine einigermaßen sichere Prognose zu stellen, dann nur für den genau diagnostizierten Einzelfall inklusive aller Umstände. Weder der Krebs noch der Körper der Patientin gehorcht den statistischen Gesetzen. Man darf sich daher nicht von den oft niederschmetternden Zahlen einer Statistik frustrieren lassen.

Das Wichtigste über Brustkrebs

Für die Erkennung (Diagnostik) und Behandlung (Therapie) von Brustkrebs sind die folgenden Aspekte wichtig.

* Die Möglichkeiten der Immundiagnostik sollten intensiv genutzt werden.
* Die Immuntherapie fördert die Vermehrung von Abwehr- und Killerzellen gegen die Tumorzellen.
* Eine Hormonblockade führt bei hormonempfindlichen Tumoren sehr schnell zur Remission (Rückzug) des Tumors, ohne dass weitere Therapien nötig sind. Wurden bereits vorher Hormone eingenommen, dann steigt die Ausheilungsquote des Tumors auf bis zu 40 Prozent.
* Der immunologische Impfstoff ASI wird aus Tumorzellen des Patienten gewonnen. Nach einer Aufbereitung werden die Zellen als Impfstoff zur Anregung der körpereigenen Abwehr gespritzt.
* Umwandlung von Immunzellen zu Killerzellen mit Lymphokinen: Diese neuen Substanzen kamen aus US-amerikanischen Forschungslabors nach Europa und sind mittlerweile auch in Deutschland zugelassen.
* Lokale Spezialtherapien bieten die Chance von punktgenauen Behandlungen. Hierbei werden Katheter mit Reservoirs direkt an die Blutgefäße der Tumoren herangeführt. Dadurch können Chemotherapeutika direkt in das Tumorgewebe eingeführt werden. Über diese Katheter kann man mit kleinen Kügelchen die Blutzufuhr zu den Tumoren oder zu den Metastasen blockieren (Embolisation). Durch die geringere Durchblutung wird der Tumor ausgehungert und zerfällt.
* Der Einsatz monoklonaler Antikörper gegen Brustkrebs ist nun auch in Deutschland zugelassen.
* Fazit: Gegenüber herkömmlichen Behandlungsmöglichkeiten erhöhen diese neuen Therapien die Ausheilung bestimmter Formen von Brustkrebskarzinomen um 30 bis 50 Prozent.

Krebserkrankungen verlaufen von Fall zu Fall verschieden. Deshalb ist es oft schwierig, ja unmöglich, allgemein gültige Aussagen über den Verlauf von Brustkrebs zu machen.

Darmkrebs

Jahr für Jahr erkranken in Deutschland rund 50 000 Menschen an Darmkrebs. Etwa 30 000 Menschen sterben an dieser Krebsform. Damit zählt Darmkrebs hier zu Lande zahlenmäßig zu den bedeutsamsten Krebserkrankungen. In anderen Ländern spielt Darmkrebs dagegen kaum eine Rolle: In Japan oder Schwarzafrika ist er äußerst selten. Die unterschiedlichen Darmkrebsfälle scheinen mit der unterschiedlichen Ernährung zusammenzuhängen: In westlichen Industrieländern ernähren sich die Menschen mit zu viel Fett und Fleisch, nehmen aber zu wenig ballaststoffreiche Nahrungsmittel zu sich. In Japan und Schwarzafrika ist es genau umgekehrt.

Neben Brustkrebs treten Darmkrebserkrankungen hier zu Lande besonders häufig auf. Das liegt vor allem daran, dass bestimmte Ernährungsgewohnheiten diese Krankheitsform begünstigen.

Risikofaktoren

Die Risikofaktoren bei Darmkrebs sind:

* Alkohol
* Ballaststoffarme Kost
* Bewegungsarmut
* Fleisch
* Nikotin
* Tierisches Fett

Auch die Neigung zu Darmgeschwüren (Colitis ulcerosa) und Darmpolypen erhöht das Risiko für Darmkrebs. Wenn in der näheren Verwandtschaft bereits Darmpolypen oder Colitis ulcerosa auftraten, dann ist mit deutlich gesteigertem Darmkrebsrisiko zu rechnen.

Symptome

Darmkrebs entwickelt sich nur sehr langsam und bleibt lange »stumm«. Darmkrebs verursacht zunächst – oft über viele Jahre hinweg – keine oder kaum Beschwerden. Erste

Anzeichen können eine Veränderung des Stuhlgangs sein, etwa ein ständiger Wechsel zwischen Durchfall und Verstopfung, rasche Gewichtsabnahme und Blutarmut. Blutiger, schleimiger Stuhl ist ein alarmierendes Zeichen, das dem Arzt mitgeteilt werden muss, damit er diagnostisch abklären kann, ob eine bösartige Erkrankung vorliegt.

Um einer Darmkrebserkrankung vorzubeugen, sollte jeder die Risikofaktoren einer falschen Ernährung vermindern: Besonders übertriebener Alkohol- und Nikotinkonsum spielt bei Darmkrebs eine große Rolle.

Diagnostik

Auch bei Darmkrebs gilt: Zeit rettet Leben. Je früher man einen sich entwickelnden Tumor entdeckt, je eher man einschreiten und das Wachstum in benachbartes Gewebe und die Aussiedlung von Metastasen in den ganzen Körper unterbinden kann, umso besser ist die Aussicht auf eine Ausheilung.

Seit 1977 hat jeder Versicherte ab dem 45. Lebensjahr Anspruch auf kostenlose Untersuchungen zur Krebsfrüherkennung. Jedoch nutzt nur jede dritte Frau und jeder zehnte Mann dieses Angebot. Zur Früherkennung von Darmkrebs gibt es seit einigen Jahren den Haemoccult-Test. Die Deutsche Krebsgesellschaft bedauert, dass der Haemoccult-Test von der Bevölkerung so selten durchgeführt wird. Bei diesem Test bekommt man ein Testbriefchen mit genauer Anleitung, streicht ein wenig Stuhlgang darauf, verschließt das Briefchen und übergibt es dem Arzt oder sendet es ein.

Chancen und Mittel der Früherkennung

Über den Wert des Haemoccult-Tests sind sich die Onkologen mal wieder nicht einig: Man rechnet damit, dass etwa 50 Prozent aller Darmkrebserkrankungen mit diesem Test erkannt werden könnten. In der Schweiz untersuchte man 35 000 Personen auf verborgenes Blut im Stuhl: Dabei entdeckte man 45 Fälle von Darmkrebs, von denen sich 22 im Frühstadium befanden.

Die Quote der frühzeitig gefundenen Darmkrebserkrankungen würde sich mit mehr Tests erhöhen. Nach den Empfehlungen der WHO sollte jeder Mensch ab dem 50. Lebensjahr einmal jährlich oder wenigstens zweijährlich einen einfachen Haemoccult-Test durchführen und sich beim Arzt rektal untersuchen lassen, falls er in seinem Lebensstil mehrere der oben genannten Risikofaktoren aufweist. Alle fünf Jahre empfiehlt die WHO (World Health Organization) eine Koloskopie (Mast- und Dickdarmuntersuchung mittels Endoskop).

Für die Darmkrebsvorsorge sind regelmäßig durchgeführte ärztliche Untersuchungen besonders wichtig. Vor allem Menschen über 50 Jahre sollten diese meist kostenlosen Tests unbedingt in Anspruch nehmen.

Werden bei der Koloskopie Polypen des Dickdarms oder Mastdarms festgestellt, dann sind weitere endoskopische Kontrollen notwendig. Wurden in der Verwandtschaft der Patienten bereits Darmpolypen oder Darmkrebs festgestellt, dann sind Haemoccult-Tests, Rektaluntersuchungen und endoskopische Untersuchungen bereits ab dem 35. Lebensjahr sinnvoll.

Hilfe durch die Molekulargenetik

Die Notwendigkeit einer engmaschigen Kontrolle besteht besonders dann, wenn bei nahen Verwandten schon in jüngeren Jahren (unter 40) ein Dickdarmkrebs auftrat. Hier könnte möglicherweise ein genetischer Defekt vorliegen. Da in der Molekulargenetik der letzten Jahre erhebliche Fortschritte gemacht wurden, kann man heute genau bestimmen, welches Gen für den Defekt verantwortlich ist, der zur Entartung eines Darmpolypen und zur Ausbildung eines Darmtumors führt. Hat man den Fehler gefunden, kann getestet werden, ob dieser Defekt bereits vererbt wurde.

Wurde durch Test, Koloskopie und eventuell Gewebeproben ein Tumor diagnostiziert, wird man versuchen, mittels Röntgen-, Ultraschall- und Laboruntersuchungen auf die Suche nach vorhandenen Metastasen zu gehen.

Dank der ständig verfeinerten Immundiagnostik ist es nunmehr möglich, schon frühzeitig in das Knochenmark ausgesiedelte Mikrometastasen – also vereinzelte Darmkrebszellen – nachzuweisen. Das ist für die Behandlung und Prognose eine außerordentlich wichtige Hilfe.

Begünstigend für eine Darmkrebserkrankung wirken sich genetische Vorbelastungen in der Familie aus. Regelmäßige Vorsorgeuntersuchungen sind daher für alle Menschen, in deren Familie diese Krankheit bereits auftrat, ein Muss.

Therapie

Bei 80 Prozent aller Darmkrebspatienten besteht nach der ersten Diagnose eine gute Chance, den Tumor chirurgisch zu entfernen. Die Operation hängt ab von:

* Dem Sitz des Tumors am Dickdarm oder am Mastdarm
* Der Eindringtiefe des Tumors

Früher wurde häufiger radikal operiert; vielfach legte man einen künstlichen Darmausgang (Stoma) an. Heute ist ein künstlicher Darmausgang nur noch bei etwa jedem fünften an Mastdarmkrebs operierten Patienten erforderlich. Neue Verfahren ermöglichen Verschlüsse, welche die Lebensqualität nicht mehr allzu stark belasten. Die Stomaträger werden von fachlich ausgebildeten Schwestern im Gebrauch der Verschlüsse unterrichtet und finden in Selbsthilfegruppen weitere Hilfe und Unterstützung.

Auf frühzeitige Entdeckung kommt es an

Nach der Entfernung des Tumors und lokaler Lymphknoten kann sich der Patient quasi als geheilt betrachten. Dies gilt allerdings nur für Darmkrebs im Anfangsstadium, der noch auf die Darmschleimhaut oder Darmwand begrenzt war. Mit größerer Eindringtiefe und der Aussiedlung von Metastasen – besonders häufig in der Leber – erhöht sich die Gefahr eines Zweittumors, der sich nach Monaten oder Jahren noch melden kann. Diese Krebsform ist nur selten zu operieren und sehr schwer zu beherrschen.

Ein »Feuerwerk der Diagnostik« ohne Maß

Das Überleben des operierten Darmkrebspatienten hängt weitgehend davon ab, was nach der Operation unternommen wird: Um nur ja nicht den Zeitpunkt zu verpassen, an dem sich ein Zweittumor (Rezidiv) ankündigt, werden die Patienten einem wahren »Feuerwerk der Diagnostik« unterworfen, wie Professor Farthmann von der Chirurgischen Universitätsklinik, Freiburg, es formulierte – Maßnahmen ohne Maß, deren Sinn und Nutzen zweifelhaft sind.

Um einen Zweittumor einer erfolgreich bekämpften Darmkrebserkrankung zu vermeiden, kommt oft eine Vielzahl diagnostischer Methoden bei den Patienten zum Einsatz. Durch diese Überdiagnostik wird der Patient meist nur unnötig belastet.

Drei Viertel aller Rezidive könnte man allein durch die Krankheitsgeschichte und die körperliche Untersuchung feststellen. Die Hilfsmittel der ersten beiden Jahre sind: Tumormarker, Haemoccult-Test, Koloskopie, Röntgenaufnahmen des Brustkorbs und Ultraschalluntersuchungen zur Suche nach Lebermetastasen, die in der Regel operativ entfernbar sind. Bei negativem Befund sollten die Untersuchungen in immer größeren Zeitabständen stattfinden.

Patienten, bei denen der weit fortgeschrittene Krebs nicht mehr behandelbar ist, sollten von all diesen diagnostischen Maßnahmen möglichst verschont bleiben. Man sollte alles dafür tun, um deren Lebensqualität zu erhalten oder eventuell noch zu steigern.

Strahlen- und Chemotherapie

Die Aussichten operierter Darmkrebspatienten waren in den vergangenen Jahren nicht günstig. Besonders Mastdarmkrebspatienten mussten mit einem Rezidiv rechnen. Mittlerweile gelingt es, die Überlebenszeit deutlich zu verlängern und das Auftreten eines Rezidivs zu verringern. Man verzichtet dabei so gut wie ganz auf eine Strahlentherapie. Diese ist beim Dickdarmkrebs generell nicht sinnvoll. Nur bei einem nicht zu operierenden Mastdarmkrebs kann die Bestrahlung zu einer längeren Überlebenszeit führen.

Die meisten Onkologen verlassen sich bei Darmkrebs auf die Chemotherapie, bei der ein chemisches Gift (5-FU) meistens mit einem Immunmodulator (Levamisol) kombiniert über längere Zeit gegeben wird. Diese Methode bringt keine ausreichend guten Erfolge. Die Vielzahl schwerer Nebenwirkungen bringt viele Patienten dazu, von sich aus oder wegen nicht mehr tolerierbarer Gesundheitsstörungen diese Behandlung abzubrechen. Es gibt kaum einen Patienten, der bei dieser Behandlung von starken Nebenwirkungen verschont bleibt. Die unerwünschten Nebenwirkungen der Chemotherapie bei Darmkrebs sind:

- Erbrechen
- Geschwächte körperliche Abwehrkraft
- Haarausfall
- Haut- und Schleimhautentzündungen
- Herz- und Kreislaufbeschwerden
- Herzinfarkt
- Juckreiz
- Leberschäden
- Schwindel
- Sehstörungen
- Übelkeit

Besonders an Mastdarmkrebs operierte Patienten erlitten häufig einen Rückfall, der ihre Lebenszeit enorm verkürzte. Heute ist es dank moderner Behandlungsmethoden oft möglich, das Leben und die Gesundheit der Patienten zu retten.

Monoklonale Antikörper verkürzen die Behandlung

Die Probleme dieser zwar erfolgreichen, aber nur schwer durchzuhaltenden chemotherapeutischen Behandlung operierter Darmkrebspatienten machten die Suche nach einer Alternative immer dringender. Eine mögliche Lösung hat man mit dem Einsatz monoklonaler Antikörper gefunden. Der Münchner Immunologe und Onkologe Professor Gerhard Riethmüller hat in einer Studie in sechs deutschen Zentren nachgewiesen, dass viermonatige Infusionen mit einem monoklonalen Antikörper (Panorex) gleich günstige Resultate erbrachten wie die einjährige Chemotherapie. Dieses günstige Resultat wurde dabei nicht mit schwer belastenden Nebenwirkungen erkauft. Die Nebenwirkungen durch Panorex waren minimal und traten nur zum Teil auf.

Der erfolgreiche Einsatz der Immuntherapie beim operierten Darmkrebspatienten ist ein viel versprechender Beginn. Es ist zu erwarten, dass durch verbesserte Methoden – beispielsweise in Verbindung mit niedrig dosierten Interleukinen markierte Tumorzellen – die Immuntherapie zu einer entscheidenden Hilfe für die Darmkrebstherapie wird.

Patienten, die einer traditionellen Krebstherapie unterzogen werden, leiden meist unter quälenden Nebenwirkungen. Bei einer Behandlung mit Panorex hingegen wird der Körper des Krebspatienten weitgehend geschont.

Monoklonale Antikörper setzen sich bei einzelnen Krebszellen fest, die durch keine Operation entfernbar sind. Sie kennzeichnen diese Zellen und machen sie dadurch für die Immunzellen bekämpfbar. Die Immunzellen verbreiten die Nachricht über diesen Krebszelltyp. Das benachrichtigte humorale Immunsystem stellt daraufhin Antikörper her und merkt sich diesen Krebszelltyp für alle Zukunft.

Wenn äußerste Wachsamkeit vom gesamten Immunsystem gefordert ist, dann sollten auch alle anderen Methoden zur Abwehrstärkung und Abwehrregulation – nicht zuletzt die unverzichtbare Enzymtherapie – genutzt werden.

Prognose

Die Prognose über den Krankheitsverlauf bei Darmkrebs ist abhängig vom:

* Zeitpunkt der Erstdiagnose
* Genetischen Risiko
* Sitz des Tumors
* Befall der Lymphknoten
* Verbreitungszustand der Metastasen
* Sitz der Metastasen
* Qualitätsgrad der Operation
* Verlauf der Nachsorge

Entsprechend groß sind die Unterschiede in der Überlebenszeit der Patienten. Im günstigsten Fall überlebt fast jeder Dickdarmkrebspatient nach einer frühzeitigen und zurückhaltenden Operation – falls keine Lymphknoten befallen waren – die Krankheit ohne jede weitere Komplikation. Waren jedoch die Lymphknoten befallen und war der Tumor bereits in das umliegende Gewebe eingedrungen, dann wird wahrscheinlich höchstens jeder zweite Patient die nächsten fünf Jahre überleben. Patienten, bei denen eine Operation von vornherein nicht mehr möglich ist, haben eine äußerst ungünstige Prognose.

Es ist nicht leicht, eine Prognose über den Verlauf einer Darmkrebserkrankung zu stellen. Faktoren wie Metastasenbefall und Angaben zur Diagnose und Behandlung spielen hierbei eine entscheidende Rolle.

Das Wichtigste über Darmkrebs

Für die Erkennung (Diagnostik) und Behandlung (Therapie) von Darmkrebs sind die folgenden Aspekte wichtig.

* Die Möglichkeiten der modernen Immundiagnostik sollten intensiv genutzt werden.
* Durch Methoden der Immuntherapie können körpereigene Abwehr und Killerzellen stimuliert werden, speziell durch Thymuspeptide oder Faktor AF2.
* Mit monoklonalen Antikörpern können Tumorzellen markiert werden. Damit werden sie für Abwehrzellen kenntlich und können bekämpft werden. Während des *killing process* werden Informationen über den Tumor an die Gedächtniszellen des Immunsystems geliefert, damit die Immunabwehr selbst Markierungsstoffe produzieren kann.
* Nach neuesten Therapien können die Killerzellen mit niedrig dosiertem Interleukin-2 und/oder monoklonalen Antikörpern zum Angriff aktiviert werden.
* Studien bescheinigen diesen Immuntherapien 20 bis 40 Prozent mehr Ausheilungen als den traditionellen Behandlungsmethoden. Wird die Immuntherapie vor der Metastasierung eingesetzt, dann verbessert sich das 5- und 8-Jahres-Langzeitergebnis bedeutend.

Eierstockkrebs

Bei etwa 8 000 Frauen wird jährlich in Deutschland ein Ovarialkarzinom (Krebserkrankung an den Eierstöcken) festgestellt. Der Eierstockkrebs bereitet noch größere Probleme als ein Tumor der Brust, des Gebärmutterhalses oder der Gebärmutter. Bis heute kennt man die Ursachen nicht, die zur Entartung der Zellen führen. In der Regel wird die Entartung erst spät entdeckt, und es gibt bisweilen Schwierigkeiten bei der Bestimmung des Grads der Bösartigkeit.

Die Ursache für eine Krebserkrankung an den Eierstöcken ist bis heute nicht restlos geklärt. Das macht eine Früherkennung dieser Krankheit besonders schwer und beeinflusst die Chance auf vollständige Genesung negativ.

Die Therapie wirft Probleme auf, denn die beiden Eierstöcke bestehen aus sehr unterschiedlichen Zelltypen. Jeder Zelltyp kann wiederum von vielen unterschiedlichen Tumorformen betroffen sein. Bislang kennt man folgende Typen von Tumoren:

* Acht epitheliale Tumoren
* Sechs Keimzelltumoren
* Vier gonadale Stromatumoren
* Sechs unspezifische Bindegewebstumoren
* Lipidzelltumoren
* Unklassifizierte Tumoren

Die spezifischen Risiken bei Eierstockkrebs

Schließlich kann es sich bei Krebs an den Eierstöcken um einen Befall mit Metastasen handeln, die aus einem Mammakarzinom oder Gebärmutterkarzinom ausgewandert sind und nun im Eierstock Zweittumoren bilden.

Ovarialkarzinome können in jedem Alter auftreten – sogar in der Kindheit. Mit steigendem Alter wächst jedoch die Häufigkeit der Erkrankung. Das Durchschnittsalter einer an Ovarialkarzinom erkrankten Patientin beträgt 55 Jahre.

Besonders stark sind Frauen gefährdet, deren Mutter und/oder Schwester am Ovarialkarzinom litten, sowie Frauen, die ihr Klimakterium erst spät erreichten oder über mehrere Jahre hinweg erfolglos durch Stimulation der Eisprünge eine Schwangerschaft anstrebten. Kinderlosigkeit erhöht das Risiko ebenfalls. So hat man bei Nonnen doppelt so häufig Ovarialkarzinome festgestellt wie bei Frauen, die Kinder geboren haben.

Einige Faktoren, die das Brustkrebsrisiko erhöhen, können auch das Risiko für Eierstockkrebs erhöhen:

* Deutliches Übergewicht
* Zu viel Fett in der Ernährung

Auch Strahlenschäden wirken sich ungünstig aus: Man hat bei Frauen, die einen Atombombenangriff überlebten, vermehrt Ovarialkarzinome entdeckt. Eine radiologische Bestrahlung der Beckengegend kann ebenfalls Schäden an den Eierstöcken verursachen, die eine Entartung in Gang setzen. Asbest fördert diese Krebsart ebenso wie Talkum, das in manchen Monatsbinden enthalten ist.

Einen besseren Schutz vor einer Krebserkrankung der Eierstöcke können Frauen erwarten, die den Eisprung durch Schwangerschaften, Stillen oder Medikamente unterbrochen haben.

Eine Krebserkrankung an den Eierstöcken kann unter Umständen mit einem vorherigen Brustkrebs- oder Gebärmutterkarzinom in Verbindung stehen. Eine Risikogruppe für diese Krebsart sind Frauen über 55 Jahre.

Symptome

Wie bei anderen Krebsformen der weiblichen Geschlechtsorgane verläuft auch die Entwicklung eines Tumors in oder an den Eierstöcken über lange Zeit hinweg so gut wie ohne Symptome. Erste Krankheitszeichen ähneln »normalen« Beschwerden, bei denen man nicht an eine bösartige Erkrankung denkt:

* Aufstoßen
* Blähungen
* Druckgefühl
* Unregelmäßige Blutungen
* Völlegefühl
* Zunahme des Bauchumfanges

Erst später werden diese Symptome deutlicher bis hin zur raschen Gewichtsabnahme, Ansammlung von Flüssigkeit im Bauchraum (Aszites), zu Atemstörungen und Darmverschluss.

Bei hormonempfänglichen Tumoren kann es bei Mädchen zu verfrühten Pubertätserscheinungen kommen, bei Frauen aber auch zu Bartwuchs und zur Vermännlichung.

Im Gegensatz zu Brustkrebs liegt die Früherkennung bei Eierstockkrebs vollständig in den Händen des Arztes. Regelmäßige Kontrolle durch eine Unterleibsuntersuchung ist deshalb besonders wichtig, um dieser Krankheit vorzubeugen.

Diagnostik

Auch bei dieser Krebsart steht der Arzt vor dem Problem, die Krebserkrankung bei seiner Patientin möglichst frühzeitig zu erkennen und genau zu bestimmen. Der Arzt ist zunächst auf die abtastende Untersuchung angewiesen. Bei geringstem Verdacht wird eine Ultraschalluntersuchung angeschlossen. Einige Ärzte führen auch Vaginalsonden ein, um ein genaueres Bild vom Zustand der Eierstöcke zu erhalten. Vaginalsonden lassen sich einfach mit der Entnahme einer Gewebeprobe (Feinnadelbiopsie) oder mit einer Punktion, falls sich im Bauchraum Flüssigkeit angesammelt hat, verbinden.

Es gibt mehrere Tumormarker, die im Labor Hinweise auf Krebs der Eierstöcke geben. Doch sind diese Marker leider nicht immer zuverlässig und lassen auch nicht mit Sicherheit auf die Art des Krebses schließen.

Bei der Diagnostik geht es nicht allein darum, den Tumor aufzufinden. Für das weitere Vorgehen ist entscheidend:

* Welcher Zelltyp entartet ist
* Ob der Tumor in der Entwicklung stagniert oder wächst
* Wohin der Tumor wächst
* Welcher Schaden im umgebenden Gewebe bereits angerichtet wurde

Bitte vergessen Sie nicht: Nicht jeder gefundene Tumor ist auch ein bösartiges Karzinom. Nur jeder zweite oder dritte gefundene Eierstocktumor ist – statistisch gesehen – ein bösartiges Ovarialkarzinom. Die anderen Tumoren können unter Umständen wie eine harmlose Zyste verbleiben und müssen lediglich unter wachsamer ärztlicher Kontrolle gehalten werden.

Therapie

Steht es fest, dass ein bösartiges Ovarialkarzinom vorliegt – oder besteht allein ein starker und begründeter Verdacht –, dann wird in der Regel vorgeschlagen, beide Eierstöcke chirurgisch zu entfernen.

Diese Regel hat jedoch viele Ausnahmen. Ein einziger Eierstock wird nur entfernt, wenn:

* Die Patientin noch jung ist
* Ein Kinderwunsch besteht
* Der Tumor noch klein ist
* Der Tumor nicht in umgebendes Gewebe hineingewuchert ist
* Keine Metastasen vorliegen

Werden nicht beide Eierstöcke entfernt, dann ist allerdings eine langfristige Kontrolle der Patientin erforderlich.

Ist dem Arzt bei der Untersuchung des Unterleibes etwas Außergewöhnliches aufgefallen, wird meist eine Ultraschalluntersuchung durchgeführt. So kann ein relativ exaktes Bild vom Zustand der Eierstöcke gewonnen werden.

Operation, Chemotherapie und Bestrahlung

Wie viel bei der Operation entfernt wird, hängt stets vom Einzelfall ab. Ist der Krebs bereits weit fortgeschritten, kann die Operation sehr radikal ausfallen. Über den Sinn solcher schwer belastenden Operationen herrschen in der Medizin unterschiedliche Meinungen. Ziel der Operation ist es, alle entdeckten Karzinome auszuräumen und eine weitere Aussiedlung von Krebszellen unter allen Umständen zu unterbinden. Weiterhin sollen alle Krebszellnester, die sich nicht operativ entfernen lassen, nicht größer als höchstens zwei Zentimeter sein.

In den meisten Fällen einer Eierstockkrebserkrankung wird Chemo- oder Strahlentherapie bzw. eine Kombination dieser beiden Behandlungsmethoden angewendet. Viele Mediziner sind jedoch – wegen der gravierenden Nebenwirkungen – gegen diese Form der Therapie.

Anschließend wird meist eine Chemotherapie begonnen, um diese restlichen Krebszellen aufzulösen oder in ihrer Entwicklung zu hemmen. Dazu setzt man vorwiegend platinhaltige Chemotherapeutika ein. Leider gibt es für die Chemotherapeuten hier kaum Grenzen, mit welchen Mitteln sie bei welchen Ovarialkarzinomen zu welchem Zeitpunkt in welcher Kombination in welcher Menge, Dauer und Häufigkeit diese Behandlung vornehmen. Eine neue und viel versprechende Kombination (Cisplatin und Paclitaxel), die besonders im weit fortgeschrittenen Stadium eines Ovarialkarzinoms angewendet wird, scheint die Überlebenszeit im Mittel um mehr als 14 Monate zu verlängern.

In einigen Fällen wird auch eine Strahlentherapie hinzugezogen oder mit einer Chemotherapie kombiniert. Dabei haben Gegner dieser Strahlentherapie ebenso überzeugende Argumente wie die Befürworter. Wegen der unterschiedlichen Formen und Stadien eines Ovarialkarzinoms lassen sich kaum Vergleiche ziehen: Bei manchen Patientinnen haben bestimmte Therapiemaßnahmen versagt, die bei anderen Patientinnen ausgezeichnete Ergebnisse brachten.

Hormon- und Immuntherapie

Da viele Ovarialkarzinome auf Hormone reagieren – positiv oder negativ –, bietet die Hormontherapie die Möglichkeit, diejenigen Krebszellen in ihrem Wachstum zu bremsen, an denen Hormonhemmer andocken können. Die hormonelle Hemmung des Krebswachstums beim Ovarialkarzinom befindet sich noch im Stadium der Erprobung. Nach neuen Berichten bewirkt die Hormonblockade bei vielen Tumoren ein Eintrocknen.

Auch die Immuntherapie findet bei dieser Krebsart immer mehr Anwendung: In spezialisierten Krebszentren wurde die Chemotherapie mit einer Art Krebsimpfung kombiniert. Dazu setzt man abgetötete Bakterien (BCG) ein. Mit Interferon – allein oder begleitend zur Chemotherapie – konnte in vielen Fällen Beschwerdefreiheit erreicht wurde. Im Bauchraum angesammelte Flüssigkeit (Aszites) ging durch den Tumor-Nekrose-Faktor (TNF) in 80 Prozent der Fälle bleibend zurück. Bei diesen Fällen hatten alle anderen Behandlungsversuche zuvor versagt.

Weitere Immuntherapien werden in immer größerem Maßstab gerade bei der Behandlung des Ovarialkarzinoms zur Nachprüfung ihrer Wirksamkeit eingesetzt. Die ersten Studien über die aktiv-spezifische Immuntherapie oder über interleukinaktivierte Killerzellen (LAK) lassen in der Zukunft bessere Ergebnisse bei der so problematischen Behandlung der Ovarialkarzinome erwarten.

Neben den traditionellen Therapieformen lassen sich auch mit Hormon- und Immuntherapie sehr gute Erfolge erzielen. Allerdings werden diese Behandlungsmethoden bis heute noch wissenschaftlich-statistisch geprüft und sind daher in den meisten Krankenhäusern noch nicht gebräuchlich.

Spezielle Techniken erweisen sich dabei als hilfreich: So können mit dünnen Kathetern Chemotherapeutika, aber auch Immunsubstanzen direkt an die Blutgefäße der Tumoren herangeführt und so gezielt in das Tumorgewebe eingebracht werden. Oder man füllt die Katheter mit kleinen Kügelchen, mit denen die Blutzufuhr zu den Tumoren oder Metastasen verstopft wird – die Krebszellen verhungern.

Prognose

So problematisch die Behandlung von Ovarialkarzinomen ist, so problematisch ist auch eine Voraussage über den zu erwartenden Verlauf der Erkrankung. Mehr noch als in anderen Krankenstatistiken über die Überlebenszeit mischen sich hier unterschiedlichste Daten zu einem wenig aussagenden Mittelwert.

Es gibt Fälle, in denen ein sehr spät erkanntes Ovarialkarzinom der Patientin nur noch einige Monate Lebenszeit beschert. Aber es gibt auch Fälle, in denen die Patientin – nach einer minimalen Behandlung und unter laufender Kontrolle stehend – für den Rest ihres Lebens frei bleibt von dieser Bedrohung.

Nimmt man alle verfügbaren Zahlen zusammen, dann ergibt sich ein etwas ungünstigeres Bild als beim Gebärmutterhals- oder Gebärmutterkrebs.

* Wenige Patientinnen erreichen die als Überlebensziel angesetzten fünf Lebensjahre.
* Diese schlechte Bilanz weist darauf hin, dass gerade bei Ovarialkarzinomen mehr als bisher alle bereits jetzt verfügbaren Möglichkeiten genutzt werden sollten.

Auch bei Eierstockkrebs steht die Stärkung des Immunsystems an oberster Stelle. Nur wenn die Abwehrkräfte intakt sind, ist es möglich, Krebszellen wirksam zu bekämpfen.

Das Wichtigste über Eierstockkrebs

Für die Erkennung (Diagnostik) und Behandlung (Therapie) von Eierstockkrebs sind die folgenden Aspekte wichtig.

* Die Möglichkeiten der modernen Immundiagnostik sollten intensiv genutzt werden.
* Durch Methoden der Immuntherapie können körpereigene Abwehr und Killerzellen stimuliert werden, speziell durch Mistel.
* Bei hormonempfindlichen Tumoren ist eine Hormonblockade zu empfehlen: Nach neuesten Erkenntnissen lässt eine Hormonblockade den Tumor sehr schnell »vertrocknen«, ohne dass noch eine weitere Therapie vonnöten ist.
* Der immunologische Impfstoff ASI regt die Immunabwehr an und spezifiziert die Tumoren für das Immunsystem. ASI wird aus dem Tumorgewebe des Patienten gewonnen.
* Die Low-Dose-Lymphokintherapie nach dem Heidelberger Schema zeigt bei dieser Krebsform gute Ergebnisse. Die Therapie ist auch mit niedriger Dosierung ambulant durchführbar.
* Mit diesen Spezialtherapien lassen sich 20 bis 30 Prozent mehr Ausheilungen erzielen als mit herkömmlichen Behandlungsformen.

Gebärmutterhalskrebs

Von den fast 30 000 Frauen, die jährlich an Krebs der Geschlechtsorgane in Deutschland erkranken, leiden etwa 7 000 an Gebärmutterhalskrebs. Diese Form ist die häufigste Krebserkrankung der weiblichen Geschlechtsorgane. Der Arzt spricht hier von einem Kollum- oder Zervixkarzinom.

Die Zahl dieser Erkrankungen verringert sich von Jahr zu Jahr: Die Zahl der Todesfälle hat in den vergangenen 40 Jahren weltweit um 70 Prozent abgenommen. Nur in Kolumbien ist Gebärmutterhalskrebs immer noch sehr häufig: Dort müssen etwa 50 von 100 000 Frauen mit dieser Krebserkrankung rechnen, in Israel dagegen nur noch vier von 100 000 Frauen.

Penible Genitalhygiene ist eine wichtige Voraussetzung, um sich vor Gebärmutterhalskrebs zu schützen. Diese Krankheit hängt direkt mit dem Ausmaß der sexuellen Aktivität zusammen.

Die individuellen Risikofaktoren

Frauen riskieren Gebärmutterhalskrebs, je früher und intensiver sie sexuell aktiv sind. Fehlende Genitalhygiene des Partners erhöht das Risiko ebenso wie Zigaretten- oder Drogenkonsum. In niedrigem sozialen Milieu lebende Frauen trifft es vermehrt. Bei Prostituierten findet man überdurchschnittlich viele Patientinnen mit Gebärmutterhalskrebs.

Viren sind hier mitverantwortlich

An fast jeder Schädigung des Gebärmutterhalses, die sich bis zum Krebs steigern kann, sind Viren beteiligt. Als hauptsächlich beteiligtes Virus hat man das Papillomavirus erkannt. Es zählt zu den Warzenviren und ruft zunächst gutartige Wucherungen auf Schleimhäuten hervor. Das Papillomavirus kann während des Geschlechtsverkehrs vom Mann auf die Frau übertragen werden. Darum spielen Hygiene und Partnerwahl eine wichtige und zentrale Rolle beim Gebärmutterhalskrebs.

Gelänge es, sich vor den Papillomaviren zu schützen, dann verlöre der Gebärmutterhalskrebs schnell seine Bedeutung und zählte zu den seltensten Krebserkrankungen. Genau dies ist das Ziel der Forschung: In den USA und in Europa arbeitet man an einem Impfstoff, der Menschen vor diesen Viren schützt. Im Tierexperiment gelingt es bereits. Dieser in der Erprobung befindliche Impfstoff, der einmal den Gebärmutterhalskrebs besiegen wird, soll – so schätzt Professor Harald zur Hausen vom Deutschen Krebsforschungszentrum in Heidelberg – innerhalb der nächsten Jahre auch für den Menschen zur Verfügung stehen. Bis dahin muss sich jeder mit der gegebenen Situation abfinden.

Viele Mediziner setzen große Hoffnungen auf neue Impfpräparate, mit deren Hilfe Krebserkrankungen am Gebärmutterhals bekämpft werden sollen. Tatsächlich wirken Untersuchungsergebnisse der Forschung sehr ermutigend.

Jahrzehntelange Entwicklung

Gebärmutterhalskrebs entwickelt sich langsam und schrittweise. Er entsteht aus Veränderungen des Vorstadiums. Kommt ein Auslöser hinzu, verwandelt sich die gutartige Veränderung zum bösartigen Tumor.

Es kann Jahrzehnte dauern von der ersten Veränderung am Gebärmutterhals bis zum bösartig wuchernden Tumor. So findet man bei 30-jährigen Frauen meistens nur harmlose Veränderungen am Gebärmutterhals (Dysplasien), bei 40-jährigen Frauen schon Oberflächenkarzinome, die noch nicht wuchern (Carcinoma in situ), und erst bei 50-jährigen Frauen den Tumor, der sich nun in den Gebärmutterhals hinein ausbreitet oder umliegendes Gewebe durchdringt.

Symptome

Die langsame und schrittweise Entwicklung bis zum gefährlichen Wachstum des Tumors gibt Ärzten die große Chance, den Krebs zu erfassen und wirksam zu bekämpfen. Aber es ist schwierig, diesen Krebs rechtzeitig zu erkennen, denn diese Krebsform »meldet sich nicht«.

Die Warnsignale kommen spät

Während der langen Entwicklung gibt es keine deutlichen Symptome. Oder die Symptome sind so allgemein und unauffällig, dass kaum eine Frau sie beachtet. Erst später, wenn der Krebs bereits in den Gebärmutterhals oder das umgebende Gewebe hineinwächst, gibt es deutlichere Symptome:

* Hellroten, wässrigen, übelriechenden vaginalen Ausfluss
* Ischiasähnliche Schmerzen
* Verstopfung
* Gewichtsabnahme
* Blutarmut
* Lymphödeme

Es dauert meist jahrelang, bis sich eine gutartige Veränderung am Gebärmutterhals zu einem Karzinom entwickelt hat. Dieses Wachstum »im Schneckentempo« erhöht die Chance auf eine Heilung der Patientin gravierend.

Diagnostik

Bei Gebärmutterhalskrebs bestehen ausgezeichnete Chancen auf völlige Heilung, falls der Krebs möglichst früh im Vorstadium entdeckt wurde.

Da dieses Vorstadium sich durch keine Warnsignale bemerkbar macht, ist es ungemein wichtig, dass sich Frauen ab dem 25. Lebensjahr einmal im Jahr bei ihrem Arzt dem Pap-Test unterziehen. Diese simple Vorsorgemaßnahme könnte bei besserer Beachtung jedes Jahr etwa 2 000 Frauen in Deutschland das Leben retten.

Natürlich ist der Arzt aufgefordert, bei dem geringsten Verdacht mit weiteren Proben (Jod), mit Gewebeentnahmen und anderen Untersuchungsmethoden genauer zu prüfen, ob sich der Krebsverdacht erhärtet.

Laboruntersuchungen bringen hier wenig, weil der Gebärmutterhalskrebs kaum oder nur sehr spät auf Tumormarker reagiert. Röntgenbilder und Computertomografie können nur helfen, die Ausbreitung und das Stadium eines Tumors besser zu erkennen.

Therapie

Die erste Maßnahme des Arztes ist die chirurgische Entfernung des Tumors. Die Operationstechnik hängt ab von dem Ort, der Art und der Größe des entdeckten Tumorgebietes. Im einfachsten Fall findet der Arzt ein Oberflächenkarzinom vor, das er mit umgebendem gesunden Gewebe herausschneidet (Konisation). Ist ein größeres Gebiet innerhalb der Gebärmutter befallen oder besteht kein Kinderwunsch mehr, dann wird der Arzt wahrscheinlich die gesamte Gebärmutter entfernen.

Ist eine Krebserkrankung am Gebärmutterhals bereits stark fortgeschritten, bleibt dem operierenden Arzt oft nur die Entfernung der gesamten Gebärmutter. In diesem Fall wird an den Eingriff oft eine Strahlentherapie angeschlossen.

Sind bereits Lymphknoten vom Krebs befallen, dann kommt in der Regel eine Strahlentherapie hinzu. Die Chemotherapie hat sich hier als nicht besonders erfolgreich gezeigt und bleibt wohl auf wenige Stadien der Krebserkrankung beschränkt.

Möglichkeiten der Immuntherapie

Die Immuntherapie kann bei Gebärmutterhalskrebs wertvolle Hilfe leisten. Da der Gebärmutterhalskrebs durch Virusbefall eingeleitet und ausgelöst werden kann, behandelt man in Japan Patientinnen mit Magenkrebs oder Gebärmutterhalskrebs mit dem Immunaktivator Picipanil. Durch eine Impfung mit abgetöteten Streptokokken wird die krebszelltötende Kraft des Immunsystems gestärkt. Wichtige Zytokine werden angeregt, als Botenstoffe für den Informationsfluss innerhalb des Immunsystems (sowie Hormon- und Nervensystems) zu sorgen. Nach der Operation wurden die Patientinnen strahlentherapeutisch behandelt; dank Picipanil flammte der Krebs viel seltener wieder auf.

Studien aus Japan, Italien und den USA belegen, dass Interferone allein oder gemeinsam mit Vitamin A bei diesen Patientinnen deutliche Verbesserungen des Zustandes bringen können und die Gefahr einer erneuten Erkrankung senken. Sogar bei weit fortgeschrittenem Krebs wurden mit der Low-Dose-Lymphokintherapie, mit niedrig dosiertem Interleukin-2, Alpha-Interferon und niedrigst dosiertem Endoxan gute Erfahrungen gemacht.

Ozoninjektionen haben sich ebenfalls bewährt: Die Sauerstoff-Mehrschritt-Therapie scheint die Ausbreitung von Metastasen und Fernmetastasen hemmen zu können und selbst bei fortgeschrittenem Krebs lebensrettende Hilfe zu bieten.

Jede immunstärkende Maßnahme wirkt sich bei der Behandlung des Gebärmutterhalskrebses besonders positiv aus. Die ganze Palette der Immunstärkung sollte – abgestimmt auf den individuellen Fall – genutzt werden. Auch sollte jeder Arzt, der sich neuen Wegen nicht verschließt, der Patientin Enzyme verordnen, z. B. Wobe-Mugos, und den Einsatz von Immunmodulatoren wie Mistel, Faktor AF2 oder Thymus erwägen.

Manche immunologisch orientierten Ärzte haben beste Erfahrungen mit einem biologischen Umgebungsprogramm gemacht. Dabei werden ein hoch dosierter Vitamin-B-Komplex, AE-Mulsin ff, D-Mulsin, Zinkorotat und Selit gemeinsam verordnet.

Bei Krebserkrankungen am Gebärmutterhals zeigte die moderne Immuntherapie bereits viel versprechende Ergebnisse. Bestimmte Präparate wie z.B. Picipanil sind hier in der Lage, die Abwehrkräfte des Körpers entscheidend zu steigern.

Prognose

Die Prognose ist relativ günstig. Erkennt und behandelt man Gebärmutterhalskrebs im Frühstadium, wenn er noch nicht über die Gebärmutter hinausgewachsen ist und noch keine Metastasen im ganzen Körper ausgebreitet sind, dann liegt die 5-Jahres-Überlebenszeit bei 80 bis 100 Prozent.

Bei jeder dritten Patientin wurde dieser günstige Zeitpunkt allerdings verpasst. Hier können nur 30 bis 55 Prozent damit rechnen, nach der Operation noch länger als fünf Jahre zu leben und/oder möglicherweise für immer von einem Rückfall verschont zu bleiben.

Die Früherkennung entscheidet

Wird Gebärmutterhalskrebs (zu) spät erkannt und liegen bereits Fernmetastasen vor, dann verschlechtern sich die Heilungschancen. Trotzdem kann auch hier noch die Immuntherapie die körpereigene Abwehr mancher Patienten so steigern, dass der Organismus mit der Erkrankung fertig wird.

Liegen bei der ersten Diagnosestellung bereits Fernmetastasen vor, können unter Einsatz aller Behandlungsmöglichkeiten – auch der neuen, noch nicht etablierten Behandlungsmöglichkeiten – immerhin noch zehn Prozent aller Patientinnen mit Gebärmutterhalskrebs auf ein zufrieden stellendes Ergebnis hoffen.

Das Wichtigste über Gebärmutterhalskrebs

Für die Erkennung (Diagnostik) und Behandlung (Therapie) von Gebärmutterhalskrebs sind die folgenden Aspekte wichtig.

- Die Möglichkeiten der modernen Immundiagnostik sollten intensiv genutzt werden.
- Durch Methoden der Immuntherapie können körpereigene Abwehr und Killerzellen stimuliert werden, speziell durch Mistel, Faktor AF2, Tymoject u. a.
- Bei hormonempfindlichen Tumoren ist eine Hormonblockade zu empfehlen: Nach neuesten Erkenntnissen lässt eine Hormonblockade den Tumor sehr schnell »vertrocknen«, ohne dass noch eine weitere Therapie vonnöten ist.
- Der immunologische Impfstoff ASI regt die Immunabwehr an und spezifiziert die Tumoren für das Immunsystem. ASI wird aus dem Tumorgewebe des Patienten gewonnen.
- Die Low-Dose-Lymphokintherapie nach dem Heidelberger Schema zeigt bei dieser Krebsform gute Ergebnisse. Die Therapie ist auch mit niedriger Dosierung ambulant durchführbar.
- Mit diesen Spezialtherapien lassen sich 20 bis 30 Prozent mehr Ausheilungen erzielen als mit herkömmlichen Behandlungsformen.

Gebärmutterkrebs

Jüngere Frauen werden so gut wie nie von Gebärmutterkrebs (Korpuskarzinom oder Endometriumkarzinom) heimgesucht. Nur etwa fünf Prozent aller Patientinnen dieser Krebsform sind jünger als 40 Jahre. Drei von vier Patientinnen befinden sich im Postklimakterium. Dass die Fälle von Gebärmutterkrebs in Deutschland leicht zunehmen, schreibt man der steigenden Anzahl älterer Frauen zu.

Die Ursachen von Gebärmutterkrebs sind wenig erforscht. Man ist auf Vermutungen angewiesen, die sich aufgrund der Risikofaktoren ergeben. Risikosteigernd sind:

* Alterszucker
* Arterieller Bluthochdruck
* Deutliches Übergewicht
* Früher Beginn der Menarche
* Kinderlosigkeit
* Spätes Klimakterium

Gebärmutterkrebs tritt fast ausschließlich bei älteren Frauen nach den Klimakterium auf. Dies legt einen Zusammenhang zwischen dieser Krebsform und dem Hormonsystem nahe.

Wichtiges Hormonsystem

Beim Gebärmutterkrebs scheinen Zusammenhänge mit dem Hormonsystem zu bestehen: Frauen, die östrogen-gestagenkombinierte Medikamente eingenommen hatten, besitzen anscheinend einen erhöhten Schutz vor Gebärmutterkrebs. Allein, ohne Gestagen genommenes Östrogen gilt dagegen eher als Risikofaktor, ebenso die langjährige Einnahme des Östrogenhemmers Tamoxifen.

Frauen, die an Krebs der Brust, des Dickdarms oder der Eierstöcke litten, können unter Umständen danach als Zweittumor an einem Gebärmutterkrebs erkranken.

Gebärmutterkrebs entsteht meistens aus einer zunächst gutartigen Wucherung auf der Gebärmutterschleimhaut (Endometrium), die sich dann in ein Karzinom umwandelt, das in die Gebärmutter eindringt.

Symptome

Die warnenden Signale sind beim Gebärmutterkrebs ähnlich schwach wie beim Gebärmutterhalskrebs. Gebärmutterkrebs macht im Frühstadium so gut wie keine Beschwerden. Melden sich Symptome, die den Symptomen des Gebärmutterhalskrebses ähneln, dann ist der Tumor bei jeder dritten Patientin bereits von der Gebärmutterschleimhaut in die Gebärmutter gewachsen und erschwert damit eine Operation. Verdächtig sind hellrote vaginale Blutungen, die sich längere Zeit nach dem Klimakterium zeigen.

Die Früherkennung einer Krebserkrankung der Gebärmutter ist relativ schwierig, da sich der Beginn der Krankheit nur schwach bemerkbar macht. Deshalb ist es hier unerlässlich, auch auf schwache Alarmsignale des Körpers sofort zu reagieren.

Diagnostik

Da die Symptome keine verlässliche Hilfe bei der Früherkennung von Gebärmutterkrebs sind, ist die Patientin auf die Erfahrung und Gewissenhaftigkeit des Arztes angewiesen, der in regelmäßigen Abständen die glatte Schleimhaut der Gebärmutter auf jede noch so geringe Veränderung hin untersucht. Hierbei ist es ratsam, den untersuchenden Arzt nicht mehrfach zu wechseln, weil der erfahrene Arzt den Normalzustand seiner Patientin kennt.

Bei jedem Verdacht ist ein Abstrich oder eine Gewebeprobe (Kürettage) erforderlich, die mehr Klarheit und Sicherheit bringt. Erst die sogenannte fraktionierte Kürettage hilft zuverlässig bei der Suche und Tumorbestimmung – damit lässt sich fast jeder Tumor erfassen.

* Laboruntersuchungen sind dagegen ebenso wenig hilfreich wie beim Gebärmutterhalskrebs. Auch Röntgenaufnahmen eignen sich nicht als Diagnosemethode.
* Ultraschalluntersuchungen können allerdings dazu dienen, die Dicke der Schleimhaut zu messen, und dabei wertvolle Hinweise auf das Vorhandensein eines Karzinoms liefern. Mit der Computertomografie sind die meisten Lymphknotenmetastasen zu entdecken.

Therapie

Ungefähr 90 Prozent aller Gebärmuttertumoren lassen sich chirurgisch entfernen. Es hängt jedoch von Größe, Sitz und Bösartigkeit des Tumors ab, in welchem Umfang die Operation vorgenommen wird.

Ist der Tumor bereits über das Frühstadium hinaus entwickelt, wird man nicht allein die Gebärmutter entfernen, sondern auch die Eileiter. Da Eileiter sehr hormonempfindlich sind, neigen sie wie die Gebärmutter nach der Operation zu entsprechenden Veränderungen.

Nach der Operation wird in der Regel eine Strahlentherapie angeschlossen, häufig auch eine Chemotherapie und/oder eine Hormontherapie. Hier besteht noch keine einheitliche Meinung, kein einheitliches Schema, und es gibt keine allgemein anerkannte Methode zur Behandlung von Gebärmutterkrebs. Viele Studien belegen zwar relativ positive Ergebnisse der Therapie, doch lässt sich hier noch kein endgültiger Schluss ziehen. Es bleibt daher dem behandelnden Arzt überlassen, was er im individuellen Fall aufgrund seiner persönlichen Erfahrung und Überzeugung für das beste Konzept hält.

Für die Patientin ist es sinnvoll, Untersuchungen der Gebärmutter von demjenigen Arzt durchführen zu lassen, der die Frau seit langem kennt. Nur dieser Arzt kennt den Normalzustand gut und kann daher auffällige Veränderungen schnell und sicher erkennen.

Es wäre erfreulich, wenn Ärzte auch die dringend erforderliche Stärkung der Abwehrlage berücksichtigten. Die Stärkung des miteinander vernetzten Hormon-, Nerven- und Immunsystems durch zahlreiche Hilfen der Immuntherapie kann sich nur positiv auswirken. Ohne starke körpereigene Abwehr hat der Organismus einer Krebspatientin nur wenig Chancen, den Kampf zu bestehen.

Prognose

Die Voraussage über den zu erwartenden Verlauf der Gebärmutterkrebserkrankung ist vergleichbar mit der Prognose beim Gebärmutterhalskrebs. Nimmt man alle Fälle zusammen – vom frühzeitig erkannten Krebs bis zum weit fortgeschrittenen Krebs mit Fernmetastasen –, rechnet man mit einer Überlebensrate von zwei Dritteln aller Patientinnen. Mit anderen Worten: Zwei von drei Gebärmutterkrebspatientinnen sind fünf Jahre nach der ersten Diagnosestellung noch am Leben. Es ist jedoch zu erwarten, dass verbesserte Diagnose- und Behandlungsmethoden die Überlebensrate in Zukunft erhöhen werden.

Der Fortschritt in der Medizin nährt die Hoffnung, dass sich die Überlebenschancen der bereits operierten Krebspatientinnen weiterhin verbessern lassen. Die neuen Behandlungsmethoden stimmen viele Mediziner bereits optimistisch.

Das Wichtigste über Gebärmutterkrebs

Für die Erkennung (Diagnostik) und Behandlung (Therapie) von Gebärmutterkrebs sind die folgenden Aspekte wichtig.

* Die Möglichkeiten der modernen Immundiagnostik sollten intensiv genutzt werden.
* Durch Methoden der Immuntherapie können körpereigene Abwehr und Killerzellen stimuliert werden, speziell durch Mistel.
* Bei hormonempfindlichen Tumoren ist eine Hormonblockade zu empfehlen: Nach neuesten Erkenntnissen lässt eine Hormonblockade den Tumor sehr schnell »vertrocknen«, ohne dass noch eine weitere Therapie vonnöten ist.
* Der immunologische Impfstoff ASI regt die Immunabwehr an und spezifiziert die Tumoren für das Immunsystem. ASI wird aus dem Tumorgewebe des Patienten gewonnen.
* Die Low-Dose-Lymphokintherapie nach dem Heidelberger Schema zeigt bei dieser Krebsform gute Ergebnisse. Die Therapie ist auch mit niedriger Dosierung ambulant durchführbar.
* Mit diesen Spezialtherapien lassen sich 20 bis 30 Prozent mehr Ausheilungen erzielen als mit herkömmlichen Behandlungsformen.

Harnblasenkrebs

Mehr als 15 000 Männer und 5 000 Frauen erkranken jährlich in Deutschland an einem Harnblasenkarzinom. Für beide Geschlechter ist der Harnblasenkrebs der bedeutendste urologische Krebs.

Die Zahl der Erkrankungen mit Harnblasenkrebs nimmt stetig zu; dies ist zum Teil mit der steigenden Zahl älterer Menschen erklärbar. Von rund 6 500 Menschen, die jährlich an Harnblasenkarzinom sterben, waren höchstens 100 jünger als 50 Jahre. Harnblasenkrebs ist ein langsamer Krebs, ein Alterskrebs, besonders bei Männern.

Es werden deutlich mehr Männer als Frauen von diesem Krebs betroffen; dies kann am Rauchen liegen, da Zigarettenrauch zu den wichtigen Risikofaktoren zählt. Mit dem zunehmenden Anteil von Raucherinnen ist zu erwarten, dass auch mehr Frauen im höheren Alter einem Harnblasenkrebs erliegen. Als weiterer Faktor wird ein extrem hoher Kaffeegenuss diskutiert.

Harnblasenkrebs gilt als Alterskrebs der Männer, besonders der Raucher. Aber auch für Mitarbeiter bestimmter Produktionszweige wie bei der chemischen Industrie bestehen berufstypische Risiken.

Berufstypische Risikofaktoren

Ungeklärte chronische Harnwegsinfekte und Steinleiden erhöhen das Risiko ebenfalls. Man weiß von chemischen Stoffen (aromatische Amine), die eine Zellentartung an der Harnblase fördern können. Einer besonderen Gefährdung unterliegen Menschen in folgenden Produktionszweigen:

- Aluminiumindustrie
- Druckindustrie
- Farbenindustrie
- Gasproduktion in der Kohlenindustrie
- Gummiverarbeitende Industrie
- Menschen, die ständig mit chemischen Substanzen zu tun haben (z. B. Kammerjäger, Friseure)
- Textilfärbung

Symptome

Probleme beim Wasserlassen sind sehr verbreitet und deuten nicht automatisch auf eine ernsthafte Erkrankung wie Harnblasenkrebs hin. Dennoch sollten derlei Probleme rasch vom Hausarzt abgeklärt werden.

Wichtigstes Symptom ist schmerzlos abgehender, blutig gefärbter Urin (Hämaturie). Deutliche Schmerzen können ein Hinweis auf einen bereits fortgeschrittenen Prozess sein. Wenn es gleichzeitig zu angeschwollenen Beinen durch gestaute Venen und Lymphbahnen kommt (Beinödeme), dann ist ein entwickelter Harnblasenkrebs wahrscheinlich.

Eine Reizblase, ständiger Drang zum Wasserlassen oder auch Harnverhaltung und Schmerz nach dem Wasserlassen sind Verdachtsmomente, die meist andere Ursachen haben.

Diagnostik

Die Kontrolluntersuchung beim Arzt kann zur Klärung des Zustandes beitragen. Ein bloßes Abtasten der Bauchdecke bringt jedoch nur unzuverlässige Ergebnisse. Erst eine gründliche Laboruntersuchung einschließlich der Immundiagnostik gibt einigermaßen sichere Hinweise auf ein Harnblasenkarzinom. Mit Röntgen- und Ultraschalluntersuchungen werden die Lymphknoten und mitbetroffene Organe wie Leber und Lunge auf Metastasen hin abgesucht.

Es ist auch möglich und sinnvoll, mit mikrochirurgischen Instrumenten durch die Harnröhre in die Harnblase zu gelangen und dort eine Gewebeprobe zur exakten Bestimmung einer vorliegenden Veränderung zu entnehmen.

Therapie

Ein kleiner, abgegrenzter und oberflächlicher Tumor kann mikrochirurgisch ganz entfernt werden. Handelt es sich um eine langsam wachsende Tumorform, die selten Krebszellen aussiedelt, dann genügen oft schon sanfte immuntherapeutische Methoden, um den Patienten für den Rest seines Lebens krebsfrei zu halten.

Hervorragende Ergebnisse mit Immunaktivatoren

Mit einem Immunaktivator (Immucothel), der Killerzellen gegen Zellen des Harnblasenkrebses anregt, wurden hervorragende Ergebnisse erzielt.

Da der Immunaktivator direkt durch die Harnröhre in die Harnblase an den Tumor herangebracht wird (Instillation), besitzt diese Behandlungsmethode praktisch keine Nebenwirkungen. Mit der Instillation des Immunaktivators lassen sich auch Chemotherapeutika nutzen, ohne Nebenwirkungen im üblichen Ausmaß zu bewirken.

Um eine sichere Diagnose über eine vorliegende Krebserkrankung zu treffen, werden heute moderne Untersuchungstechniken mit Ultraschall und Röntgenstrahlen eingesetzt. So lassen sich die Tastbefunde des Arztes sinnvoll untermauern.

Wenn eine Operation unumgänglich ist

Erst ein aggressiv wachsender, oberflächlicher Harnblasenkrebs erfordert nach Meinung vieler Onkologen nicht nur eine systemische Chemotherapie, sondern auch eine radikale Operation: Die gesamte Harnblase wird entfernt.

Die von den Nieren zur Harnblase führenden Harnleiter werden an den Darm angeschlossen, so dass ein Wasserlassen über den Darmausgang möglich ist. Es gibt noch weitere Operationstechniken, die dem Patienten den Zustand nach der Harnblasenentfernung erleichtern sollen.

Unterschiede bei der Operation

Wie radikal eine Operation ausfällt, welche Lymphknoten entfernt werden, ob beim Mann zusätzlich Prostata und Samenbläschen entfernt werden, ob bei der Frau zusätzlich Gebärmutter und vordere Wand der Vagina entfernt werden, all das hängt von Sitz und Bösartigkeit des Tumors sowie von Grad und Ort der ausgesiedelten Metastasen ab. Ist der Zustand bereits weit fortgeschritten, so steht der Gewinn an Gesundheit oft im krassen Missverhältnis zur Belastung durch eine solche radikale Operation.

Bei weit fortgeschrittenem Harnblasenkrebs tritt der Chirurg in den Hintergrund. Dagegen wird der Onkologe versuchen, durch Chemotherapie oder eine Kombination von Chemo- und Strahlentherapie eine Linderung der Beschwerden und Schmerzen zu erzielen.

Bei der Behandlung von Krebserkrankungen der Harnblase nimmt die Immuntherapie einen nicht unbedeutenden Stellenwert ein. Besonders mit Hilfe des Impfstoffs BCG ließen sich bereits sehr gute Ergebnisse erzielen.

Hilfe durch die Immuntherapie

Die höchst unbefriedigende Situation bei der Behandlung von Harnblasenkarzinomen zeigt deutlich, dass die Immuntherapie endlich den ihr zukommenden Stellenwert erhalten sollte. Für die Behandlung von Harnblasenkrebs eignet sich prinzipiell der immunologische Impfstoff BCG. Allerdings müssen die Erfolgsquoten noch stark verbessert werden, beispielsweise durch Einsatz von Immucothel. Auch Zytokine können bessere Ergebnisse erzielen, als es mit der belastenden Chemo- oder Chemoradiotherapie geschieht.

Die Arbeitsgemeinschaft Urologische Onkologie der Deutschen Krebsgesellschaft hat qualitativ anspruchsvolle Studien gefördert, um die Einsatzmöglichkeiten immuntherapeutischer Maßnahmen bei Harnblasenkrebs – besonders beim oberflächlichen Harnblasenkrebs – zu prüfen. U. a. wurde untersucht, ob Mistellektin (Eurixor) den Zustand der Patienten verbessert und wie sich eine mit Chemotherapie kombinierte Gabe des koloniestimulierenden Faktors auswirkt.

Das ist ein Anfang. Sollten auch die Ergebnisse der Studien den Erwartungen der Immunologen nicht ganz entsprechen, so zeigt sich immerhin, dass die etablierte Onkologie inzwischen die Möglichkeiten der Immuntherapie zur Kenntnis nehmen muss. Die Akzeptanz wird folgen. In nicht allzu ferner Zukunft werden sich die zuvor ablehnenden Onkologen als Pioniere der Immuntherapie bezeichnen. Es ist nur eine Frage der Zeit.

Prognose

Während oberflächliche Harnblasenkarzinome mit einer ausgezeichneten Prognose rechnen können, verschlechtern sich die Aussichten mit dem Eindringen des Karzinoms in die Harnblase und in benachbarte Gebiete sowie mit Lymphmetastasen: Hier steht nur für 20 Prozent der Patienten zu erwarten, länger als fünf weitere Jahre zu leben.

Bei anderen Krebsformen mit Fernmetastasen sind nur noch wenige Prozent der Patienten nach fünf Jahren am Leben. Umso erstaunlicher, dass bei manchen Formen des Harnblasenkarzinoms trotz Fernmetastasen jeder fünfte Patient die 5-Jahre-Überlebensgrenze überschreiten konnte. Es steht zu erwarten, dass diese Daten in den kommenden Jahren günstiger ausfallen werden.

Behandlungsmethoden wie Chemo- oder Chemoradiotherapie belasten den Organismus des Patienten oft unnötig. Eine geeignete Alternative kann hier der therapeutische Einsatz von Zytokinen darstellen.

Das Wichtigste über Harnblasenkrebs

Für die Erkennung (Diagnostik) und Behandlung (Therapie) von Harnblasenkrebs sind die folgenden Aspekte wichtig.

* Die Möglichkeiten der modernen Immundiagnostik sollten intensiv genutzt werden.
* Durch Methoden der Immuntherapie können körpereigene Abwehr und Killerzellen stimuliert werden, beispielsweise durch eine lokale Instillationstherapie mit Immucothel. In die Blase wird ein Immunaktivator eingebracht, der die Killerzellen gegen die Tumorzellen aktiviert und anregt. In den letzten Jahren sind hervorragende Ergebnisse mit dieser Therapieform erzielt worden. Unerwünschte Nebenwirkungen gibt es dabei praktisch nicht. Diese Therapie muss alle vier Wochen wiederholt werden.
* Bei Blasenkrebs konnten mit diesen Therapien um 40 bis 60 Prozent bessere Ergebnisse erzielt werden.

Lungenkrebs

Bei zahlreichen Krebserkrankungen kennt man die Ursachen nicht. Daher ist es schwierig, sich bewusst vor diesem Krebs zu schützen. Beim Lungenkrebs ist das anders: Jeder kennt die wichtigste Ursache dieses Krebses. Mediziner nennen es »Inhalation exogener chemischer Kanzerogene« – kurz: das aktive oder passive Einatmen von Tabakrauch. Das Lungenkrebsrisiko ist direkt abhängig von der Anzahl der täglich aktiv gerauchten oder passiv mitgerauchten Zigaretten, von der Dauer der Rauchgewohnheit und der Art der Inhalation.

Jeder Raucher muss sich heutzutage der gefährlichen Folgen seines Lasters bewusst sein. Dennoch sterben Jahr für Jahr Zehntausende Menschen an den Konsequenzen ihrer Sucht – an Lungenkrebs.

37 000 Tote jährlich – allein in Deutschland

Jeder kennt die Tatsachen – jeder Raucher, jeder Passivraucher und jeder Nichtraucher. Doch hier, wo es endlich die Möglichkeit gibt, sich vor dieser lebensbedrohenden Krankheit zu schützen, geschieht kaum etwas: Bei fast 40 000 Menschen in Deutschland wird jährlich Lungenkrebs diagnostiziert. Etwa 37 000 dieser Menschen sind ein Jahr später tot. Mag für diese Menschen Rauchen ein Genuss gewesen sein – das Leiden, die Schmerzen und der qualvolle Tod waren es sicherlich nicht.

Düstere Aussichten für Raucher

Lungenkrebs – der in der westlichen Welt häufigste tödliche Krebs – hat im 20. Jahrhundert bereits Millionen Opfer gefordert. Zunächst waren fast ausschließlich Männer betroffen, dann – mit steigendem Zigarettenkonsum der Frauen – wuchs auch bei Frauen die Zahl der Lungenkrebserkrankungen. In den USA ist Lungenkrebs bei Frauen nunmehr der häufigste tödliche Krebs und hat damit den Brustkrebs überholt.

In Deutschland nimmt der Zigarettenkonsum bei Männern leicht ab – dafür bei jungen Mädchen zu. In spätestens 20 Jahren werden auch in Deutschland mehr Frauen an Lungenkrebs sterben als an irgendeiner anderen Krebserkrankung. Sie sterben an einem leicht vermeidbaren und tödlichen Krebs.

Die Gefahren des Passivrauchens sind nicht zu unterschätzen: Der fremde Rauch kann im Körper des Opfers sogar noch schwerere Schäden anrichten als beim Zigarettenkonsumenten selbst. Auch Passivrauchen kann zu Lungenkrebs führen.

Symptome

Eine Frühdiagnose von Lungenkrebs ist kaum möglich, denn die Symptome beschränken sich in der Regel auf den typischen Reizhusten der Raucher oder eine häufige Bronchitis. Kommen Alarmzeichen hinzu, wie etwa unerklärliches Fieber, Atemnot, Bluthusten, Brustschmerzen, starke Leistungsschwäche, Appetitlosigkeit, Gewichtsverlust, weisen sie auf einen wahrscheinlich bereits fortgeschrittenen Krebsprozess hin.

Manche Lungenkrebserkrankungen melden sich sogar erst durch Symptome, die von den ausgesiedelten Metastasen verursacht werden: Kopfschmerzen mit Sehstörungen, neurologische Ausfälle, Knochenschmerzen, besonders an der Wirbelsäule, und andere an rheumatische Beschwerden erinnernde Symptome.

Diagnostik

Erste Hinweise kann der Arzt bei jeder allgemeinen Untersuchung erhalten, die durch übliche Laboruntersuchungen (Blutbild, Blutsenkungsgeschwindigkeit, Enzymreaktionen) gestützt wird. Bei Risikopatienten wird man Röntgenaufnahmen der Lungen durchführen, eventuell auch eine Computertomografie und eine Untersuchung des Speichels auf Zellinhalte. Röntgenaufnahmen sind dabei keine sehr zuverlässige Hilfe, da Lungenkarzinome im Röntgenbild kaum von anderen Lungenerkrankungen zu unterscheiden sind.

Spezielle diagnostische Methoden

Sicherstes Mittel ist die Bronchoskopie: Man führt ein Sichtrohr über den Mund durch die Luftröhre bis zum Bronchialbaum. Am Ende des Sichtrohres befinden sich eine Lichtquelle, eine Lupe und manchmal ein Winkelstück, mit dem die Hauptäste der Bronchien erreichbar sind. Mit diesem Rohr können auch Gewebeproben entnommen und kleinere Operationen durchgeführt werden. Besitzt das Bronchoskop eine Fiberoptik (biegbarer Ansatz, der die Kontrolle der kleineren Bronchien gestattet), dann gibt es bei drei Vierteln aller Patienten eine sichere Diagnose.

Selbstverständlich stehen dem Onkologen in der Klinik mit der Computertomografie und anderen High-Tech-Verfahren noch zusätzliche Diagnosemethoden zur Verfügung. Hiermit kann geklärt werden, ob bereits Fernmetastasen aus dem Lungenkarzinom ausgesiedelt sind.

Eine wichtige Rolle bei der Diagnose des Lungenkrebses spielt die Bronchoskopie. Mit dieser Methode lassen sich die meisten Karzinome entdecken. Daneben können sogar kleinere chirurgische Eingriffe durchgeführt werden.

Bei der Suche nach dem Lungentumor geht es nicht nur um Sitz und Größe des Tumors. Entscheidend ist, ob es sich um ein nichtkleinzelliges oder um ein kleinzelliges Karzinom handelt. Etwa 80 Prozent aller Lungenkarzinome sind nichtkleinzellig, der Rest zählt zu den noch problematischeren kleinzelligen Lungenkarzinomen.

Therapie

* Kleinzellige Lungenkarzinome wachsen schneller, verteilen sich stärker, streuen mehr aus. Sie sind so gut wie nie operativ aus dem Gewebe zu entfernen. Ihre Behandlung beschränkt sich daher auf die Chemotherapie, bei der zahlreiche Chemotherapeutika kombiniert zur Anwendung kommen. Hat sich das kleinzellige Lungenkarzinom noch nicht zu sehr ausgebreitet, kann man auch eine Strahlentherapie hinzufügen. Später bringt Bestrahlung kaum eine Verbesserung des Zustandes oder der Überlebenszeit.

Die Krebszellen sind chemo- und strahlenempfindlich, können also zunächst gestört werden. Aber leider entwickeln sie bald eine Resistenz gegen chemische Gifte und Strahlen. Um diese Resistenz zu umgehen, werden die Chemotherapeutika häufig gewechselt.

* Bei den häufiger vorkommenden nichtkleinzelligen Lungenkarzinomen besteht eher die Möglichkeit, den Tumor chirurgisch zu entfernen. Allerdings sind nur etwa 30 Prozent aller nichtkleinzelligen Lungenkarzinome einer Operation zugänglich, die dem Patienten eine deutliche Besserung des Zustandes und eine längere Überlebenszeit verspricht.

Besonders gefährlich sind die kleinzelligen Lungenkarzinome. Sie verbreiten sich schneller und großräumiger. Die operative Entfernung gestaltet sich auch heute noch relativ problematisch.

Früher entfernte man generell den betroffenen Lungenflügel, heute bemüht man sich um zurückhaltendes und Lebensqualität bewahrendes Vorgehen. Man entfernt nur einen Lungenlappen oder wendet andere Techniken (Manschettenresektion, Segmentresektion) an.

Strahlentherapie und Chemotherapie haben nach der Operation nur eine begrenzte Bedeutung: Beide können dazu beitragen, Schmerzen zu lindern und Beschwerden einzudämmen, die mit dem Fortschreiten des Krebses verbunden sind. Dieses Ziel wird jedoch oft nicht erreicht, da viele Patienten mit metastasierendem nichtkleinzelligen Lungenkarzinom diese Behandlungen nicht gut vertragen.

So ist der Arzt in vielen Fällen nur noch in der Lage, dem Patienten durch Behandlung der begleitenden Bronchitiden und anderer Infekte zu helfen und ihm durch Mittel zur Appetitsteigerung und Schmerzlinderung mehr Lebensqualität zu verschaffen.

* Ob und wie eine spezielle Immuntherapie eine Alternative in der Behandlung von Lungenkrebs bieten kann, ist zurzeit Gegenstand einiger wissenschaftlicher Studien. Sie nehmen sicherlich noch einige Jahre in Anspruch, ehe die Immuntherapie beim Lungenkrebs zu einem allgemein anwendbaren Konzept gereift ist. Diese Zeit hat jedoch ein Patient mit Lungenkrebs nie.

Prognose

Neue Formen der Immuntherapie werden die bisher noch schlechten Ergebnisse der Lungenkrebsbehandlung in Zukunft wesentlich verbessern. Besondere Bedeutung gewinnt hier die Inhalation von Immunaktivatoren. Studien dazu laufen bereits.

Die Prognose über den Verlauf eines erkannten Lungenkrebses ist äußerst ungünstig: Bei kleinzelligen, nicht mehr behandelbaren Lungenkarzinomen lebt der Patient im Durchschnitt nur noch zwei bis drei Monate. Ist das kleinzellige Lungenkarzinom noch nicht zu ausgedehnt, dann verlängert sich die Überlebenszeit auf 12 bis 18 Monate.

Etwas günstiger sieht es beim nichtkleinzelligen Lungenkarzinom aus: Selbst ein nichtoperabler und nichtbehandelbarer Krebs kann im Einzelfall noch um ein Jahr überlebt werden. Strahlentherapie kann im geeigneten Fall dazu verhelfen, dass jeder vierte Patient noch zwei weitere Jahre lebt. Fünf bis zehn Prozent der Lungenkrebspatienten leben sogar weitere fünf oder noch mehr Jahre. Etwa jeder vierte an Lungenkrebs operierte Patient lebt länger als fünf Jahre.

Das Wichtigste über Lungenkrebs

Für die Erkennung (Diagnostik) und Behandlung von Lungenkrebs sind die folgenden Aspekte wichtig.

* Mit der Bronchoskopie kann Lungenkrebs sicher erkannt werden. Dabei wird ein Sichtrohr mit Fiberoptik in die Bronchien eingeführt.
* Lungenkarzinome treten in kleinzelliger und nichtkleinzelliger Form auf. Kleinzellige Karzinome streuen stärker Metastasen und sind fast nie zu operieren. Hier bleibt nur die Chemotherapie. Nichtkleinzellige Karzinome lassen sich chirurgisch entfernen. Allerdings sind durch ihre schwierige Lage nur etwa 30 Prozent dieser Tumoren einer Operation zugänglich.
* Bestrahlung und Chemotherapie haben bei Lungenkrebs nur eine sehr begrenzte Wirkung.
* Zurzeit gibt es noch kein erprobtes Konzept, für immuntherapeutische Maßnahmen gegen Lungenkrebs.

Magenkrebs

In den vergangenen Jahren hat die Zahl der Magenkrebserkrankungen deutlich abgenommen. Aber immer noch erkranken jährlich etwa 10 000 Frauen und 10 000 Männer an einem Magenkarzinom. Man nimmt an, dass eine erbliche Veranlagung – ein vererbter genetischer Defekt – einer der Risikofaktoren ist.

Die Ernährungsgewohnheiten spielen bei der Entstehung eines Magenkarzinoms eine große Rolle: Man konnte das beobachten, als Japaner in die USA übersiedelten. In Japan ist Magenkrebs überaus häufig. Die Japaner, die in den USA ihre Ernährungsgewohnheiten umstellten, blieben jedoch vom Magenkrebs meistens verschont.

Um das Magenkrebsrisiko zu senken, ist es sinnvoll, weitgehend auf geräuchertes und gegrilltes Fleisch ebenso zu verzichten wie auf stark gesalzenen Fisch.

Individuelle Risikofaktoren

Magenkrebs hängt stark von individuell steuerbaren Risikofaktoren ab. Die Gefährdung für Magenkrebs steigt durch folgende Nahrungsmittel:

* Geräuchertes und gegrilltes Fleisch
* Stark gesalzenen Fisch
* Zu heiße Speisen

Die zahlreichen Benzpyrene und Kanzerogene des Gegrillten werden im Magen zu Nitrosaminen umgebaut.

Gastritis als Vorstufe

Immer stärkere Aufmerksamkeit erregt der Einfluss von Bakterien auf das Magenkrebsgeschehen: Man bringt Magenkrebs oft mit einem Bakterientyp (Helicobacter pylori) in Verbindung. Diese Bakterien können eine chronische Gastritis, ein Magengeschwür oder ein Zwölffingerdarmgeschwür verursachen. Chronische Gastritis und Magengeschwür zählen jedoch zu den häufigen Vorstufen des Magenkrebses.

Schutz durch Zwiebeln

Der Verzehr von Zwiebeln stellt zwar keinen perfekten Schutz vor Magenkrebs dar, doch die in diesem Gemüse enthaltenen Wirkstoffe können nachweislich den Organismus im Kampf gegen den Krebs unterstützen.

Epidemiologen der Universität Limburg untersuchten die Ernährungsgewohnheiten von etwa 120 000 Menschen. Sie kamen zu einem überraschenden Ergebnis: Zwiebeln schützen vor Magenkrebs. Je mehr Zwiebeln die Personen gegessen hatten, umso seltener kam es bei ihnen zu Magenkrebserkrankungen.

Nun ist zwar in der Medizin bekannt, dass Obst- und Gemüseverzehr ein gewisser Schutz vor Magenkrebs sein können. Doch der hohe Schutz durch eine halbe Zwiebel täglich war den Medizinern neu. Man forschte nach den Ursachen: Die in der Zwiebel enthaltenen Biostoffe unterdrücken Zellentartungen und stärken die Enzyme, die Krebsgene lahmlegen können.

Die wichtigste Wirkung der Zwiebel auf das Magenkrebsgeschehen scheint die antibakterielle Wirkung zu sein. Zwiebeln machen die gefährlichen Helicobacter-pylori-Bakterien unschädlich. Diese speziell gegen das Magenkrebsrisiko gerichtete Wirkung besitzt allem Anschein nach nur die Zwiebel. Knoblauch und Lauch versagen hier. Möglicherweise kann auch ägyptischer Schwarzkümmel hier hilfreich unterstützen. In Ägypten wird Schwarzkümmel jedenfalls bei Magenerkrankungen eingesetzt.

Symptome

Erste Anzeichen für ein Magenkrebsleiden können sein:

* Appetitverlust
* Druckgefühl
* Schmerzen beim oder nach dem Essen

Diese Zeichen können auch andere harmlose Ursachen haben. Treten jedoch deutlicher Gewichtsverlust und auffallende Blutarmut hinzu, dann ist besonders bei älteren Menschen eine genaue Untersuchung dringend erforderlich.

Diagnostik

Das wichtigste diagnostische Instrument ist hier das Gastroskop, mit dem eine Magenspiegelung vorgenommen wird. Der Patient schluckt das mit Lichtquelle und optischen Vorrichtungen bestückte Endoskop. Der Arzt kann auch mit kleinen am Ende des Endoskops befestigten Scheren Gewebeproben entnehmen. Auch mit Röntgenstrahlen kann der Arzt den mit Kontrastbrei gefüllten Magen auf verdächtige Veränderungen hin untersuchen.

Zeigt sich ein Tumor, wird man mit Ultraschall und Laboruntersuchungen näher abklären, um welchen Tumor es sich handelt und ob schon Metastasen ausgesiedelt sind.

Auch bei Magenkrebs ist Früherkennung das wichtigste Instrument, um die Heilungschancen zu erhöhen. So ist es wichtig, auf warnende Signale wie Magendruck oder Schmerzen zu achten.

Therapie

Die Therapie beschränkt sich auf die Operation. Man wird bis auf wenige Ausnahmefälle den ganzen Magen und die regionalen Lymphknoten entfernen. Sodann legt man durch eine Anbindung des Dünndarms eine Art Ersatzmagen an, wodurch eine einigermaßen zufrieden stellende Passage und Verarbeitung des Speisebreis möglich werden.

Sollte der Tumor bereits in umgebendes Gewebe eingedrungen sein, wird die Operation umfangreicher ausfallen, sofern der Gesamtzustand des Patienten dies erlaubt.

Fragwürdige Bestrahlung und Chemotherapie

Die Strahlentherapie hat bei der Nachbehandlung eines magenkrebsoperierten Patienten kaum eine Berechtigung. Auch von der Chemotherapie darf keine merkliche Verlängerung der Überlebenszeit erwartet werden. Nur bei dem Adenokarzinom des Magens, das auf die chemischen Gifte reagiert, bleibt der Patient möglicherweise mit der Chemotherapie etwas länger krebsfrei.

Chancen durch die Immuntherapie

Die geringen Möglichkeiten der Onkologen zeitigen für die Patienten nach einer Magenkrebsoperation oder bei nicht mehr operablem Magenkrebs kaum nennenswerte positive Wirkungen, dafür umso stärkere negative Nebenwirkungen. Gerade hier ist es dringend erforderlich, dem Patienten zusätzlich oder sogar alternativ die Möglichkeiten der Immuntherapie zu bieten. Man ist hier nicht auf den Verzehr von halben Zwiebeln angewiesen, wie Skeptiker meinen. Die Palette der immunaktivierenden und krebszelltötenden Maßnahmen ist bereits erstaunlich vielfältig und erstaunlich effektiv. Dazu gehören die folgenden Mittel.

Die traditionellen Behandlungsmethoden bei Magenkrebserkrankungen sind bis heute wenig erfolgversprechend. Oft wird der Organismus des Patienten durch die Nebenwirkungen eher geschädigt als gestärkt.

* Mit dem Immunstimulator Picipanil können körpereigene Abwehrzellen und Killerzellen aktiviert werden.
* Eine Markierung der Tumorzellen mit monoklonalen Antikörpern (mAK) führt zur Umkehrung der Tumorentwicklung: Der Tumor schrumpft bis zum völligen Verschwinden.

Mit Mistellektin oder Interleukin-2 wurden hervorragende Ergebnisse erzielt.

Prognose

Ein lokal auf den Magen begrenzter Magentumor, der noch wenig Raum eingenommen hat und gut zu operieren ist, bedingt für die Patienten in der Regel sehr gute Aussichten, auf viele Jahre von der Magenkrebsbedrohung befreit zu sein.

Diese günstige Prognose nimmt mit der Größe und der Ausbreitung des Tumors ab. Ist der Tumor schon weit fortgeschritten, dann kann nur jeder fünfte Patient statistisch erwarten, die nächsten fünf Jahre ohne schwerwiegende Folgen zu überstehen. Ist der Magenkrebs nicht mehr operabel und sind bereits Fernmetastasen vorhanden, dann sind jahrelange Überlebenszeiten eine große Seltenheit.

Das Wichtigste über Magenkrebs

Für die Erkennung (Diagnostik) und Behandlung von Magenkrebs sind die folgenden Aspekte wichtig.

* Als wirksame Vorbeugung hat sich überraschenderweise die Zwiebel erwiesen: Täglich ein halbe Knolle vermindert das Magenkrebsrisiko bereits erheblich. Es wurde nachgewiesen, dass es umso weniger zu Magenkrebs kam, je mehr Zwiebeln die Personen gegessen hatten. Knoblauch und Lauch versagen hier.
* Die Möglichkeiten der modernen Immundiagnostik sollten intensiv genutzt werden.
* Durch Methoden der Immuntherapie können körpereigene Abwehr und Killerzellen stimuliert werden, z. B. mit dem japanischen Immunstimulator Picipanil.
* Das gute Ergebnis der Immuntherapie ist abhängig von der Tumorart, von der Markierung der Tumorzellen mit passenden monoklonalen Antikörpern, um sie für die Abwehrzellen kenntlich zu machen. Während des *killing process* werden Einzelinformationen über den Tumor an die Gedächtniszellen des Immunsystems geliefert, damit die Immunabwehr selbst Markierungsstoffe gegen weitere Tumorzellen dieser Art produzieren kann. So kommt es zur Umkehr der Tumorentwicklung: Der Primärtumor wächst nicht mehr, sondern verkleinert sich rapide bis zur völligen Zerstörung.
* Japanische Studien beweisen, dass sich mit der Picipaniltherapie die Ergebnisse signifikant (wesentlich) verbessern lassen. Es kann jedoch ebenso wirkungsvoll ein anderer bakterieller Immunstimulator oder Mistellektin oder niedrig dosiertes Interleukin-2 eingesetzt werden.
* Mit diese zusätzlichen immunologischen Therapien lassen sich 20 bis 40 Prozent mehr Ausheilungen erzielen als mit herkömmlichen Behandlungsformen.

Die moderne Immuntherapie stellt eine sehr sinnvolle begleitende Behandlungsmethode bei Magenkrebserkrankungen dar. Immer mehr Mediziner setzen auf diese viel versprechende Art der Therapie.

Nierenkrebs

Es ist wichtig, sich darüber bewusst zu werden, ob man einer Risikogruppe bestimmter Krebsformen angehört oder nicht. Kommt in einer Familie Nierenkrebs häufig vor, dann sollte man vermehrt auf Frühsignale achten und seinen Lebensstil daran anpassen.

Nierenkrebs fordert in etwa so viele Todesopfer wie Harnblasenkrebs. Da jedoch die Zahl der Erkrankungen deutlich niedriger liegt – fast nur die Hälfte –, muss daraus gefolgert werden, dass Nierenkrebs meistens so spät entdeckt wird, dass er auf eine Behandlung nicht mehr anspricht.

- Nierenkrebs betrifft überwiegend Männer.
- Bei Kindern und jungen Menschen ist er extrem selten.
- Die meisten Erkrankungen werden bei Männern zwischen 55 und 60 Jahren entdeckt.
- Rauchen ist ein Risikofaktor für Nierenkrebs.
- Übergewichtige Frauen, die viel Kaffee und Schmerzmittel konsumieren, gehören zur Risikogruppe.
- Nierenkrebs wird viel häufiger in der Stadtbevölkerung als in der Landbevölkerung beobachtet. Kadmium, Blei und Asbest können zur Entartung von Nierenzellen beitragen.
- Schließlich scheint die Vererbung von Bedeutung zu sein: Es gibt Familien, in denen ein Nierenkrebs überdurchschnittlich oft vorkommt.

Symptome

Die Symptome, die auf Nierenkrebs hinweisen, sind:

- Schmerzen, ähnlich dem Seitenstechen
- Blutiger Urin
- Gewichtsverlust
- Nachtschweiß
- Bluthochdruck

Vielfach bleibt Nierenkrebs jedoch symptomlos und unentdeckt, bis die von ihm ausgestreuten Fernmetastasen bereits deutliche Beschwerden machen und auf den Krebsherd hindeuten – etwa Beschwerden an der Lunge, im Nervensystem oder in den Knochen.

Diagnostik

Liegen Symptome für Nierenkrebs vor, dann wird der Arzt mit Ultraschall, Röntgenstrahlen oder mit Computertomografie und anderen bildgebenden Verfahren versuchen, den Ort und die Entwicklung des Tumors zu lokalisieren. Zugleich fahndet er nach Metastasen. Dazu stehen ihm viele diagnostische Methoden einschließlich Laboruntersuchungen und Immundiagnostik zur Verfügung.

Um die Heilungschancen einer Krebserkrankung der Niere zu verbessern, steht die möglichst frühe Diagnose der Krankheit an oberster Stelle. Warnsignale wie Blut im Urin oder Schmerzen sollten daher alarmierend sein.

Therapie

Da Nierenkrebs meist erst bei fortgeschrittener Erkrankung entdeckt wird – bei jedem dritten Patienten liegen bei der Diagnosestellung schon die Fernmetastasen vor –, ist die Behandlung des Nierenkrebses ungemein schwierig und mit einer schlechten Prognose verbunden.

* Glückt eine frühe Diagnose, bei der der Tumor noch auf eine Niere beschränkt und nicht größer als zwei bis drei Zentimeter ist, dann ist eine operative Entfernung unter Schonung der Niere noch möglich. In der Regel wird eine erheblich radikalere Operation erforderlich: Die tumorbelastete Niere wird komplett entfernt mitsamt den Lymphknoten und dem größten Teil der Harnleiter.
* Sind beide Nieren erkrankt, dann müssten beide Nieren entfernt werden, und der Patient ist danach auf Dialyse angewiesen. Die Transplantation einer Fremdniere sollte erst drei Jahre nach der Operation vorgenommen werden. Voraussetzung für eine Organübertragung ist jedoch, dass sich in der Zwischenzeit keine Fernmetastasen gezeigt haben.
* Weder die Strahlentherapie noch die Chemotherapie haben bei der Behandlung oder Nachbehandlung von Nierenkrebs eine Bedeutung erlangt. Beide Methoden dienen höchstens dazu, Fernmetastasen in Lunge, Zentralnervensystem oder im Skelett in Schach zu halten.

Therapeutischer Nihilismus kontra Immuntherapie

Man hat versucht, mit einer Hormontherapie gegen Nierenkrebs vorzugehen. Das hat wenig gebracht, weil der Tumor auf seiner Zelloberfläche keine Rezeptoren besitzt, an denen sich Hormone verankern können. Trotzdem wird die Hormontherapie bisweilen eingesetzt, da sie zu einer Gewichtszunahme und damit zu einem verbesserten Lebensgefühl beiträgt. Es handelt sich zwar nicht um eine heilende Maßnahme, aber die Hormontherapie ist eine kleine Hilfe für den Patienten – und das ist wenigstens etwas bei dem erschreckenden Mangel an Alternativen. Manche Onkologen vertreten die Position des therapeutischen Nihilismus – sie halten jede Maßnahme für aussichtslos und unternehmen nichts mehr. Für diese Haltung wird wohl kein betroffener Patient Verständnis aufbringen. Viele Ärzte sehen in der Hormontherapie sehr wohl eine Möglichkeit, das metastasierte Nierenkarzinom noch wirksam zu bekämpfen. Hier bietet sich erneut die Immuntherapie an, besonders der Einsatz von Interferonen und Interleukinen bis hin zum Einsatz der LAK-Zellen.

Neben der Verlängerung der Lebenszeit ist es auch wichtig, die Lebensqualität des Patienten zu erhöhen. Hier kann die Hormontherapie als begleitende Behandlungsmethode sinnvoll eingesetzt werden und das Wohlbefinden des Patienten steigern.

Spontanheilungen durch das Immunsystem

Es gibt die seltenen Fälle, in denen ein bereits metastasiertes Nierenkarzinom ohne jede Behandlung spontan heilt. Da die Ärzte nichts getan haben, muss der Patient die Heilung selbst durchgeführt haben. Genauer gesagt: Das körpereigene Immunsystem hat es geschafft.

Diese Überlegung führte manche Onkologen dazu, die Immuntherapie als Behandlungsmöglichkeit in Betracht zu ziehen. Es fragt sich dann allerdings, warum die immuntherapeutischen Hilfen meist auf Nierenkrebs beschränkt bleiben. Das Phänomen der Spontanheilung wird schließlich bei jeder Krebserkrankung beobachtet.

Prognose

Bis zur Verbesserung der Früherkennung und der Behandlung des fortgeschrittenen Nierenkrebses ist die Prognose ungünstig. Abhängig vom Verhalten des Krebses – es gibt sehr langsam wachsende, aber auch ungemein schnell wachsende Tumoren – ist mit einer kurzen Überlebenszeit zu rechnen. Die neuen Möglichkeiten der Immuntherapie haben die Prognose jedoch wesentlich verbessert.

Immer wieder hört man von Spontanheilungen fortgeschrittener Krebserkrankungen. Dieses Phänomen hängt mit dem Immunsystem zusammen. Es ist daher in der Krebstherapie besonders wichtig, die körpereigene Abwehrkraft zu stärken.

Das Wichtigste über Nierenkrebs

Für die Erkennung (Diagnostik) und Behandlung (Therapie) von Nierenkrebs sind die folgenden Aspekte wichtig.

* Die Möglichkeiten der modernen Immundiagnostik sollten intensiv genutzt werden.
* Durch Methoden der Immuntherapie können körpereigene Abwehr und Killerzellen stimuliert werden, beispielsweise mit lokaler Instillation von Immucothel, einem neuen Immunstimulator aus der Hämolymphe der Meeresschnecke.
* Nachdem der Immunmodulator mittels eines Katheters in die Blase eingebracht wurde, aktiviert Immucothel die Fress- und Killerzellen im gesamten Urogenitalbereich. Dadurch wird auch die Immunabwehr im Nierengewebe gestartet.
* Die Lymphokintherapie mit Interleukin-2 oder Interferon bewirkt eine signifikant (wesentlich) bessere Ausheilung von Nierenzellkarzinomen.
* Durch den Einsatz von Lymphokinen sind 40 bis 60 Prozent mehr Ausheilungen der Metastasen bei Nierenzellkarzinomen möglich geworden.

Diese signifikante Steigerung der Heilungschancen ist ausschließlich dem Einsatz moderner immunologischer Therapien zu verdanken.

Prostatakrebs

Abgesehen vom gutartigen Hautkrebs stellt das Prostatakarzinom die häufigste Krebserkrankung in Deutschland dar. Untersuchungen haben ergeben, dass sich bei fast jedem zweiten Mann über 50 Jahre ein Karzinom finden ließe. Geht man von rund elf Millionen Männern über 50 Jahre in der Bundesrepublik aus, dann gilt: Mindestens vier Millionen Männer haben zurzeit einen Prostatakrebs.

Prostatakarzinome sind bei Männern über 50 Jahre sehr verbreitet. Eine entsprechende Diagnose ist allerdings kein Grund zur Beunruhigung: Viele latenten Prostatakrebse brechen nicht aus – und außerdem sind die Heilungschancen dieser Erkrankung inzwischen sehr gut.

Meist bleibt Prostatakrebs latent

Kein Grund zur Aufregung: Die Tatsache, dass sich an der Vorsteherdrüse ein Tumor entwickelt, bedeutet noch lange nicht, dass der Tumor auch zu einem bedrohlichen Krebs anwächst, der zu Schmerzen, ernsthaften Beschwerden oder gar dem Tod führen wird. Die meisten Männer erleben den Ausbruch der Krebserkrankung nicht, weil der Krebs im Ruhezustand (latent) bleibt oder sich nur sehr langsam teilt. Fast alle Männer über 75 können zwar davon ausgehen, an Prostatakrebs erkrankt zu sein, sterben wird jedoch höchstens jeder dritte Patient an diesem Krebs.

Bei der gewaltigen Anzahl der möglichen Prostatakrebsträger ist die Zahl von 12 000 jährlich an Prostatakrebs sterbenden Männern relativ niedrig.

Vermutungen und Fragen

Man weiß auch nicht recht, was den Krebsprozess an der Prostata auslöst. Es scheinen vererbte genetische Defekte eine Rolle zu spielen. Man kann nur spekulieren, warum Prostatakrebs bei der schwarzen Bevölkerung häufig auftritt, bei der asiatischen Bevölkerung selten. Warum ist diese Krebsform in Schweden so viel häufiger als in Japan? Warum bei Christen häufiger als bei Juden?

Sex gegen Prostatakrebs?

Prostatakrebs scheint mit der Häufigkeit des Geschlechtsverkehrs zusammenzuhängen: Die Zahlen der Erkrankungen korrelieren mit dem Familienstand – ob es sich um einen ledigen, verheirateten, verwitweten oder geschiedenen Mann handelt. Manche Ärzte raten deshalb, sich durch möglichst täglichen Geschlechtsverkehr vor dem Ausbruch dieser Krebserkrankung zu schützen. Die erfreuliche Nachricht gilt für Männer über 70 Jahre, bei denen am häufigsten Prostatakrebs diagnostiziert wird – leider ein wenig spät.

Verhindern kann man Prostatakrebs kaum. Es gibt nur allgemeine Ratschläge zur Ernährung:

* Mehr Obst und Gemüse
* Mehr Leinsamen, Hafer- und Weizenkleie
* Mehr Sojaprodukten, Bohnen, Linsen und Kichererbsen oder Tomatensauce?

Prostatakrebs hängt mit der Häufigkeit des Geschlechtsverkehrs zusammen. Vielleicht kann somit Sex vor dieser Krebserkrankung schützen.

Tomaten zur Vorsorge?

Selbst Tomatensauce wird als Schutz vor Prostatakrebs gepriesen: In dem hoch seriösen Journal des National Cancer Institute haben Mitarbeiter der Harvard School of Public Health eine Arbeit veröffentlicht, wonach Männer, die mindestens viermal die Woche ein Gericht mit Tomatensauce essen, ihr Prostatakrebsrisiko um 20 Prozent senken. Essen sie zehnmal die Woche Tomatensauce, wie man sie zu italienischen Pastagerichten verwendet, sinkt das Prostatakrebsrisiko sogar um glatte 50 Prozent.

Ungekochte Tomaten allein bewirken diesen Schutz übrigens nicht. Es muss gekochte Tomatensauce sein, um das in den Tomaten enthaltene Lykopen – ein Antioxidans – freizusetzen und zur Wirkung zu bringen. Es überrascht nicht, dass Dr. Giovannucci, der Leiter dieser Studie, italienischer Abstammung ist.

Symptome

Im Frühstadium macht sich der Prostatakrebs durch keine auffälligen Symptome bemerkbar. Kommt es zu ungewöhnlich häufigem Harndrang, zu häufigem nächtlichen Wasserlassen mit schwachem Strahl und Nachträufeln, dann muss man sehr aufmerksam sein.

Häufig handelt es sich jedoch um die gutartige Prostatavergrößerung (benigne Hyperplasie BHP), die nichts mit Krebs zu tun hat.

Der wohlverdiente Schlaf vieler Männer wird im fortschreitenden Alter oft durch nächtlichen Harndrang gestört. Der Grund für diese Erscheinung ist oft eine ungefährliche Vergrößerung der Prostata.

Sobald sich jedoch Blut im Harn zeigt und ein Harnstau entsteht, dann ist mit einer Krebsentwicklung zu rechnen. Es muss nun abgeklärt werden, ob der Krebs die Prostata betrifft.

Diagnostik

Die rektale Untersuchung der Prostata, bei der ein sehr vorsichtiger und erfahrener Arzt mit dem Finger durch den After des Patienten sorgsam die Prostata abtastet, ist ein recht zuverlässiges diagnostisches Mittel. Wird diese rektale Untersuchung qualitativ einwandfrei durchgeführt, kann man immerhin drei von vier Krebstumoren auf diese Weise ertasten. Die meisten Prostatakarzinome befinden sich am Ende der Drüse, also in Richtung After.

Nun möchte man natürlich eine genauere Auskunft erhalten. Man möchte nicht nur 75 Prozent der möglichen Krebsfälle entdecken, sondern alle. Und man möchte sicher gehen, ob die ertastete knotige Verhärtung tatsächlich ein Karzinom ist. Denn nur bei etwa jedem zweiten Knoten handelt es sich wirklich um ein Karzinom.

Zur Beantwortung dieser Fragen wird der untersuchende Arzt Röntgenstrahlen, Ultraschall und andere bildgebende Verfahren einsetzen, um zu prüfen, ob es Krebs ist und ob es bereits ausgesiedelte Metastasen gibt.

Der PSA-Test und seine Ungenauigkeit

Jetzt ist die wichtige Laboruntersuchung an der Reihe: Hier sucht man nach dem prostataspezifischen Antigen (PSA), einem ziemlich sicheren Kennzeichen. Als es glückte, durch eine Laboruntersuchung den Gehalt an Antigenen (feindlichen Merkmalen) der Prostatakrebszellen im Blut festzustellen, glaubte man, sämtliche Probleme bei der Diagnostik des Prostatakrebses so gut wie gelöst zu haben.

Das wichtigste Instrument des Arztes bei der Diagnose eines Prostatakarzinoms ist sein Finger. Nach der rektalen Untersuchung bringen Untersuchungsmethoden wie Ultraschall und Röntgenstrahlen weitere Aufklärung.

Die PSA-Untersuchung wird deshalb gern und oft vorgenommen. Jedoch ist die Zuverlässigkeit der PSA-Bestimmung gesunken, denn inzwischen gibt es 43 unterschiedliche Testverfahren. Leider sagt so gut wie kein Hersteller der Testverfahren, wie die damit erzielten Ergebnisse zu beurteilen sind. Es fehlen die Referenzwerte. So kann man im Labor nur raten, was die Ergebnisse wohl bedeuten mögen. Dieses unsichere Ergebnis wird dann dem Arzt mitgeteilt, damit dieser dem Patienten gegenüber Aussagen über das individuelle Krebsrisiko macht.

Selbst wenn einigermaßen sicher zu sein scheint, dass der PSA-Wert tatsächlich deutlich erhöht ist, also viele prostataspezifische Krebszellen vorhanden sein müssen, kann das unter Umständen eine beruhigende Nachricht sein: Es kann sich dabei auch um freie Antigene handeln, wie sie bei der gutartigen Prostatageschwulst gefunden werden. Die Prostatakrebszelle verfügt dagegen über gebundene Antigene. Also kann die paradoxe Situation eintreten, dass ein nur etwas erhöhter PSA-Wert eher auf Krebs hindeutet als ein stark erhöhter PSA-Wert.

Aber auch für den stark erhöhten PSA-Wert gibt es eine ganz simple Erklärung: Nach sexueller Aktivität mit Samenerguss steigt der PSA-Wert mindestens zwei Tage lang deutlich in die Höhe. Der Arzt sollte deshalb den Patienten darauf aufmerksam machen, in den Tagen vor einer PSA-Bestimmung sexuell enthaltsam zu sein.

Manchmal hilft die Biopsie

Um bei begründetem Verdacht auf ein Krebsgeschehen mehr Sicherheit zu erhalten, um zu erfahren, ob es sich um gutartige oder bösartige Veränderungen handelt, wo sich die Veränderung befindet und wie schnell sie sich entwickelt, entnimmt man dem Prostatagewebe durch ein in die Harnröhre eingeführtes Instrument etwas Gewebe (Biopsie).

Mit der Biopsie kann man allerdings nur ungefähre Angaben über den Grad der Bösartigkeit erhalten. Dazu trifft man überhaupt nur in 50 Prozent der Fälle auch auf das gesuchte, verdächtige Gewebe. Um diese Trefferquote zu erhöhen, sollte man die Biopsie zusammen mit einer rektal eingeführten Ultraschallsonde vornehmen. Dann kann man sozusagen unter Sicht zum Knoten oder zur Veränderung hinfinden.

In den meisten Fällen wird nach einer entsprechenden Diagnose eine Biopsie (Probeentnahme von Gewebe) durchgeführt. In Verbindung mit weiteren Diagnosemethoden lassen sich so wichtige Erkenntnisse über Lage und Art des Karzinoms gewinnen.

Die Sicht durch die Ultraschallsonde ist allerdings nicht besonders scharf – auch eine Ultraschalluntersuchung allein nützt wenig. Erst zusammen ergeben digitale Untersuchung, PSA-Wert, Biopsie und Ultraschalluntersuchung eine einigermaßen zuverlässige Auskunft, ob Prostatakrebs vorliegt und welches weitere Wachstum dabei zu erwarten ist.

Wenn die Diagnose selbst zum Krebsauslöser wird

Viele Ärzte – und nicht nur der kämpferisch eingestellte Professor Hackethal – sind davon überzeugt, dass jede Biopsie, jede Manipulation der Drüse mit dem Finger aus einem zahmen »Haustierkrebs« einen bösartigen »Raubtierkrebs« machen kann, aber damit ist das Problem der risikolosen Diagnosestellung beim Prostatakrebs noch nicht gelöst.

Schlägt man medizinische Fachblätter auf, so springen dem Leser Warnungen ins Auge: »Prostatakarzinom-Screening – sinnloser Aufwand?« oder: »Stoppt endlich euren PSA-Terror«. Der Patient steht da und wartet. Sein einziger Trost ist: In der Regel kann er warten.

Therapie

Leider ergibt sich auch bei der Behandlung eines festgestellten Prostatakrebses kein einheitliches Bild, sieht man einmal von der allgemein akzeptierten Meinung ab, dass die Chemotherapie beim Prostatakrebs höchstens in einem sehr späten Stadium sinnvoll sein könnte, sonst aber keine Bedeutung hat. Bei Prostatakrebs bieten sich hauptsächlich vier Therapiemaßnahmen an:

* Operation
* Strahlentherapie
* Hormontherapie
* Immuntherapie

Nicht in jedem Fall ist die Behandlung eines Prostatakarzinoms anzuraten. In manchen Fällen ist es besser, den Krebs ruhen zu lassen. Hier gilt es, zwischen Lebensalter, Behandlungsrisiken und Heilungschancen abzuwägen.

Behandeln oder abwarten?

Die Diskussion über den einzuschlagenden Weg beginnt schon bei der grundsätzlichen Frage, ob man überhaupt eine Behandlung vornehmen soll. Oder soll man erst einmal ruhig abwarten, wie sich der Tumor in den kommenden Jahren entwickelt?

Prostatakrebs verdoppelt sich zunächst im Lauf von zwei bis drei Jahren. Ist der Tumor bei seiner Entdeckung erst klein, nimmt er einen halben bis einen ganzen Kubikzentimeter Raum ein, dann kann es sogar etwa 15 Jahre dauern, bis er zu einem die Gesundheit bedrohenden Krebs heranwächst. Steht der Patient bei der Entdeckung des kleinen Tumors im siebten Lebensjahrzehnt – wie es häufig der Fall ist –, dann ist vernünftigerweise zu erwarten, dass der Mann einem anderen Leiden erliegen wird, ehe der Krebs zur Todesursache werden könnte.

Jede Behandlung des kleinen Tumors kann zu einer Verschlechterung des Gesundheitszustandes führen oder – wenn man nicht jede Tumorzelle entfernt – den Tumor nunmehr zu schnellerem Wachstum anregen.

Die Entscheidung, ob man also operiert oder es bei einem *watchful waiting* belässt (wachsames Abwarten mit alljährlicher Kontrolle), hängt nicht allein vom Zustand, Alter und der Einstellung des Patienten ab. Sie hängt auch von der Haltung des Therapeuten ab.

Möglichkeiten der Operation

Über die Art und Weise der operativen Maßnahme bei Prostatakrebs gibt es bei den Chirurgen keine einheitliche Auffassung. Zu viele unterschiedliche Aspekte, Vor- und Nachteile sowie Nebenwirkungen sind hierbei zu berücksichtigen.

Chirurgen vertreten wiederum unterschiedliche Vorgehensweisen bei den Operationen von Prostatakrebs. Hier spielen folgende Fragen eine Rolle:

* Mit welcher Technik wird operiert?
* Wie radikal wird operiert?
* Bei welchem Tumor wird operiert?
* Trägt man die Tumormasse durch die Harnröhre hindurch ab? (Dabei riskiert man, etwa die Hälfte aller Krebszellen im Gewebe zu belassen.)
* Nimmt man Laserstrahlen zu Hilfe, mit denen das Tumorgewebe verschmort wird?
* Erhitzt man das Gewebe mit Mikrowellen auf über 60 °C und tötet es damit ab?
* Beschickt man den Tumor mit flüssigem Sauerstoff von mehr als minus 100 °C? (Das Gewebe wird hart gefroren und schrumpft. Dabei muss das umliegende Gewebe erwärmt werden.)
* Wie werden die Kryosonden für den Sauerstoff eingeführt? Über die Harnröhre?
* Nach welcher Zeit wird das gefrorene Gewebe aufgetaut und ein zweites Mal tiefgefroren?

Es ist auch fraglich, ob man bei einer Prostataoperation die umgebenden Lymphbahnen und Lymphknoten entfernt oder das Operationsgebiet generell noch weiter ausdehnt. Für jede Maßnahme finden sich überzeugende Daten, die man aus zahlreichen Studien und Statistiken herauslesen kann.

Möglichkeiten bei einer Bestrahlung

Ebenso vielfältig wie bei der Operation sind die Techniken bei der Strahlentherapie: Das geht von der Ganzkörperbestrahlung bis zum Spicken der Prostata mit Hohlnadeln, die gezielt mit einer Strahlenquelle beschickt werden. Viele Methoden werden mit ähnlichen Erfolgen oder Nichterfolgen angewendet.

Alle Techniken weisen ähnliche Vor- und Nachteile auf. Teils gibt es günstige Ergebnisse, teils Misserfolge mit Komplikationen und Nebenwirkungen.

Möglichkeiten bei einer Hormontherapie

Ganz kompliziert wird es, will man einen Überblick über die Hormontherapie beim Prostatakrebs gewinnen. Da Androgene das Tumorwachstum anregen, sucht man mit einer Hemmung der Androgene oder einer Gegensteuerung durch Östrogene dieses Wachstum zu bremsen. Hormonstimulierung und Hormonblockade greifen in das Gleichgewicht der hormonellen Steuerung ein und verändern damit die Homöostase (Gleichgewicht) des Systems.

Trotz eines festgestellten Prostatakarzinoms ist es oft sinnvoll, auf einen operativen Eingriff zu verzichten und die Entwicklung der Erkrankung durch regelmäßige Kontrolluntersuchung im Auge zu behalten.

Zeitliche Kastration statt Operation

Für den Patienten von spürbarer Bedeutung sind die mit der Androgenhemmung verbundenen Nebenwirkungen. Androgenhemmung bedeutet – zumindest während der Zeit der Behandlung – schlicht Kastration:

- Entfernt man zur absolut sicheren Beendigung der Produktion männlicher Hormone die Hoden des Patienten, ist die Kastration nicht mehr umkehrbar.
- Die durch Hormonblockade durchgeführte Kastration – die allerdings über einen langen Zeitraum hinweg erforderlich ist – kann jedoch wieder aufgehoben werden.

Zur Blockade des Hormons Androgen hat sich Flutamid (Fugerel) bewährt, besonders in Verbindung mit gegen die Keimzellentwicklung gerichteten Hormonen, dem LHRH-Analogon. Mit dieser maximalen Androgenblockade kann man die Entwicklung eines Prostatakrebses stoppen und im Einzelfall sogar den Tumor zerstören.

Dem Patienten werden auf diese Weise die chirurgische Kastration und möglicherweise auch die chirurgische Entfernung des Tumors erspart. Kein Wunder, dass die noch kleine Schar der zur Hormontherapie ratenden Onkologen bereits viele Patienten für diese Methode begeistern konnte. Es ist auch kein Wunder, dass die noch viel größere Schar der Chirurgen nach Argumenten sucht, um den Patienten von den Vorteilen der Operation – hier von der Hodenentfernung (Orchiektomie) – zu überzeugen.

In Verbindung mit anderen therapeutischen Maßnahmen kann der Einsatz von Fugerel bei einer Prostatakrebserkrankung sehr sinnvoll sein. So lässt sich der Fortschritt der Krankheit nachweislich bremsen.

Hormonelle oder chirurgische Kastration?

Professor U. E. Studer, Urologische Universitätsklinik, Bern, hat die Ergebnisse von 22 klinischen Studien zusammengefasst, bei denen die hormonelle und die chirurgische Kastration verglichen wurden. Studer stellt fest, dass sich bis heute weder die Operation noch eine Form der Hormontherapie als so eindeutig überlegen erwiesen hat, dass man eine der Möglichkeiten zur Standardtherapie erklären könnte.

Bei etwa gleich guten Ergebnissen der chirurgischen oder hormonellen Kastration ist es verständlich, wenn immer mehr Patienten die hormonelle und nach Abschluss der Behandlung reversible (umkehrbare) Kastration vorziehen. Als man bei einem Ärztekongress die anwesenden Ärzte fragte, welche Therapie sie für sich selbst vorziehen würden, stimmten fast alle für die hormonelle Kastration. Die Ärzte waren lediglich uneins, ob sie allein mit dem LHRH-Analogon oder dem Flutamid oder mit einer Kombination beider Formen der Hormonblockade vorgehen würden.

In allen Fällen – Immuntherapie

Eine Maßnahme dürfte sich allerdings bei jedem Zustand des Patienten und bei jeder Behandlungsstrategie des Prostatakrebses als notwendig erweisen – die unspezifisch wirkende Immuntherapie. Zur Immuntherapie eignen sich immunaktivierende Substanzen wie:

* Thymuspeptide
* Faktor AF2
* Immucothel

Viele Ärzte ziehen die hormonelle Kastration einer chirurgisch durchgeführten vor. Entscheidend ist hier auch der Wunsch des Patienten, da allein die hormonelle Kastration nach der Therapie wieder rückgängig gemacht werden kann.

Prognose

Die Prognose über den zu erwartenden Verlauf einer Prostatakrebserkrankung gehört zu den günstigsten Prognosen, die man bei dem Krebsgeschehen machen kann.

Um es krass auszudrücken: Hat jemand das Glück, dass man bei ihm ein latent vorhandenes und langsam vor sich hin wachsendes Karzinom nicht entdeckt hat, dann hat er in der Regel auch das Glück, bis zum Lebensende von diesem Karzinom nichts zu spüren. Dieses Karzinom hat nicht zu seinem Tod beigetragen.

Aber auch entdeckte latente und behandelte Karzinome sind – wiederum abhängig von der persönlichen Einstellung des Arztes und des Patienten – häufig gut in den Griff zu bekommen.

Über zwei Drittel Erfolgsquote

Nur jeder dritte erkannte und behandelte Prostatakrebspatient stirbt letztlich – oft erst nach vielen Jahren – an dieser Erkrankung.

Bei einer klaren Entscheidung über die empfehlenswerten Vorgehensweisen sind in Zukunft sogar noch günstigere Ergebnisse zu erwarten.

Die Heilungschancen bei einer Prostatakrebserkrankung sind im Allgemeinen sehr gut. Diese viel versprechenden Prognosen verdankt die Medizin nicht zuletzt dem Einsatz der kombinierten Hormonblockade.

Das Wichtigste über Prostatakrebs

Für die Erkennung (Diagnostik) und Behandlung von Prostatakrebs sind die folgenden Aspekte wichtig.

* Durch die erweiterten Möglichkeiten der konservativen Therapie sind wesentliche Verbesserungen erreicht worden. Vor allem brachte die Zurückhaltung im operativen Bereich gute Ergebnisse. Eine wichtige Entscheidungshilfe ist dabei der Tumormarker PSA, der Prostatakarzinome häufig sehr früh anzeigt. Heute sollte jedoch auch bei einem positiven Ergebnis des Tests nicht sofort operiert werden, sondern es sollten andere Therapieformen zum Einsatz kommen, die eine hohe Ausheilungsquote gewährleisten.
* Die Hyperthermie (lokale Überwärmung) ist bei Prostatakarzinomen empfehlenswert: Darunter ist heute nicht die althergebrachte Überwärmungstherapie zu verstehen, sondern eine äußerst präzise erzeugte Überhitzung mittels Mikrowellen auf über 60 °C. Diese Therapie kann Tumorzellen völlig zerstören. Die Ergebnisse der Hyperthermie sind durchwegs gut.
* Bei der Lasertherapie wird – ähnlich wie bei der Hyperthermie mit Mikrowellen – das Tumorgewebe mit Laser präzise und schnell »zerschossen«.
* Eine kombinierte Hormonblockade, z.B. mit Fugerel und Zoladex oder Enantone, zeitigt signifikant hohe Ausheilungsergebnisse.
* Unspezifische Immuntherapien mit immunologisch aktivierenden Substanzen wie Faktor AF2, Immucothel und Thymuspeptiden werden bei Prostatakarzinomen mit sehr großem Erfolg eingesetzt.
* Abhängig vom Stadium des Prostatakrebses können mit diesen Methoden – besonders mit der Hormonblockade – bis zu 90 Prozent der Fälle ausgeheilt werden. Im Kombination mit der Immuntherapie kann dieses hervorragende Ergebnis stabilisiert werden.

Weitere Krebsformen

Von den bisher noch nicht genannten Krebsformen haben größere Bedeutung:

* Der besonders aggressive und kaum beherrschbare Bauchspeicheldrüsenkrebs
* Der durch Sonneneinwirkung immer häufiger auftretende bösartige Hautkrebs (Melanom)
* Verschiedene Krebserkrankungen in der Mundhöhle und im Rachen
* Krebse des Zentralnervensystems und Hirntumoren

In der Krebsbehandlung hat ein Prozess des Umdenkens begonnen. Nicht nur das Denken, auch das Handeln hat sich gewandelt.

Die Heilungschancen bei Hirntumoren sind bis heute leider sehr schlecht. Mit der Radioimmuntherapie können die Ausheilungschancen jedoch stark verbessert werden.

Hirntumoren

Bis auf wenige Ausnahmen war die Prognose bei Hirntumoren grundsätzlich ungünstig. Die Ausheilungsquote mit traditionellen Therapieformen lag meist nur bei einigen wenigen Prozent. Hirntumoren werden erfolgreich mit monoklonalen Antikörpern mit Mausantigen behandelt. Zielantigen ist Tenascin, ein Stoff, der ausschließlich in bösartigen Hirntumorzellen vorkommt.

Dies ermöglicht die gezielte Anbindung passender monoklonaler Antikörper – kombiniert mit radioaktivem Jod 131 – an die bösartigen Gehirntumorzellen. Über einen Katheter wird diese Antikörper-Jod-Mischung ins Zentrum des Hirntumors eingebracht. Das Jod wirkt auf die Zellen wie eine radioaktive Bestrahlung und zerstört die Tumorzellen. Diese Therapie heißt intraläsionale Radioimmuntherapie.

Nach der bisher erfolgten Auswertung von etwa 200 behandelten Patienten liegt bei dieser Therapieform die Erfolgsquote der kompletten Ausheilung bei 47 Prozent, die Langzeiterfolge sogar bei 70 Prozent.

Durch Vorsorge Krebs vermeiden

Die Forschung nach den Risikofaktoren

Es ist nicht möglich, allgemein gültige Aussagen über die krebsbegünstigenden Faktoren im Leben aller Menschen zu machen. Dennoch ist sicher, dass jeder durch einen gesunden Lebensstil sein Risiko einer Krebserkrankung senken kann.

Weltweit wird geforscht, welche Faktoren das Krebsrisiko erhöhen und wie man die Gesundheit schützen kann. Dabei hat man das Schicksal Tausender Menschen über Jahrzehnte hinweg verfolgt. Man hat sie aufgeteilt in Raucher, Nichtraucher, Vegetarier, Übergewichtige, Diabetiker, Rheumatiker, Asthmatiker, Sportler, Großstädter, Naturvölker, Butter-, Margarine- oder Olivenölverzehrer und noch viele andere Kategorien.

Man trug ein immenses Zahlenmaterial zusammen und häuft auf diesen Berg statistischer Daten jeden Tag weitere Informationen, bis schließlich keine klare Übersicht mehr möglich ist.

Es gibt keine für alle Menschen gültige Antwort auf die Frage nach den Faktoren, die das Krebsrisiko erhöhen.

* Nach manchen Statistiken entstanden rund 75 Prozent aller Krebserkrankungen durch vermeidbare Umwelt- und Innenwelteinflüsse.
* Nach anderen Arbeiten sind nur rund zwei Drittel aller Krebserkrankungen durch ungesunden Lebensstil zum Ausbruch gekommen.
* Eine Studie des Center for Cancer Prevention der Harvard School of Public Health in Washington, D.C., stellt fest, dass in den USA rund 30 Prozent aller Krebstode auf falsche Ernährung, 30 Prozent auf das Rauchen und fünf Prozent auf einen Mangel an Bewegung zurückzuführen sind.

Der Einfluss der Lebensweise

Was ist gesund, was ist schädlich?

Alle Einflüsse, denen der Mensch tagtäglich ausgesetzt ist, haben sowohl gesundheitsschädigende als auch -fördernde Eigenschaften. Schon Paracelsus stellte fest, dass es kein Gift an sich gibt, sondern erst die Dosis darüber bestimmt, ob etwas giftig auf den Menschen wirkt oder nicht. Selbst unsere wertvollsten Heilmittel werden in falscher Dosierung zum tödlichen Gift.

Trinkt ein nicht alkoholgefährdeter Mensch beispielsweise täglich einen Schoppen Rotwein, so kann ihn das nachweislich vor Herz- und Kreislauferkrankungen schützen. Rotwein, in Unmengen getrunken, kann jedoch u. a. zum Leberkrebs führen.

Es gibt zahlreiche Untersuchungen und Studien zum Thema »Risikofaktoren« bei Krebs. Aus dieser Menge an Informationen lässt sich eine Schlussfolgerung sicher ziehen: Durch seinen Lebensstil nimmt jeder Einzelne entscheidenden Einfluss auf seine Gesundheit oder sein Risiko der Erkrankung.

Wie Sie Ihr individuelles Krebsrisiko senken

Das Krebsrisiko lässt sich durch einen vernünftigen Lebensstil drastisch senken. Besonders wichtig ist der bewusste Umgang mit der Gesundheit und dem Körper, diesem einmaligen Geschenk der Natur. Für einen bewussten Umgang mit der Gesundheit ist es wichtig, die folgenden Forderungen in die Tat umzusetzen und seinen Lebensstil demgemäß zu ändern.

* Jeder sollte die Sicherheit seiner Gesundheit für wertvoller halten als beispielsweise die Sicherheit seines Autos. Für die meisten Menschen ist es selbstverständlich, nur mit gut funktionierender Bremse und Lenkung zu fahren.

Ebenso selbstverständlich sollte es sein, die Funktionstüchtigkeit des Körpers im Auge zu behalten und alles zu tun, was ihr dienlich sein könnte. In allen westlichen Industriestaaten bedeutet das eine Änderung der bisherigen Lebensweise.

* Es ist wichtig, sich eine falsche Lebensweise auch einzugestehen. So verschieden sich die falschen Verhaltensweisen bei den Menschen auch äußern, jeder ist sich darüber bewusst, was er seinem Organismus antut, wenn er raucht, sich fettreich ernährt, zu viel Alkohol trinkt oder sich zu wenig bewegt.
* Die Änderung der Lebensweise kann jeder Mensch nur selbst wollen und selbst durchführen. Sie sollte nicht als Last gesehen werden, sondern als Befreiung. Das Ziel ist nicht, sofort und auf einen Schlag zum neuen und vor Gesundheit strotzenden Menschen zu werden. Das Ziel ist es, durch einen schrittweisen Abbau der Risiken das Gesamtrisiko allmählich zu senken.

Viele Menschen widmen ihrem Auto mehr Aufmerksamkeit als ihrem eigenen Körper. So gilt es als selbstverständlich, das Fahrzeug in regelmäßigen Abständen kontrollieren zu lassen; ein ärztlicher Check-up ist für viele jedoch die Ausnahme.

In die Praxis umsetzen

Diese Forderungen hören sich sicherlich auch für Sie sehr überzeugend an. Meist genügt jedoch ein Appell an die Vernunft nicht, um fest sitzende Verhaltensmuster zu löschen. Im Kopf der meisten Menschen bleibt eine Sperre, die verhindert, das theoretische Wissen in praktisches Handeln umzusetzen.

Alltägliche Gefahr

Warum klaffen Theorie und Praxis so weit auseinander? Es erscheint vielen Menschen unmöglich, allen Risikofaktoren zu entgehen, die sie tagtäglich bedrohen. Viele halten es deshalb für sinnlos, diese Gefahren zu meiden – und resignieren. Das ist verständlich, wenn man bedenkt, dass jedes Leben in der verschmutzten Umwelt automatisch mit einem Krebsrisiko belastet ist. Die Sonne wird zur Bedrohung, mit jedem Atemzug nimmt man Schadstoffe auf, in jedem Lebensmittel befinden sich chemische Substanzen mit zweifelhafter Wirkung.

Es gibt Berechnungen, wonach rund 60 000 möglicherweise krebsfördernde chemische Substanzen über die Luft oder die Nahrung in den menschlichen Organismus gelangen können.

Was können Sie denn noch anziehen, ohne dabei von kanzerogenen oder zumindest kokanzerogenen Stoffen bedroht zu sein? Jeder wird fast täglich mit neuen Meldungen in den Medien konfrontiert, man habe wieder eine krebsfördernde Substanz in der Kleidung entdeckt.

Heute kann niemand mehr behaupten, er hätte nicht gewusst, was er seinem Körper antut, wenn er zu viel Alkohol trinkt, raucht oder sich falsch ernährt. Es ist wichtig, sich eine ungesunde Lebensweise auch einzugestehen, um sie dann Schritt für Schritt umzustellen.

Gefährdungen im Haushalt vermeiden

Selbst in der saubersten Wohnung finden sich Dinge, die zu einer Schwächung des Immunsystems und damit zu einem erhöhten Krebsrisiko beitragen können. So empfiehlt das Robert-Koch-Institut in Berlin:

- Verschimmelte Lebensmittel sofort wegwerfen
- Alle Müllbehälter in der Wohnung täglich ausleeren und säubern
- In den Sommermonaten Bio- und Restmülltonnen einmal pro Woche leeren
- Biotonnen nicht auf Balkon oder Terrasse deponieren
- Topfpflanzen mit Blumenerde möglichst nicht ins eigene Zimmer stellen
- Kein Do-it-yourself bei Renovierungsarbeiten: Beim Entfernen von Teppichen, Linoleum oder Dämmmaterial wird viel Staub mit vielen Pilzen aufgewirbelt

Im Alltagsleben lauern eine Reihe von Gefahren für die Gesundheit. Verständlicherweise resignieren viele Menschen, gegen eine derart übermächtige und allgegenwärtige Lebensgefahr anzukämpfen. Die nachfolgenden Zusammenstellungen informieren Sie über einfache, praktische und alltagserprobte Wege, um Ihr individuelles Krebsrisiko zu senken.

Acht Regeln zur gesunden Ernährung

Die Grundregeln einer gesunden, ausgewogenen Ernährung können gar nicht oft genug wiederholt werden. Aber es genügt nicht, diese Regeln in- und auswendig zu kennen, man muss auch danach leben, um die Wirkung zu erreichen.

Wie mehrfach nachgewiesen, hat sich fast jeder dritte Krebstote falsch ernährt. Dies zeigt die gewaltige Bedeutung unserer täglichen Nahrung. Jeder Bissen und jeder Schluck birgt eine gewisse Gesundheitsbedrohung oder -sicherung. Jeder Mensch ist sich dessen bewusst, denn die Grundregeln einer optimalen Ernährung werden seit Jahren in fast gleich lautender Form überall gepredigt.

* Die Nahrung sollte kalorienreduziert und möglichst naturbelassen sein.
* Vermeiden Sie ausgezogenes Mehl und weißen Zucker.
* Essen Sie wenig Fett und Fleisch.
* Essen Sie viel Gemüse, Obst und Vollkornprodukte.
* Speisen und Getränke sollten nicht zu heiß oder kalt sein.
* Meiden Sie scharfe Gewürze und Salz.
* Die Mahlzeiten sollten langsam, in ruhiger und entspannter Atmosphäre verzehrt werden. Dabei sollten Sie ausführlich kauen und jeden Bissen gründlich einspeicheln.
* Das Frühstück sollte reichhaltig, das Mittagessen nicht zu belastend sein. Am frühen Abend nur eine leichte Mahlzeit.

In der heutigen hektischen Zeit fällt es oft schwer, Muße für ein bewusst zubereitetes und verzehrtes Mahl zu finden. Versuchen Sie dennoch, möglichst entspannt zu essen und Ihre Mahlzeit zu genießen.

Die Ernährungsgewohnheiten der meisten Menschen sehen dagegen anders aus: Hastig wird vor der Arbeit ein halbes Brötchen mit einer Tasse heißem Kaffee hinuntergewürgt, mittags mit dem Blick auf die Uhr in der Kantine ein kaum zu identifizierender Fraß hineingeschaufelt, und abends folgt zur Belohnung ein schweres und fettiges Essen.

Dieser klaffende Unterschied zwischen Theorie und Praxis lässt die ganze Diskussion über die ideale Kost so sinnlos erscheinen. Solange jeder Einzelne nicht die Konsequenzen in seiner Lebensführung zieht, wird kein Krebsschutz möglich sein. Keine ärztliche Maßnahme und kein Medikament hätte eine derartige Senkung der Krebsgefahr zur Folge, wie es allein schon durch eine Umstellung der Ernährungsgewohnheiten zu erwarten wäre.

Umgang mit Schadstoffen

Die Frage, welche Substanzen in den Nahrungsmitteln und Getränken die Entstehung eines Krebsleidens fördern, ist nicht leicht zu beantworten: Es kann ein Zuviel oder Zuwenig einer einzigen Substanz sein, es kann ein chemischer Schadstoff sein, der sich in jedem noch so biologisch-dynamisch behandelten Weizenkorn oder in jedem Tropfen Regenwasser befindet.

Es ist unmöglich, alle krebserzeugenden Faktoren in der Ernährung auszuschließen. Die wichtigsten Krebserreger können jedoch durchaus vermieden werden, wenn man sorgsam mit der täglichen Nahrung umgeht.

Vorsicht vor Übertreibungen

Ein Aspekt sollte dabei jedoch nicht vergessen werden: Heute ist die chemische Analysetechnik in der Lage, Schadstoffe in allergeringsten Mengen aufzuspüren. Vorsicht also vor Überreaktionen bei nur ganz geringen Schadstoffkonzentrationen.

Das wäre so, als ob man in einem Gebirge aus 100 000 Tonnen Getreide ein einziges Korn findet, das verdorben ist. Und dann wird festgestellt: Das gesamte Getreidegebirge ist mit Schadstoffen belastet.

Die Suche nach dem gesunden Maß

Es geht bei einem wirksamen Krebsschutz nicht um die vollständige Ausschaltung aller in der Nahrung enthaltenen Schadstoffe.

Es geht vielmehr nur um eine möglichst deutliche Reduzierung der Schadstoffmenge und eine Beachtung der Schadstoffart.

Drei Schadstoffarten haben sich als wichtigste krebserzeugende Faktoren in der Ernährung herausgestellt:

- Aflatoxine
- Benzpyrene
- Nitrate

Aflatoxine

Aflatoxine sind Pilzgifte, die in höherer Dosis tödlich und in geringerer Dosis krebserzeugend sein können. Man entdeckte diese Gefahr erst vor wenigen Jahrzehnten, als man bei holländischen Arbeitern, die mit Tonnen gerösteter Erdnüssen in Berührung kamen, erschreckend viele Krebserkrankungen beobachtete.

Verursacher des Krebses war der Schimmelpilz Aspergillus flavus. Man nannte daher seine toxische (giftige) Substanz Aspergillus-flavus-toxin.

Mittlerweile hat man erkannt, dass es mehrere Aflatoxine gibt. Bis heute wurden vier Untergruppen gefunden. Das gefährlichste Aflatoxin mit der stärksten krebserzeugenden Wirkung ist Aflatoxin B1. (Dieses Gift hat nichts mit dem Vitamin B1 zu tun.)

Manche Schimmelpilze sind sehr giftig und wirken krebserregend. Deshalb sollten verschimmelte Nahrungsmittel im Zweifelsfall lieber weggeworfen werden.

Schimmelpilze auf Lebensmitteln

Nicht nur Nüsse können mit Schimmelpilzen befallen werden, sondern auch Mandeln, Kastanien, Marmeladen, Äpfel (Braunfäule) und andere Früchte sowie Getreide und Getreideprodukte, gekochter Schinken, aber auch – über die Tierfutterkette – Milch und Milchprodukte.

Im Zweifelsfall lieber wegwerfen

Diese Schimmelpilze können die giftigen Aflatoxine enthalten, müssen es jedoch nicht. Es ist deshalb nicht immer leicht, genau festzustellen, ob ein mit Schimmelpilz verseuchtes Nahrungsmittel mit diesem Krebserzeuger infiziert ist oder nicht. Im Zweifelsfall sollten Sie das Lebensmittel lieber wegwerfen. Bei der Entsorgung der verseuchten Lebensmittel sollten Sie jedoch vorsichtig sein: Pilzsporen können sich lösen, herumfliegen und in Körpernähe verbleiben.

Schimmel auf Käse, Obst und Brot

Immer wieder taucht bei Aflatoxinen die Frage nach der Schädlichkeit von Schimmelkäse auf. Weichkäse wie Camembert, Brie, Roquefort und ähnliche mit Blauschimmel versehene Käsesorten sind in der Regel frei von Aflatoxinen und können – in Maßen – verzehrt werden. Dasselbe gilt für bestimmte schimmelgereifte Salamisorten oder Südtiroler Bauernspeck.

Tomaten, Birnen, Pfirsiche, Aprikosen, Gurken, an denen man Schimmel entdeckt, sollten unverzüglich in den Müll oder besser noch auf den Komposthaufen wandern. Manchen angeschimmelten Apfel kann man dagegen teilweise noch retten, indem man die Schimmelstelle großräumig wegschneidet. Die Sporen des Pilzes können nur schwer im Fruchtfleisch des Apfels wandern, da gasgefüllte Hohlräume der Fruchtfleischzellen die Wanderung hemmen. Auch die Hohlräume in der Brotkrume hemmen die Schimmelsporen beim Wandern in das Brotinnere. Wenn einem das Wegwerfen von Brot widerstrebt, genügt es also, die befallene Stelle großzügig zu entfernen.

Bei Brot, Äpfeln und Marmelade können Sie Schimmelbefall leicht entfernen. Verschimmeltes Obst wie Tomaten sollten Sie jedoch unbedingt gänzlich wegwerfen.

Auch Marmelade, auf deren Oberfläche sich Schimmel zeigt, muss nicht unbedingt im Müll landen. Wenn es sich um hausgemachte Marmelade nach dem Rezept »Halb Frucht, halb Zucker« handelt, sollte man – um das Wegfliegen der Sporen zu verhindern – die Marmelade mit Schnaps beträufeln und dann eine etwa zwei Zentimeter tiefe Schicht abheben. Der Rest kann unbesorgt verzehrt werden.

Benzpyrene

Benzpyrene entstehen bei jedem Verbrennungsvorgang. Schon seit zwei Jahrhunderten hat man erkannt, dass immer dort, wo etwas gegrillt, gebraten, gebacken, flambiert wird, chemische Verbindungen entstehen, die zur Auslösung

Rauchen verursacht Krebs – das ist allen Menschen heutzutage wohl bewusst. Aber das gilt nicht nur für Tabakrauch: Auch der Qualm von Kaminen und Grillfesten kann sehr gesundheitsschädlich sein.

eines Krebsleidens beitragen können. Benzpyrene sind in Rauch und in Teer enthalten. Von Bedeutung sind hier neben dem Auftreten von Lungenkrebs auch Hautkrebs und Hodenkrebs. Die Konsequenz aus diesem Wissen lautet:

* Sie sollten das Rauchen beenden.
* Beim Kaminfeuer ist ein guter Abzug wichtig.
* Grillfeste sollten nicht allzu häufig veranstaltet werden.
* Grillen Sie möglichst im Freien mit einem Grillofen oder modernen Rost, der kein Fett in die Glut tropfen lässt.

Nitrate

Die dritte Schadstoffart, die indirekt zu Krebs führen kann, basiert auf Nitraten und Nitratverbindungen. Nitrate sind Salpetersalze, die in stickstoffhaltigen Düngemitteln enthalten sind, aus dem Boden in die Pflanzen und von da in den menschlichen Organismus gelangen. Im Magen- und Darmtrakt wird Nitrat mit Aminen zu Nitrosaminen verbunden, die stark kanzerogen wirken.

Nitrat ist auch in unterschiedlicher Konzentration im Trinkwasser enthalten. Die Giftwirkung von Nitrat im Brunnenwasser lässt an heimtückische »Brunnenvergifter« denken. Die Brunnenvergifter von heute sind die Landwirte, die ihren Boden falsch oder übermäßig düngen.

Der hemmungslose Verbrauch an Herbiziden, Insektiziden, Pestiziden hat dazu beigetragen, dass die meisten Nahrungsmittel ein gewisses Krebsrisiko in sich bergen. Eine Untersuchung von 100 Pflanzenschutzmitteln durch das US-amerikanische National Institute of Mental Health ergab, dass nur drei Prozent nicht krebsfördernd wirken.

Die Nitrat- bzw. Nitrosaminbelastung in der Ernährung völlig zu vermeiden ist kaum möglich. Man kann höchstens beim Einkauf darauf achten, nicht unbedingt Wurzelgemüse oder Salate zu wählen, die intensiv mit chemischen Dünge- und Pflanzenschutzmitteln behandelt wurden.

Gesunde Ernährung bei Fleisch und Fett

Vorsichtig sollten Sie vor allem bei der Fett- oder Fleischwahl sein: Schweineschmalz sollten Sie beim Kochen eher vermeiden. Naturbelassene Butter ist Margarine vorzuziehen, ebenso ungesättigte Fettsäuren in Form kaltgeschlagenen Oliven-, Lein-, Maiskeim- oder Sonnenblumenöls. Ungesättigte Fettsäuren besitzen gesundheitsstärkende Eigenschaften und senken u. a. das Brustkrebsrisiko. Der Verzehr hoch erhitzter Fette ist gesundheitsmindernd: Leider besteht die bevorzugte Nahrung vieler Kinder aus Pommes frites, Hamburgern, zuckerhaltigem Ketchup und wertlosem Weißbrot.

Das krebserregende Nitrat ist selbst im ganz normalen Leitungswasser enthalten. Die Ursache hierfür ist die oft übertriebene Bodendüngung der Landwirte. Dadurch wird selbst das Grundwasser verunreinigt.

In der Bundesrepublik wurden viele tausend Tonnen verseuchtes Fleisch in den Handel gebracht, das von Tieren stammte, die massenhaft mit krebserregenden und erbgutschädigenden Tiermedikamenten behandelt worden waren. Der leichtfertige Umgang mit derartigen Präparaten hat u. a. dazu geführt, dass Patienten eine Resistenz gegen Antibiotika entwickelten und an bisweilen lebensbedrohlichen Infektionen erkrankten. Außerdem gehen die Konsumenten ein deutlich erhöhtes Krebsrisiko ein.

Bei Zucker und Mehl sollten Sie darauf achten, dass die Nahrungsmittel wenigstens noch einen Rest an Lebenskraft auf dem Weg vom Acker zum Esstisch bewahrt haben. Der Gang zum Reformhaus oder in die Bioabteilung eines Lebensmittelgeschäftes lohnt sich. Die Mehrkosten, mit denen Sie rechnen müssen, bringen nicht nur ein Mehr an Köstlichkeit, sie bringen auch ein Mehr an Gesundheitssicherung.

In Italien oder Spanien senkt der Verbrauch von Speiseöl gewisse Gesundheitsrisiken einschließlich Krebserkrankungen. Es spricht also nichts dagegen, auch hier zu Lande den Essensgewohnheiten der Südländer zu folgen. Hinzu kommt, dass Südländer allgemein viel mehr Zeit und Ruhe für das Essen aufwenden, den Salat getrennt vor dem Hauptgang zu sich nehmen und – beispielsweise – viele Tomaten verzehren.

Der rote Farbstoff Lykopin in Tomaten, Roter Bete und anderen Lebensmitteln bewirkt, dass in Italien zu 60 Prozent seltener Magenkrebs auftritt als in den USA.

Rot essen für die Gesundheit: Das für rote Farbe in Tomaten, Roten Beten etc. verantwortliche Lykopin schützt nachweislich vor Magenkrebs.

In Japan hingegen treten häufiger Magen- und Darmkrebserkrankungen auf, die auf den vermehrten Konsum von poliertem Reis und den Gebrauch offener Feuerstellen am Esstisch zurückzuführen sind. Wer sich also vor Darmkrebs schützen möchte, sollte viele Ballaststoffe zu sich nehmen. Denn Gemüse, Obst und Getreide (Kleie) tragen dazu bei, dass die Verweildauer des Speisebreis im Darmtrakt verkürzt und dadurch die Belastung verringert wird.

Mit der Wahl der alltäglichen Speisen und Getränke ist eine Entscheidung für oder gegen die Gesundheit verbunden. Diese Verantwortung für unsere eigene Gesundheit tragen viele nur ungern. Die Palette gesundheitsfördernder Lebensmittel reicht vom wertvollen Joghurt oder Kefir mit rechtsdrehender Milchsäure bis hin zum Apfelessig oder der mit dem Spurenmineral Selen angereicherten flüssigen Bierhefe. Sie können sich nach dem individuellen Gesundheitszustand und Genussempfinden eine gesündere Lebensweise angewöhnen, der Sie auf Dauer folgen können, ohne deswegen große Opfer zu bringen.

Krebsdiäten

Es gibt zahlreiche Diätvorschläge, die unter dem Begriff »Krebsdiät« vorgestellt werden. Es handelt sich dabei jedoch lediglich um Empfehlungen, die Abwehr zu stärken und somit einen besseren Schutz vor dem Krebsrisiko bieten zu können. Diese Diäten können keine bestehende Krebserkrankung direkt bekämpfen, also eine Art Krebstherapie darstellen.

Das US-amerikanische National Cancer Institute erforschte intensiv krebshemmende Substanzen in Lebensmitteln und Getränken und schuf damit eine echte »Krebsdiät«. Rund 40 pflanzliche Lebensmittel wurden zusammengestellt, die das Immunsystem unterstützen und sogar Krebszellen hemmen können. Die in diesen Lebensmitteln wirksamen Substanzen müssen allerdings noch genau definiert und enträtselt werden. Anschließend will man versuchen, den Gehalt dieser Substanzen (Phytochemikalien) in den Pflanzen zu erhöhen. Die Spitzenkandidaten unter diesen krebshemmenden Pflanzen sind:

- Ingwer
- Knoblauch
- Kohl (Weißkohl, Rosenkohl)
- Schwarzkümmel
- Sojabohne
- Süßholzwurzel (Lieferant der Lakritze)

Es ist ganz leicht, sich gesundheitsbewusst zu ernähren. Wer die Nahrungsmittel aus dem Reformhaus weniger attraktiv findet, kann sich ebenso gut mit frischem Obst und Gemüse eindecken, um seiner Gesundheit zu dienen.

Ideale Muttermilch

Es gibt bis jetzt eigentlich nur ein einziges Lebensmittel, das wirklich als Medikament bezeichnet werden könnte. Es geht nicht nur mit immunologischen Antikörpern gegen Bakterien und Viren erfolgreich vor, sondern liefert auch Zytokine, die sich direkt gegen den Krebs richten. Es liefert Interleukine, Interferon und den Tumor-Nekrose-Faktor Alpha.

Dieses Lebensmittel schützt dank seiner gutartigen Bifidusbakterien vor der Umwandlung von Nitrat zu Nitrit und Nitrosaminen, stimuliert das gesamte Immunsystem und senkt nebenbei den pH-Wert, wodurch Krankheitskeime sich schlechter entwickeln können. Dieses Lebensmittel bietet den höchsten Gesundheitsschutz, den ein Mensch auf diesem Weg erhalten kann – die Muttermilch. Sie wird zum Gift, wenn die Mutter raucht.

Drogen

Nikotin

Alkohol und Nikotin sind die am weitesten verbreiteten Drogen in der westlichen Welt. Ihre Alltäglichkeit führt zur Verantwortungslosigkeit, mit der viele Menschen ihren Körper behandeln und malträtieren.

Je nachdem, welche Kriterien man heranzieht, kann man entweder den Alkohol oder das Nikotin als das größte Drogenproblem bezeichnen. Geht man nach der Krebsgefährdung durch Drogen, dann ist das Nikotin der führende Verursacher von Krebs.

Viele Raucher beruhigen sich mit dem Gedanken, es handele sich bei dem Rauchen um eine Angewohnheit, die zwar mit gewissen Gesundheitsrisiken belastet, aber doch eine harmlose Sünde sei. Die Weltgesundheitsorganisation (World Health Organization, WHO) hat Nikotin offiziell zur suchterregenden Droge erklärt. Es ist ein Rauschgift, das Marihuana oder Heroin vergleichbar ist. Gegenüber dem Zigarettenrauschgift sind alle anderen Drogen von untergeordneter Bedeutung.

Die Weltgesundheitsorganisation hat in Zusammenarbeit mit der Harvard University eine demografische Studie erstellt, wonach jährlich mehr als drei Millionen Menschen weltweit durch den Tabakkonsum sterben. Mit anderen Worten: In der Zeit, in der Sie diesen Satz hier lesen, sterben weltweit etwa fünf oder sechs Menschen an den Folgen des Zigarettenrauchens. Tag für Tag sind das rund 9 000 Menschen.

Diese Menschen sind einer Drogensucht erlegen, die in Deutschland nicht nur toleriert, sondern noch gefördert wird. Nicht nur durch Werbung wird das lebensbedrohende Rauchgift angeboten, sondern auch durch Automaten, bei denen sich jedes Kind die Droge holen kann. Die Europäische Gemeinschaft fördert den Anbau von Tabak durch Subventionen in Milliardenhöhe.

Der Tabakkonsum steigt besonders bei jungen Menschen, am deutlichsten bei jungen Mädchen. Genau diese Bevölkerungsgruppe ist jedoch besonders gefährdet, durch Tabakgenuss zu erkranken, denn junge Mädchen besitzen ein vielfach höhere Risiko, an Brust- oder Lungenkrebs zu sterben.

Eine in den USA durchgeführte Untersuchung bei über 10 000 Kindern und Jugendlichen zwischen 10 und 18 Jahren ergab, dass der Konsum von fünf Zigaretten täglich bereits zu deutlichen Einschränkungen der Lungenfunktion führt, wobei die Lungen der Mädchen noch stärker betroffen waren als die der Jungen. Die Schüler, die heute auf dem Schulhof oder dem Nachhauseweg ihre Zigarette rauchen, haben, wie eine weitere Untersuchung zeigt, eine nur halb so große Chance, einmal älter als 73 Jahre zu werden, als es bei Nichtrauchern der Fall ist.

Der Staat verdient am Verkauf der Droge Nikotin mit. Deshalb ist es auch heute noch möglich, dass für dieses tödliche Gift an jeder Ecke geworben wird und Zigaretten selbst für Kinder leicht zugänglich sind.

Schreckliche Prognosen der WHO

Die Weltgesundheitsorganisation geht davon aus, dass sich in gut 20 Jahren die Zahl der durch Tabakkonsum erkrankten und verstorbenen Menschen fast verdreifacht haben wird. Man rechnet mit etwa 8,4 Millionen Todesfällen. Man erwartet alle drei Sekunden einen Toten durch die Zigarette.

Der Zigarettenkonsum steigt in der Bundesrepublik: 1995 waren es rund 135 Milliarden Zigaretten; diese Zahl wird im Jahr 2000 auf knapp 138 Milliarden steigen. Rund um die Uhr werden hier zu Lande stündlich mehr als 15 Millionen Zigaretten angezündet.

Passivrauchen

Betroffen sind nicht nur aktive Raucher, die ihr Schicksal freiwillig gewählt haben. Betroffen sind auch völlig unschuldige Menschen, die Krankheit, Krebs und womöglich Tod erleiden, weil sie als Passivraucher die Giftgase eingeatmet haben. So unglaublich es sich auch anhören mag: Der vom Nichtraucher eingeatmete sogenannte Passivrauch ist noch gefährlicher als der Hauptstromrauch aus der Zigarette. Das liegt daran, dass der Passivrauch kälter ist und bei diesen niedrigeren Temperaturen noch mehr Schadstoffe freigibt. Zahlreiche Studien über die Gefahren des Passivrauchens weisen nach, dass der Passivrauch eine Konzentration an krebsauslösenden Giften enthält, die eine bis zu 100fach höhere Gefährlichkeit als der Hauptstromrauch besitzt.

Es ist für Nichtraucher sehr schwer, sich vor Zigarettenqualm zu schützen. Dass es sich hier nicht nur um eine Geschmacksfrage handelt, zeigen Studien, welche die enorme Schädlichkeit des Passivrauchens nachweisen.

Das alles hat das Bundesarbeitsgericht jedoch nicht dazu bewogen, Arbeitnehmern ihren Anspruch auf einen rauchfreien Arbeitsplatz zu garantieren. Auch das Bundesgesundheitsamt hat keine befriedigende Lösung des Problems.

Professor Kurt Possinger meinte auf dem 45. Bundesärztekongress in Berlin: »Raucher gefährden nicht nur sich selbst, sie sind auch Mörder – vor allem wenn Kinder dabei sind.« Bei Schwangeren ist dieses Verhalten noch unverständlicher. Babys von zigarettenrauchenden Müttern weisen deutlich häufiger körperliche und psychische Störungen auf, haben häufiger Untergewicht und Missbildungen, besonders an Armen und Beinen.

Erhöhtes Krebsrisiko

Auch wenn zurzeit »nur« etwa 17 Prozent der weiblichen und nur rund 33 Prozent der männlichen Bevölkerung rauchen, so summiert sich das zu einer ständigen Bedrohung für die ganze Bevölkerung.

Das Krebsrisiko steigt beim Passivraucher bereits um 30 bis 40 Prozent. Man schätzt, dass Jahr für Jahr bis zu 400 Menschen an Lungenkrebs sterben, weil sie dem Zigarettenqualm von Rauchern ausgesetzt waren. Jeder Raucher muss damit rechnen, einem zwei- bis dreifachen Risiko ausgesetzt zu sein, an Bauchspeicheldrüsenkrebs zu erkranken und zu sterben. Ein großes Risiko gehen hier jedoch auch die Passivraucher ein. Aktiv- und Passivraucherinnen besitzen zudem ein höheres Brustkrebsrisiko.

Der Handel mit der Droge

Kinder rauchender Eltern sind extremen Belastungen ausgesetzt. Nicht nur während der Schwangerschaft sollten Kinder unbedingt vor krebserregendem Qualm geschützt werden.

Die Tabakindustrie ist sich voll bewusst, mit einer Droge zu handeln, die zur Sucht führen kann. Als es den Mitarbeitern des Philip-Morris-Konzerns gelang, eine nikotinfreie Zigarette herzustellen, wurde sie nach Aussage eines der Mitarbeiter unter Verschluss gehalten und soll nie auf den Markt kommen. Denn ohne den Zwang der Nikotinsucht könnten die meisten Raucher mit dem Rauchen aufhören – und es wäre vorbei mit dem jährlichen Gewinn.

Die Bundesregierung fühlt sich machtlos, wenn es darum geht, die Nikotinsucht zu bekämpfen. Man hat ihr vorgeworfen, nicht rigoros genug gegen Raucher vorzugehen, weil es sich schließlich um Wähler handele, die man nicht verprellen wolle. Man nimmt an, dass die Bundesregierung bei einem schärferen Vorgehen gegen die Tabakindustrie um die mehr als 20 Milliarden Mark Tabaksteuer bangt, die jährlich von den Rauchern berappt werden.

Die Rechnung geht nicht auf: Der volkswirtschaftliche Schaden durch die Folgen des Tabakmissbrauchs ist weitaus höher als der Gewinn durch die Tabaksteuer. Geld ist kein Motiv, das beim Rauchen eine Rolle spielt.

Forderungen an die Tabakindustrie

Allerdings sieht die Tabakindustrie in den USA mit ziemlichem Unbehagen in die Zukunft, wenn sie an die steigende Zahl der Schadensersatzklagen denkt. Einzelne Raucher, die an Krebs erkrankten, oder Angehörige von an Krebs verstorbenen Rauchern konnten bereits Forderungen in Millionenhöhe durchsetzen. Ganze Staaten – wie Kalifornien oder Florida – fordern von der Tabakindustrie den Ersatz für Kosten, die zur Behandlung von nikotinbedingten Krankheiten entstanden sind. Derartige Prozesse werden vermehrt auch in Europa angestrengt.

Die Taktik der Zigarettenindustrie

Doch die einflussreichen Konzerne werden diesen Griff in ihre Kassen – mit der machtvollen Unterstützung aller Raucher im Rücken – sicherlich überstehen. So haben sie begonnen, die Gegner, welche sie nicht bekämpfen können, herzlich zu umarmen. Immer mehr Tabakkonzerne gehen inzwischen dazu über, einen Teil ihrer Gewinne großzügig denjenigen zu spenden, die am Kampf gegen die Drogensucht beteiligt sind.

Herz-Kreislauf-Erkrankungen sind heute in den westlichen Ländern die häufigste Todesursache. Nur wenige wissen jedoch, dass Rauchen hierfür den entscheidenden Risikofaktor darstellt.

Der Tabakkonzern Liggett (Chesterfield) gibt freiwillig zwischen 2,5 und 7,5 Prozent seines Jahresgewinns an einige Bundesstaaten der USA. Diese verpflichten sich im Gegenzug dafür, keine der durch den Nikotinmissbrauch der Bevölkerung entstandenen Kosten bei Liggett geltend zu machen.

Außerdem stellt Liggett in den kommenden Jahren fünf Prozent des zu versteuernden Gewinns Interessengemeinschaften zur Verfügung, welche von Nikotinopfern gegründet wurden. Diese Organisationen erhalten die Auflage, mit dem gespendeten Geld Kampagnen gegen das Rauchen zu finanzieren.

Damit schützt sich Liggett einerseits vor ruinösen Forderungen einzelner Raucher, macht andererseits seine schlimmsten Feinde zu Geldempfängern. So hält Liggett seine Gegner in Abhängigkeit, ohne viel zu riskieren. Denn die Kampagnen gegen das Rauchen, die bisher mit einem zum Teil gewaltigen weltweiten Aufwand durchgeführt wurden, gingen bislang alle im Nebel des Zigarettenrauchs wirkungslos unter.

Wenn Fußballidole auf dem grünen Rasen ihre Trikots mit dem Slogan »Keine Macht den Drogen« präsentieren und am Spielfeldrand die Trainer dieser Fußballidole an ihren Zigaretten und Zigarillos saugen, dann sieht man den Grad der Wirksamkeit solcher Aufrufe.

Maßnahmen gegen den Zigarettenkonsum

Die Forderung, man müsse zunächst einmal jede Werbung für Zigaretten verbieten, um den Zigarettenkonsum nicht noch stärker anzuheizen, wird immer wieder erhoben. Aber auch diese Maßnahme wäre nicht besonders effektiv. Es hat sich herausgestellt, dass Zigarettenwerbung nicht dazu führt, dass Menschen prinzipiell rauchen. Sie dient lediglich dazu, den Raucher an die in der Werbung genannte Marke zu binden.

So ist beispielsweise in Norwegen seit vielen Jahren die Zigarettenwerbung verboten. Das hat am Zigarettenkonsum nichts geändert. In Finnland ist die Zigarettenwerbung ebenfalls seit Jahren verboten. Seitdem hat der Zigarettenkonsum dort sogar zugenommen.

Andererseits ist in Holland und in Belgien die Zigarettenwerbung erlaubt – und der Zigarettenkonsum sinkt. Er sinkt in Belgien sogar in erheblichem Ausmaß, in den letzten 15 Jahren um immerhin 28 Prozent. Um diesen Trend zu verstärken, will man auch in Belgien ein Werbeverbot aussprechen, das ebenfalls für Sportveranstaltungen wie den Grand Prix von Spa gelten soll und damit den ganzen Formel-1-Rennzirkus infrage stellen würde. Tatsächlich ist die Verbindung »Sport und Rauchen« eine Mixtur, die gerade von jungen Menschen ohne Murren geschluckt wird. Sie maskiert für viele junge Raucher die Tatsache, drogenabhängig zu sein.

Nichtraucher können sich nicht nur vor Lungenkrebs, sondern auch vor Herz-Kreislauf-Erkrankungen weitgehend schützen. Tappen Sie nicht in die Raucherfalle, und spendieren Sie sich Ihre persönliche Steuersenkung: Stoppen Sie das Rauchen!

Positive Eigenschaften von Drogen?

Es gibt zu viele Menschen, die Drogen tolerieren, verharmlosen oder sich an das Argument klammern, manche Drogen würden schließlich auch eine gesundheitsfördernde Eigenschaft besitzen. Man könne sie deshalb nicht so global verteufeln.

Sicherlich. Es gibt Hinweise, wonach in einer bestimmten Dosis, auf eine bestimmte Art und auf eine bestimmte Dauer dem Patienten gegebenes Nikotin den Charakter eines Medikaments erhält. So soll das Nikotin die Symptomatik beim Parkinson-Syndrom bessern und u. a. das Zittern mildern. Schon folgert man daraus, dass demnach der an Parkinson leidende Boxer Muhammad Ali noch gesund sein könnte, wenn er Raucher gewesen wäre. Oder man hofft, dass weitere wissenschaftliche Beweise gelingen, wonach Nikotin einen günstigen Effekt bei neuropsychiatrischen Bewegungsstörungen ausüben soll.

Manche Studien belegen die gesundheitsfördernde Wirkung von Drogen wie Nikotin, Haschisch oder Marihuana. Allerdings dürfen derartige Erkenntnisse nicht als Argument für Drogenmissbrauch verkannt werden.

Mancher erhofft sich eine tolerantere Haltung gegenüber Drogen durch die medikamentöse Nutzung von Haschisch oder Marihuana. Marihuana kann nämlich nicht nur den Augeninnendruck bei Glaukompatienten senken oder bei abgemagerten AIDS-Patienten den Appetit anregen, sondern auch bei chemotherapeutisch behandelten Krebskranken die dabei oft auftretende Übelkeit verringern.

Noch stärker schlägt das Wissen um positive Nebeneffekte von Drogen beim Alkohol durch. Für einige Alkoholiker ist die Tatsache, dass manche Weiß- und viele Rotweine, in kleinen Mengen regelmäßig genossen, einen vielfältigen Gesundheitsschutz darstellen können, eine willkommene Entschuldigung, um an ihrer Alkoholsucht festzuhalten.

Alkoholismus

An dieser Stelle könnte man, wie zuvor beim Nikotin, die Gesundheitsrisiken schildern, die mit unkontrolliertem Alkoholgenuss verbunden sind. Man müsste vor dem Krebsrisiko warnen, das Alkoholiker eingehen. Es droht nicht nur Leberkrebs, es droht auch Krebs im Mund- und Rachenraum, im Kehlkopf und in der Bauchspeicheldrüse. Man könnte weiter auf den Schaden für die Allgemeinheit hinweisen, welcher durch die Folgen der Alkoholsucht entsteht.

Arzneimittelmissbrauch

Wie schwierig es ist, das Problem des Drogenkonsums in den Griff zu bekommen, zeigt der Hinweis auf den stärksten Drogenverbrauch, mit dem die westlichen Staaten konfrontiert sind: weder Nikotin noch Alkohol, sondern vielmehr der Konsum medizinischer Drogen, der Arzneimittel.

Wie bei jeder anderen Droge entscheiden auch hier die Art, Stärke, Menge und Dauer der Drogeneinnahme, ob sie zu einer gesundheitsfördernden oder gesundheitsschädigenden Wirkung führt – oder zur Sucht.

Neben Nikotin ist der Alkohol eine weit verbreitete Volksdroge. Die gesundheitsschädigende Wirkung auch dieser Droge ist wohl jedem bewusst, obwohl es manchen Erwachsenen kaum mehr gelingt, einen Abend ohne Alkohol zu verbringen.

1,5 Millionen Tablettenabhängige

Nach einer Schätzung des Deutschen Apothekerverbandes sind fast 1,5 Millionen Deutsche tablettenabhängig, demnach also drogensüchtig.
Besonders leicht machen folgende Medikamente süchtig:

* Schmerzmittel
* Hustenmittel
* Schlafmittel
* Beruhigungsmittel
* Appetitzügler
* Abführmittel

Selbstzerstörung der Gesundheit

Wer sich jetzt kopfschüttelnd fragt, was denn eine Sucht nach Appetitzüglern oder Abführmitteln mit dem Risiko einer Krebserkrankung zu tun haben könnte, denkt nicht daran, dass jeder zerstörerische Umgang mit der eigenen körperlichen und psychischen Gesundheit automatisch zur Folge hat, dass damit die Risiken einer Krebserkrankung steigen. Was immer den Organismus schwächt, das stärkt den Krebs.

Schädliche Umwelteinflüsse

Bis heute ist die Existenz geopathogener Zonen nicht wissenschaftlich gesichert. Viele halten es jedoch für möglich, dass bestimmte Gebiete der Erde schädlich auf die menschlichen Gene wirken.

Lautlos und unsichtbar, unter keinem Mikroskop zu entdecken, in keinem Reagenzglas zu fangen – zu diesen Feinden unserer Gesundheit zählt das, was man als geopathogene Zonen bezeichnet: Gebiete der Erde, die geeignet sind, unsere Gene krankhaft zu verändern. Solche geopathogenen Zonen nimmt die etablierte Wissenschaft nur ungern zur Kenntnis. Wer sich damit ernsthaft auseinander setzt, gerät in den Verdacht, kein seriöser Forscher zu sein.

* Bis jetzt gibt es zahlreiche Untersuchungen, welche die Existenz krankheits- oder sogar krebsfördernder Erdschichten, Erdverwerfungen und anderer geologischer Gegebenheiten möglich erscheinen lassen. Aber es sind Untersuchungen, die – wenn man streng wissenschaftliche Kriterien anwendet – eben nur diese starke Vermutung zulassen und nicht als unumstößlicher Beweis gelten.
* Andererseits gibt es bis jetzt auch noch keine einzige wissenschaftliche Arbeit, die – wenn man den gleichen streng wissenschaftlichen Anspruch erhebt – den Beweis dafür liefern würde, dass geopathische Zonen nicht existieren.
* Solange man nicht völlig ausschließen kann, dass bestimmte Zonen Krebs fördern, ist Vorsicht geboten. Für den verantwortungsbewussten Mediziner und den auf seine Gesundheit bedachten Patienten bedeutet dies, sich mit eventuellen Risiken zu beschäftigen und diese nach Möglichkeit zu umgehen.

Eine Schwierigkeit liegt darin, dass es sich hier um ein physikalisches und nicht um ein chemisches Problem handelt. Mit Chemie können Mediziner gut umgehen. Sie ist ihnen viel vertrauter als die Physik, die beim Medizinstudium eine eher untergeordnete Rolle spielt.

So muss man sich jede Zelle unseres Körpers als kleine Batterie mit einem Pluspol und einem Minuspol vorstellen, umgeben von einem elektromagnetischen Feld. Zusammen mit den etwa 30 Trillionen anderen Körperzellenbatterien kann man sich den menschlichen Körper auch als elektromagnetischen Apparat vorstellen. Er arbeitet mit geringsten Voltstärken und reagiert auf jede Stärkung oder Störung im Rahmen dieser schwachen Spannungen und Felder.

Ähnlich ergeht es dem Planeten Erde. Auch die Erde hat einen Plus- und einen Minuspol, auch sie wird von einem gewaltigen Magnetfeld umgeben. Was passieren wird, wenn – wie zu erwarten ist – in den kommenden Jahrtausenden plötzlich die Polarität des Erdballs wechselt, das weiß niemand. Ob da auch in jedem lebenden Organismus ein ähnlicher Wechsel droht, mit nicht vorhersehbaren Konsequenzen, darüber kann man nur spekulieren.

Zwar ist die krebserregende Wirkung bestimmter Regionen nicht eindeutig belegt, jedoch halten es viele Menschen für angebracht, lieber vorsichtig mit derartigen Risiken umzugehen. Denn auch hier gilt: Vorbeugen ist besser als heilen.

Elektromagnetische Felder und Strahlung

Täglich erlebt jeder kleinere Schwankungen, kleine Veränderungen in der Art und Stärke der elektromagnetischen Felder. Sie erreichen und durchdringen jeden Menschen aus der Atmosphäre, dem Kosmos und dem Erdinneren. Für derartige Einflüsse empfängliche Menschen spüren, ob ihnen der dauernde Aufenthalt an einer bestimmten Stelle der Wohnung behagt oder widerstrebt. Sie wählen die Ausrichtung ihres Bettes nach Nord oder Ost, nach Süd oder West. Sie verhalten sich wie Katzen, Hunde oder andere Tiere, die einem sonst unerklärlichen Drang folgen, nur an bestimmten Stellen zu schlafen.

Zwingt man Tiere zum Aufenthalt in geopathogene Zonen, so kann es zu einem Anstieg von Krebserkrankungen kommen. Auch werden immer wieder Meldungen veröffentlicht, wonach deutlich mehr Menschen in einer bestimmten Straße, in einem bestimmten Stadtteil oder Dorf an Krebs erkranken, als dies statistisch zu erwarten wäre. Das kann Zufall sein. Aber bei der Häufung solcher Meldungen wäre dieser Zufall sehr unwahrscheinlich.

Praktischer Umgang mit geopathogenen Zonen

Was können Sie nun tun, wenn Sie vermuten, dass Sie ausgerechnet über einer geopathogenen Zone schlafen? Etwa weil das Bett über einer Bodenverwerfung steht, auf einer Kreuzung irgendwelchen Strahlen oder einem anderen elektromagnetischen Einfluss ausgesetzt ist?

Rutengänger werden oft als Scharlatane angesehen, die ihren Klienten für Hirngespinste Geld aus der Tasche ziehen. Zuverlässige Rutengänger werden jedoch selbst bei wissenschaftlichen Bohrungen und bei der Suche nach Quellen zurate gezogen.

Es gibt Physiker, die sich mit seriösen Radiästheten – also Rutengängern – gemeinsam um Such- und Messmethoden zum Aufspüren und Bewerten geopathogener Zonen bemühen. Man kann nur hoffen, dass diese Zusammenarbeit zu besseren und zuverlässigeren Resultaten führt, als es bislang oft der Fall war. Nicht jeder, der eine Wünschelrute besitzt und sie zu biegen oder zu drehen versteht, ist bereits ein Rutengänger, dem man blind vertrauen kann. Deshalb empfiehlt es sich, eher einen Rutengänger zurate zu ziehen, der in den Gemeinden oder bei großen Firmen bereits bei Bohrungen und bei der Suche nach Quellen erfolgreiche Arbeit geleistet hat.

Auf keinen Fall darf man sich von jenen Rutengängern in Angst und Panik versetzen lassen, welche sofort düstere Prophezeiungen aussprechen, nach denen man unweigerlich in Kürze schwer erkranken würde. Nur allzu oft geht es diesen nur darum, das Schlafzimmer mit geheimnisvollen Vorrichtungen, Geräten, Kästchen und Kupfermatten gegen schädliche Erdstrahlen auszustatten.

Andererseits ist nichts dagegen einzuwenden, wenn man beispielsweise sein Bett an einer anderen Stelle oder in einer anderen Richtung aufstellt, falls man das Gefühl hat, störenden Feldern ausgesetzt zu sein. Selbst wenn die Bedenken an sich unbegründet sind, ist ja auch ein beruhigtes Gefühl bereits ein gewisser Gesundheitsschutz.

Die elektromagnetischen Kräfte aus Kosmos, Atmosphäre und Erdboden üben jedenfalls einen Einfluss auf die Gesundheit aus, auf den jeder Mensch individuell reagiert –

ob es nun um das »Gleichfeld« geht, das in den Betonhochhäusern nicht mehr zu spüren ist oder um das Verhältnis von positiven und negativen Ionen in der Atemluft. Die negativen Ionen, wie sie in der Nähe von Wasserfällen und Springbrunnen vermehrt gebildet werden, sollen jedoch günstige Wirkungen auf die Gesundheit haben.

Auch wer die Existenz geopathogener Zonen bezweifelt, sollte sich bei der Aufstellung seines Bettes am besten von seinem Gefühl leiten lassen. Denn das Wichtigste für einen gesunden Schlaf ist ein wohliges Gefühl bei der Schlafstätte.

Sonnenstrahlung

Menschen gehen nicht automatisch ein höheres Krebsrisiko ein, wenn sie bestimmten, als schädlich bezeichneten elektromagnetischen Einflüssen ausgesetzt sind. Gleiches gilt für die Sonnenstrahlung: Nicht jeder, der sich längere Zeit ungeschützt von der Sonne bestrahlen lässt, gefährdet damit bereits seine Haut. Es kommt auf den Hauttyp des Menschen an, auf die Jahreszeit, die geografische Lage und viele andere Faktoren.

Dass Jahr für Jahr immer mehr Menschen an Hautkrebs erkranken, besonders an dem tückischen schwarzen Melanom, liegt nicht an der Sonne. Es ist die Folge der Umweltverschmutzung, die den natürlichen Schutz der Erde vor schädlichem UV-Licht durchlöchert. Sie können dieses Krebsrisiko senken, indem Sie nur kurze Sonnenbäder nehmen, sich mit Cremes und Ölen schützen und besonders die senkrecht stehende Mittagssonne meiden.

Elektrosmog

Niemand kann etwas dagegen tun, lebenslang von elektromagnetischer Strahlung durchdrungen zu werden. Hierfür hat sich der griffige Ausdruck »Elektrosmog« eingebürgert. Diese Strahlung kann jede Zelle treffen. Sie stellt einen Störfunk dar, der häufig genau auf den Frequenzen sendet, die die Zellen selbst zu ihrem Leben, ihrer Teilung und ihrem Informationsaustausch benutzen.

Der menschliche Organismus wird mit Hunderten von Fernseh-, Rundfunk-, Polizei-, Flugverkehrs- und militärischen Sendequellen bombardiert. Die US Navy hat Sender installiert, die durch alle Weltmeere hindurch den ganzen Erdball umspannen, um überall alle U-Boote der Navy erreichen zu können. Zwar gibt die US Navy an, diese Signale lägen in einem Bereich, der keinem menschlichen Organismus schaden könne. Wenn man jedoch an die rätselhaften Orientierungsverluste von Walen und anderen Meerestieren denkt, die sich an den natürlichen magnetischen Feldern ausrichten, dann kommen allerdings Zweifel auf, wie harmlos diese Vorgänge wirklich sind.

Unsichtbar, doch ständig gegenwärtig sind unglaubliche Mengen an Strahlungen, die ständig auf alle Menschen einwirken. Es ist nicht vollständig geklärt, welchen Einfluss diese Strahlungen auf den menschlichen Organismus haben.

Strahlung im Übermaß

Man kann ein ungutes Gefühl bekommen, wenn in der Bundesrepublik Tausende Sendemasten für den Betrieb von Autotelefonen und Handys bald nahtlos jeden Quadratmeter mit Signalen besetzen, deren langfristige Wirkung auf den menschlichen Organismus nur vermutet werden kann. Eine Expertengruppe der EU-Kommission in Brüssel hat nach Gesundheitsgefahren durch Mobiltelefone erfolglos gefahndet. Doch hat sie auch keinerlei Beweise dafür gefunden, dass diese Gesundheitsgefahren nicht bestehen.

Viele Menschen sind sich kaum noch bewusst, wie stark diese elektromagnetischen Einflüsse den Organismus erreichen. Man denkt nicht mehr daran, wenn man den Fernseher, das Radio oder Haushaltsgeräte anschaltet, wenn der elektrische Wecker direkt auf dem Nachttisch tickt, wenn man eine mit Quarzbatterie betriebene Uhr am Handgelenk trägt. US-amerikanische Wissenschaftler wiesen nach, dass tierische und menschliche Zellen auf derartige Einflüsse mit Hitzeschockproteinen reagieren. Diese – so urteilen jedenfalls einige Wissenschaftler – fördern den Ausbruch von Krebserkrankungen, besonders von Leukämien.

Umweltverschmutzung

Die Menschheit ist dabei, ihren eigenen Lebensraum zu vernichten, nicht nur durch die Veränderung des Elektrobioklimas. Die Verschmutzung der Luft, des Wassers und der Erde macht – wenn sie unverändert voranschreitet – ein Überleben der Menschheit unwahrscheinlich.

Luftverschmutzung, Wasserverschmutzung, Umweltgifte sind schuld daran, dass tagtäglich etwa 50 000 Menschen auf der Welt an einer Infektionskrankheit sterben. Dieselbe Anzahl Menschen – 50 000 – sterben jedes Jahr in der Bundesrepublik an Infektionen, die sie bei einem Krankenhausaufenthalt erworben haben. Weltweit sterben Millionen, weil sie resistent gegenüber den Antibiotika geworden sind, die man ihnen leichtfertig zu früh, zu hoch dosiert und zu häufig verabreicht hat.

Vielleicht stirbt die Menschheit auch aus, weil sie sich nicht mehr fortpflanzen kann. Die Spermien versagen immer häufiger ihren Dienst. Sie werden zerstört durch Gifte, die aus den einzelnen Giftquellen der Luft, des Wassers, des Bodens stammen und sich im Organismus summieren.

Zyniker sagen, diese permanente, sich immer stärker hochschaukelnde Umweltvergiftung sei das beste Mittel gegen Krebs: Man stirbt, bevor man ihn bekommt.

Nahezu jedes Fleckchen Erde in unseren Breiten ist mit elektromagnetischen Strahlen durchsetzt. Zudem umgeben sich die meisten Menschen mit einer Unmenge von elektrischen Haushaltsgeräten, die den Strahlensmog noch vermehren.

Quecksilber

Quecksilbervergiftung entsteht vor allem durch den Zahnfüllstoff Amalgam. Funktionäre der Zahnärztekammern kämpfen ebenso vehement wie vergeblich, um den Ruf des Amalgams zu retten. Sicherlich ist es hart für einen Berufsstand, bei Millionen Menschen etwas unternommen zu haben, was ganz offensichtlich der Gesundheit schaden kann.

Aber genau das ist mit der Verwendung von Amalgam als Zahnfüllmaterial geschehen: Amalgam ist eine Silber-Zinn-Legierung, der Zink oder Kupfer zugesetzt wird. Beim Zahnarzt wird die Legierung dann mit Quecksilber verrieben, das sich beim Härten mit der Legierung verbindet. Doch dieses Quecksilber kann sich im Lauf der Zeit beim Kauen lösen und gerät so in den Organismus.

Quecksilber wirkt hochgradig giftig auf den menschlichen Organismus. Die Tatsache, dass dieses Gift sich in den weit verbreiteten Amalgamplomben befindet, beunruhigt viele Patienten.

Harmloser Sondermüll?

Wissenschaftler der Universität Tübingen haben im Auftrag des Bundes für Umwelt und Naturschutz (BUND) den Speichel von 17 500 Testpersonen auf den Gehalt an Quecksilber untersucht. Sie fanden bei 40 Prozent der getesteten Personen einen höheren Quecksilbergehalt, als ihn die Weltgesundheitsorganisation für vertretbar hält. Das Bundesinstitut für Arzneimittel lehnte es jedoch ab, die von Professor Peter Krauß – dem Leiter der Tübinger Untersuchung – angeregte Überprüfung der bisherigen Bewertung von Amalgam vorzunehmen. Amalgam könne – so die offizielle Meinung – höchstens im Einzelfall allergische Reaktionen hervorrufen und sei ansonsten harmlos.

Diese amtlich als harmlos und ungefährlich bezeichnete Substanz ist auf der anderen Seite ebenso amtlich Sondermüll, welcher im Spülbecken des Zahnarztes mittels einer Ultrazentrifuge aus dem Abwasser entfernt und anschließend getrennt entsorgt werden muss. Nicht ohne Grund: Zu viele Hinweise lassen kaum einen Zweifel daran, dass auch das aus dem Amalgam über den Speichel in den Organismus gelangte Quecksilber genügt, um Reaktionen auszulösen, wie sie von diesem Schwermetall als Zell- und Protoplasmagift bekannt sind. Das in Leber, Nieren, Milz und Gehirn gespeicherte Gift führt zu Erkrankungen, die vom Kopfschmerz und Zahnausfall bis zu Nervenleiden mit völligem Persönlichkeitsabbau reichen.

Eines bewirkt die Quecksilberbelastung generell: Eine hohe Quecksilberkonzentration verringert die Zahl fast aller wichtigen Zellen des Immunsystems. Sie unterdrückt demnach die körperliche Abwehrkraft in bedenklicher Weise. Lediglich die Zahl der Lymphozyten vom Typ der B-Zellen steigt bei Quecksilberbelastung an. Ist das Gleichgewicht im Immunsystem erst einmal gestört, sind Immunkomplexerkrankungen – sogenannte Autoaggressionen – oftmals die Folge. Eine weitere Folge ist die verminderte Fähigkeit zur Reparatur oder Beseitigung fehlentwickelter Zellen. So entsteht ein erhöhtes Risiko für Krebs.

Sobald der Verdacht auf eine Quecksilbervergiftung besteht – oder auf eine andere Schwermetallvergiftung, die auch durch Palladium oder Platin bedingt sein kann –, sollte der Patient deshalb einen Arzt aufsuchen. Der Arzt wird nach bestätigtem Verdacht den Immunstatus des Patienten abklären und das Gift durch die Infusion sogenannter Chelatbildner wie DMPS aus dem Organismus entfernen.

Das wenige, was Sie tun können, um die vielfachen Risiken zu minimieren, denen Sie durch die immense Umwelt- und Innenweltschädigung ausgesetzt sind, sollten Sie auch tun, auch wenn es nur kleine Schritte sind. Sie können sich summieren. Und Sie sollten damit nicht abwarten. Um es nochmals zu wiederholen: Zeit ist ein wichtiger Faktor bei der Krebsbekämpfung.

In den Medien häufen sich Meldungen über die Unverträglichkeit von Amalgamfüllungen, obwohl derartige Plomben offiziell als ungefährlich eingestuft werden. Viele Menschen haben trotzdem ein ungutes Gefühl mit diesem Gift im Mund.

Das Wichtigste zur Krebsvorsorge

* Stellen Sie gegebenenfalls das Rauchen ein.
* Kontrollieren Sie Ihren Alkoholkonsum.
* Stoppen Sie einen übertriebenen Tablettenkonsum.
* Vermeiden Sie gefährliche Umwelteinflüsse wie geopathogene Zonen, Amalgamfüllungen in den Zähnen und Elektrosmog.

Die Nachsorge

Nach der Klinik

Eine überaus wichtige Rolle spielt in der Krebstherapie die Nachsorge, denn jede Behandlung kann erst dann als erfolgreich bezeichnet werden, wenn das Risiko einer erneuten Krebserkrankung ausgeschlossen wird.

Wie geht es weiter? Der Krebspatient wird aus der Klinik entlassen, nachdem er operiert und behandelt wurde – die Mediziner würden sagen: Er wurde »ausbehandelt«.

Doch gerade in dieser Situation braucht der Patient jetzt mehr als nur ein paar freundliche Abschiedsworte des Arztes für den Nachhauseweg.

Viele Untersuchungen, wenig Information

Über die Qualität der Nachsorge aus der Behandlung entlassener Krebspatienten ist wohl niemand wirklich glücklich. Am wenigsten der Patient, besteht die Nachsorge doch meist aus einem Überangebot an kontrollierenden Untersuchungen, verbunden mit einem Mangel an Information.

Hilfe, Zuwendung und Begleitung

Diese Situation kennen besonders Brustkrebspatientinnen, die nach der Behandlung nach Hause entlassen werden. Sie befinden sich in einer existenziellen Krise – privat, beruflich und gesundheitlich.

Sie wissen nicht, was auf sie zukommen wird an erneut auftretenden Krebserkrankungen, fürchten weitere Behandlungen und Schmerzen.

Die Angst, auf Lebensqualität und Lebenszeit verzichten zu müssen, beherrscht Denken und Fühlen. Die meisten operierten Brustkrebspatientinnen suchen Hilfe, Zuwendung, Begleitung. Selten wird ihnen psychologisch so geholfen, wie es erforderlich wäre.

Der Nachsorgepass

Der Blick fällt immer wieder auf den Nachsorgepass, den jede Patientin in die Hand gedrückt bekommt. In diesem ist eine Unzahl von Untersuchungen vermerkt, die für beschwerdefreie Patientinnen zum Teil völlig sinnlos und völlig überflüssig sind, von den Kosten ganz zu schweigen. Viele Frauen werden so in unnötige Ängste versetzt und zittern von Untersuchung zu Untersuchung einem Urteilsspruch entgegen. Darum änderte man die bis 1996 gültigen Nachsorgepässe für Brustkrebspatientinnen und reduzierte die Nachuntersuchungen auf ein vertretbares Maß.

Viele Patienten fühlen sich nach der Krebstherapie mit ihren Ängsten und Sorgen allein gelassen. Es genügt nicht, die Patienten nach der Behandlung mit einem Nachsorgepass nach Hause zu schicken. Hier ist einfühlsame psychologische Hilfe vonnöten.

Weniger Nachsorgeuntersuchungen

Es ist zu hoffen, dass sich dieser Trend auch auf die Nachsorge anderer Krebserkrankungen überträgt. Würden beispielsweise die beschwerdefreien Darmkrebspatienten in größeren Intervallen mit weniger Laboruntersuchungen und weniger Koloskopien kontrolliert, wäre das eine große Erleichterung für viele Menschen.

Nebenbei sänken die Ausgaben für die Krankenkassen um 30 Millionen Mark jährlich.

Der Umgang mit der Angst

Angst ist ein ständiger Begleiter der entlassenen Krebspatienten. Die Angst und das Gefühl der Hilflosigkeit überkommen besonders die Patienten, bei denen der Krebs bereits so weit fortgeschritten ist, dass eine Heilung nach menschlichem Ermessen nicht mehr zu erwarten ist. Hier verzichten die Ärzte auf Maßnahmen mit dem Ziel der Heilung. Stattdessen stehen Maßnahmen zur Erhaltung der Lebensqualität und – in zweiter Linie – Methoden zur Verlängerung der restlichen Lebenszeit im Vordergrund.

Schmerzen und Angst vor dem Tod

Nicht nur die Angst vor dem Tod nimmt immer mehr Raum ein. Der Patient fürchtet auch den Schmerz, der sich fast immer einstellt, die quälende Übelkeit, das Erbrechen, die Ernährungsstörungen. Die Schwerkranken fühlen sich zudem als Last für die Angehörigen, andererseits wird ihnen beim Gedanken an die Einsamkeit eines Krankenhausaufenthaltes bange. Gerade hier ist der Arzt gefordert: der Arzt, der sich eben nicht hinter seinen hoch entwickelten Geräten verschanzt, der Arzt, der den kranken und verzweifelten Menschen als Ganzes zur Kenntnis nimmt und ihm das Gefühl gibt, nicht allein gelassen zu sein.

Krebspatienten im Endstadium werden in sogenannte Palliativstationen eingewiesen. Hier kümmern sich speziell ausgebildete Psychologen und Ärzte um sie und helfen ihnen sehr einfühlsam auf ihrem schweren Weg.

Palliativstationen

Steht es wirklich schlimm um den Patienten, kann er seit 1990 überall in der Bundesrepublik auf eine Station eingewiesen werden, in der Krebskranke im Endstadium betreut werden. Auf solchen sogenannten Palliativstationen arbeiten Psychologen eng mit Ärzten zusammen. Unter Umständen können diese Menschen dem Patienten eine gesundheitliche und psychologische Hilfe bieten, die mehr Lebensqualität sichert, als der Patient zu erhoffen wagte.

Schmerzbehandlung

Schmerz muss nicht sein. Kein Krebspatient soll unerträgliche Schmerzen erdulden müssen. Die in Schmerzkliniken gesammelten Erfahrungen zeigen, dass es heute möglich ist, bei jedem Patienten den Schmerz so einzudämmen, dass er keine Belastung mehr darstellt.

Seit auch in Deutschland – wie in den meisten anderen Ländern – die Verabreichung von Morphium an schwerstkranke Krebspatienten erleichtert wurde, kann man endlich in dem erforderlichen Maß zu demjenigen Medikament greifen, das selbst größte Schmerzen auszuschalten vermag. Die Suchtgefährdung über die restliche Lebenszeit des Patienten kann getrost vernachlässigt werden. Man kann sogar zu Hause schmerzfrei leben, sei es nach einer neurochirurgischen Operation mittels einer implantierten Morphiumpumpe oder nach einer Strahlentherapie. Und man kann mit bestimmten Präparaten die Übelkeit, Appetitlosigkeit und andere Beschwerden in den Griff bekommen.

Die gesundheitliche Versorgung schwerstkranker Krebspatienten sollte eigentlich kein Problem sein. Es kommt allerdings darauf an, sich den Onkologen, den onkologischen Zentren und Kliniken anzuvertrauen. Diese können die – nicht immer leichte – Versorgung des Patienten mit dem nötigen Einfühlungsvermögen durchführen.

Jede Krebstherapie sollte dem Patienten die größtmögliche Schmerzfreiheit bieten und seine Lebensqualität auch im fortgeschrittenen Krankheitsstadium möglichst wenig beeinträchtigen.

Wenn alles Medizinische getan ist

Noch ist längst nicht alles getan: Hier ist zunächst psychologische und seelische Betreuung zu nennen. Auch Selbsthilfegruppen bieten wertvolle zusätzliche Hilfe an. Auch die Seelsorger sind gefordert, gerade dann, wenn sprichwörtlich nur noch das Beten hilft.

In einer Umfrage bei erwachsenen US-Amerikanern antworteten auf die Frage »Glauben Sie an die Heilkraft des persönlichen Gebetes?« 82 Prozent mit Ja. 77 Prozent glauben, dass Gott manchmal bei einer schweren Erkrankung rettend eingreift. Es hilft sogar, wenn andere für einen beten, das glauben 73 Prozent. Ebenso viele sind überzeugt, dass es auch helfen würde, wenn der behandelnde Arzt bereit wäre, mit ihnen gemeinsam zu beten. Viele Ärzte mögen dies mit einer lässigen Handbewegung abtun. Es wäre aber wünschenswert, die Ärzte würden stattdessen ihre Hand dem Trost suchenden Patienten reichen.

Schlussgedanken

Etwa ein Viertel der Deutschen sterben an den Folgen einer Krebserkrankung. Das Schicksal dieser Menschen sollte keinesfalls auf die leichte Schulter genommen werden, indem leichtfertig ermutigende Prognosen formuliert werden.

Ist es zulässig, ein Buch mit dem Titel »Krebs ist kein Schicksal« zu veröffentlichen?

Ja. Es ist nicht nur zulässig, es ist absolut notwendig, diese Krankheit vom Nimbus der Hoffnungslosigkeit und der Verzweiflung zu befreien. Wer sich bei der Diagnose Krebs verloren gibt und mit dem Gedanken an Selbstmord spielt, dem sei gesagt: Krebs ist eine sehr ernst zu nehmende Krankheit, aber der Krebskranke ist nicht zum unerträglichen Schmerz und baldigen Tod verurteilt.

Spricht man beim Krebs von einer schicksalhaften Erkrankung, dann müsste man mit noch mehr Recht bei einer Herz- und Kreislauferkrankung von einem schicksalhaften Leiden sprechen. Denn Herz- und Kreislauferkrankungen trotzen ebenfalls bisweilen einer Behandlung, und sie führen erheblich öfter zum Tod als eine Krebserkrankung.

Krebs sollte man nicht als Schicksal bezeichnen, weil dies dem einzelnen Menschen vorgaukelt, er trage keinerlei eigene Verantwortung dafür. Das stimmt nicht: Bei drei von vier Krebserkrankungen hat der Patient seinen Zustand selbst mit herbeigeführt, indem er eine Lebensform mit hohem Krebsrisiko akzeptierte.

* Es gibt keine allgemein gültige Krebserkrankung, es gibt nur eine individuelle. Jeder daran erkrankte Mensch hat seinen Krebs. Darum sind selbst die mit besonders schlechten Prognosen verbundenen Krebsformen für den einzelnen betroffenen Menschen nicht gleichbedeutend.
* Die moderne Medizin ist heute weitaus besser in der Lage, bestimmte Krebsformen zu behandeln, als in der öffentlichen Meinung angenommen wird. Die drei klassischen Behandlungsmethoden Stahl, Strahl und Chemo wur-

den in den vergangenen Jahren erheblich verbessert. Sie werden sanfter, gezielter und wirkungsvoller eingesetzt als je zuvor.

* Die für den Behandlungserfolg entscheidende Erkennung eines Krebsprozesses wird durch neuartige Diagnosemethoden immer frühzeitiger möglich. Die Immundiagnostik führte zu Ergebnissen, von denen man vor 20 Jahren noch nicht zu träumen wagte.
* Molekularbiologie, Gentechnik und Immunologie dringen von Tag zu Tag tiefer in die Krebsbehandlung ein und sind als vierte Behandlungsmethode zum unverzichtbaren Bestandteil der Krebstherapie geworden.
* Die neuen Therapien erhöhen die Ausheilung von Brustkrebs, Eileiterkrebs, Magenkrebs, Darmkrebs, Nierenkrebs, Harnblasenkrebs, Prostatakrebs, Lymphkrebs, Hautkrebs und Hirntumoren gegenüber herkömmlichen Therapien um zum Teil mehr als 50 Prozent.
* Jeder Mensch hat es bis zu einem gewissen Grad selbst in der Hand, sich vor einer Krebserkrankung zu bewahren. Es gibt zwar keinen 100-prozentigen Schutz, wohl aber eine deutliche Risikosenkung durch eine Änderung der Lebensweise.

Kein Patient sollte sich dem Schrecken einer Krebsdiagnose ergeben. Mit Hilfe der modernen Medizin ist heute eine vollständige Genesung in vielen Fällen möglich, wo die Ärzte noch vor wenigen Jahrzehnten kapitulieren mussten.

Zwölf Regeln zur Gesundheit

Gesunde Ernährung

* Wenig Fett, besonders unraffiniertes Öl
* Fleisch, besonders weniger Schweinefleisch
* Vermehrt frisches, gegartes oder gedämpftes Gemüse
* Anteil an Ballaststoffen erhöhen (z. B. Kartoffeln)
* Verzicht auf raffinierte Mehl- und Zuckerprodukte
* Zwei Liter Flüssigkeit täglich (stilles Wasser, Tee, Säfte)
* Alkohol: zum Essen nur 0,25 Liter Wein

Gesunde Ernährungsweise

* Morgens und mittags mehr essen, abends früher und weniger
* Sich Zeit lassen, jeden Bissen in Ruhe kauen
* Keine schnell wirkenden Diäten durchführen
* Abnehmen: Abendmahlzeit weglassen, Gesamtkalorienzahl senken

Ernährungshilfen

* Gezielte Zufuhr von Vitaminen und Spurenelementen
* Altersgemäße Zufuhr von systemischen Enzymen
* Zufuhr von essenziellen Fettsäuren

Den gesundheitsschädigenden Einflüssen der Umwelt kann niemand vollständig aus dem Weg gehen. Es ist jedoch durchaus möglich, das individuelle Krebsrisiko durch eine gesunde Lebensführung entscheidend zu senken.

Sorge für den Körper

* Keine Überforderung der eigenen Leistungsfähigkeit
* Keine Unterforderung der eigenen Leistungsfähigkeit
* Regelmäßige Bewegung (Wandern, Radfahren o.Ä.)
* Täglich Sauerstoffzufuhr ohne Abgase oder andere Gifte
* Sommerliche Mittagssonne meiden (Sonnencreme!)

Gesundheitskontrolle

* Regelmäßige (halbjährliche) Kontrolle beim Zahnarzt
* Im höheren Alter (ab 60) halbjährlicher Arztbesuch
* Krebsfrüherkennung (Pap-Test und Hämoccult)
* Bei unklaren Befunden: Immunstatus und Immuntherapie

Entgiftung

* Zahnsanierung (z. B. Amalgam)
* Darmsanierung (Symbioselenkung)
* Drogenverzicht (Nikotin und andere Drogen)
* Senkung der Belastung durch Umweltgifte
* Senkung der Belastung durch Schwermetalle

Entherdung

* Suche und Behandlung von entzündlichen Prozessen

Im Krankheitsfall
* Symptome nicht verdrängen oder überbewerten
* Lieber zu früh als zu spät zum Arzt
* Im Zweifel eine zweite Meinung einholen
* Information einholen: Wissen kann retten
* Den höchsten Nutzen bei geringstem Schaden suchen
* Nie resignieren, nie verzweifeln, sondern mutig handeln

Regelmäßige körperliche Betätigung ist für die Gesunderhaltung des Organismus unverzichtbar. Jedoch sollte der Körper niemals über die Grenzen seiner Leistungsfähigkeit hinaus gefordert werden.

Medikamente
* Nebenwirkungsfreie Medikamente bevorzugen
* Befolgung der ärztlich empfohlenen Medikation
* Ehrlichkeit gegenüber dem behandelnden Arzt
* Keine Selbstmedikation ohne ärztliches Wissen

Regeneration
* Stetiger Wechsel im Lebensrhythmus (Arbeit – Erholung)
* Wechsel der körperlichen und geistigen Betätigung
* Urlaubspläne nicht überladen, Freiheit lassen
* Im Alter Klimakuren, Thermen nutzen

Gesundes Wohnen
* Schadstofffreie Räume
* Abgegrenzter Schlafraum
* Frei von Belastung durch Hauptverkehrsstraßen
* Frei von Belastung durch Lärmquellen

Sorge für die Psyche
* Intaktes Selbstwertgefühl
* Positives Denken und Fühlen
* Lachen und Weinen zulassen, Ängste aussprechen
* Gesunde, kontinuierliche Aggression ausleben
* Zu viel Stress (Distress) ableiten
* Kommunikation mit der Umwelt
* Hilfen wie Meditation und Seelsorge annehmen
* Gesundes Sexualleben

Adressen, an die Sie sich wenden können

Bundesverband der Kehlkopflosen e.V.
Artur Mehring
Obererle 65
45897 Gelsenkirchen

Deutsche Gesellschaft für Humane Krebsbehandlung e.V.
Sülldorfer Landstraße 11
22589 Hamburg

Deutsche Krebshilfe e.V., Dr. Mildred Scheel Stiftung
Thomas-Mann-Straße 40
53111 Bonn

Deutsche Leukämiehilfe e.V., Bundesverband der Selbsthilfeorganisation für Erwachsene mit Blut- und Systemerkrankungen
Annette Hünefeld
Münsterstraße 7
48167 Münster

Frauenselbsthilfe nach Krebs e.V., Bundesverband
B 6, 10/11
68159 Mannheim

Frauenselbsthilfe nach Krebs Baden-Württemberg e.V.
Edith Heinemann
Marktplatz 10
78647 Trossingen

Frauenselbsthilfe nach Krebs Brandenburg e.V.
Gisela Holm
Kirschblütenweg 4
15370 Fredersdorf

Frauenselbsthilfe nach Krebs Hessen e.V.
Barbara Seeber
Schloßgartenplatz 14
64289 Darmstadt

Frauenselbsthilfe nach Krebs
Mecklenburg-Vorpommern e.V.
Dr. Hannelore Horstmann
Herweghstraße 16
18055 Rostock

Frauenselbsthilfe nach
Krebs Niedersachsen e.V.
Elly Wiegand
Auf der Höhe 30
37444 St. Andreasberg

Frauenselbsthilfe nach Krebs Rheinland-Pfalz e.V.
Heidrun Zingraf
Oemberg 53
45481 Mühlheim

Frauenselbsthilfe nach Krebs Sachsen e.V.
Christina Reichel
Oberweg 3
04758 Collm

Frauenselbsthilfe nach Krebs Sachsen-Anhalt e.V.
Rosemarie Bareinz
Hobuschgasse 5
06844 Dessau

Frauenselbsthilfe nach Krebs Thüringen e.V.
Dr. Renate Estel
Carl-von-Brueger-Straße 22
07749 Jena

Genesendenhilfe e.V.
Steindamm 87
20099 Hamburg

Hilfe für krebskranke Kinder e.V.
Komturstraße 3
60528 Frankfurt

Hilfe für krebskranke Kinder Frankfurt e.V.
Christian-Westphal-Straße 15
23743 Grömitz

Interessengemeinschaft der Krebsnachsorge des Landes Bremen e.V.
Landwehrstraße 60
28271 Bremen

Kinderkrebsnachsorge,
Klaus-Jürgen Wussow Stiftung
Rössleplatz 2
78120 Furtwangen

Krebsinformationsdienst (KID) am Deutschen Krebsforschungszentrum Heidelberg
Im Neuenheimer Feld 280
69120 Heidelberg

Nationale Kontakt- und Informationsstelle zur Anregung und Unterstützung von Selbsthilfegruppen NAKOS
Albrecht-Achilles-Straße 65
10709 Berlin

Psychosoziale Beratungsstelle für Krebskranke und Angehörige, Selbsthilfe Krebs e.V.
Ingrid Fuhrmann
Albrecht-Achilles-Straße 65
10709 Berlin

Selbsthilfegruppe für Erkrankte an Haarzell-Leukämie
B. Eble
Wildensteinstraße 15
38642 Goslar

Selbsthilfegruppe Hoffnung für Knochenmarkstransplantation e.V.
Gerd Meyer
Westerwaldstraße 1
13589 Berlin

Verein Krebsnachsorge Braunschweig e.V.
Inge Kükelhan
Hagenmarkt 2
38100 Braunschweig

Verein zur Betreuung und Begleitung von Schwerstkranken und Tumorpatienten e.V.
Flemingstraße 2
53123 Bonn

Verein zur Selbsthilfe krebskranker Kinder und Jugendlicher e.V.
Oststraße 5
51674 Wiehl

Verein zur Unterstützung krebskranker Kinder e.V.
Rahserstraße 71
41748 Viersen

Hinweis
Das vorliegende Buch ist sorgfältig erarbeitet worden. Dennoch erfolgen alle Angaben ohne Gewähr. Weder Autorin noch Verlag können für eventuelle Nachteile oder Schäden, die aus den im Buch gemachten praktischen Hinweisen resultieren, eine Haftung übernehmen.

Bildnachweis
Bavaria, Gauting : Titelbild (Viesti)

Anmerkung der Redaktion
Sie haben es sicher gemerkt, dass wir diesem Buch die neuen amtlichen Rechtschreibregeln zu Grunde/zugrunde gelegt haben.

Impressum

Redaktion: Dr. Bertram J. Ganzfelder, Bettina Stambader

Redaktionsleitung: Dr. med. Christiane Lentz

Produktion: Manfred Metzger

Umschlag: Michael Keller, München

Layout: Dirk Risch, München

DTP/Satz: Mihriye Yücel / Maren Scherer

Druck/Bindung: Westermann Druck Zwickau GmbH, Zwickau

Printed in Germany
Gedruckt auf chlor- und säurearmem Papier

ISBN 3-7787-3534-9

Register